Prof. Dr. Michael Hamm

Knaurs Handbuch Ernährung

Prof. Dr. Michael Hamm

Knaurs Handbuch Ernährung

Knaur

Autor
Prof. Dr. Michael Hamm gehört zur ersten Riege der Ernährungswissenschaftler und lehrt an der Hochschule für Angewandte Wissenschaften in Hamburg. Neben seiner wissenschaftlichen Tätigkeit arbeitet er als Ernährungsexperte für die Zeitschrift »Fit for Fun«. Mit zahlreichen Ratgebern ist es ihm gelungen, seine Kenntnisse einem breiten Publikum zu vermitteln.

Bibliografische Information der Deutschen Bibliothek
Die Deutsche Bitbliothek verzeichnet diese Publikation in der Deutschen Nationalbibliografie; detaillierte bibliografische Daten sind im Internet über http://dnb.ddb.de abrufbar

Wichtiger Hinweis
Die im Buch veröffentlichten Ratschläge wurden mit größter Sorgfalt von Verfasser und Verlag erarbeitet und geprüft. Eine Garantie kann jedoch nicht übernommen werden. Ebenso ist eine Haftung der Verfasser bzw. des Verlages und seiner Beauftragten für Personen-, Sach- oder Vermögensschäden ausgeschlossen.

Besuchen Sie uns im Internet: www.knaur.de

Gedruckt auf elementar chlorfrei gebleichtem Papier

Wir danken evi – Arbeitskreis Ernährungs- und Vitamininformation e.V. / Frankfurt für die Erstellung der Vitamintabelle ab S. 108.

Umschlagfoto: fine-pic
Illustrationen: Klaus Dursch, Matthias Wagner (S. 217)
Projektleitung: Caroline Colsman
Redaktion: Helene Weinold-Leipold, Aystetten; Dr. Marion Ónodi, Planegg
Herstellung: Elke Martin
Bildredaktion: Sylvie Busche (Ltg.)
Umschlagkonzeption: ZERO-Werbeagentur, München
Druck und Bindung: Offizien Andersen Nexö Leipzig GmbH, Zwenkau

Printed in Germany
ISBN 3-426-66713-4

Inhalt

Einführung

Richtig zu essen und zu trinken bedeutet, sich wohl zu fühlen, gesund zu bleiben und leistungsfähig zu sein. »Der Mensch ist, was er isst.« Dieses bekannte Zitat wird heute ergänzt durch die Aussage: »Der Mensch erlebt, wie er gelebt hat«, so ein Zitat aus dem Ernährungsbericht 2000 der Deutschen Gesellschaft für Ernährung. Der Gesundheitszustand eines Menschen ist das Ergebnis von ererbter Veranlagung, Umwelteinflüssen, Ernährung, Bewegung, Umgang mit Genussmitteln sowie den jeweiligen Lebens- und Arbeitsbedingungen. Die Ernährung spielt dabei eine herausragende Rolle, ist aber nicht allein entscheidend. Die eigene Gesundheit allein über die Ernährung erhalten zu wollen, hat daher wenig Sinn – und noch weniger Erfolg verspricht die Konzentration auf einen einzelnen Nahrungsfaktor wie z. B. Vitamin C.

Ernährung – zeitgemäß und individuell

Wer einen Ernährungswissenschaftler fragt, was denn richtige Ernährung sei, erhält zunächst die Antwort: »Sie muss vollwertig und bedarfsangepasst sein.« Eine solche Ernährung versorgt den Körper mit allem, was er braucht. Das betrifft sowohl das persönlich richtige Maß an Energie, als auch die lückenlose Versorgung mit allen notwendigen Nährstoffen wie Kohlenhydraten, Eiweißstoffen, Fettsäuren, lebenswichtigen Vitaminen, Mengen- und Spurenelementen sowie gesundheitsfördernden Ballaststoffen. Nicht zu vergessen das neben Sauerstoff zweitwichtigste Mittel zum Leben: das Wasser. Ein Mensch kann bekanntlich 30 Tage lang ohne feste Nahrung auskommen, aber keine drei Tage ohne Wasser und nicht einmal drei Minuten ohne Sauerstoff.

Nährstoffe – Mittel zum Leben

Rund 50 Nährstoffe braucht der Mensch zum Leben, Arbeiten und Gesundbleiben. Wir essen und genießen Lebensmittel in Form von Speisen und Getränken. Deren Inhaltsstoffe sind für uns zum größten Teil Nährstoffe, die durch Verdauungsvorgänge freigesetzt und für den Stoffwechsel verwertbar gemacht werden.

Darüber hinaus enthält unser Essen eine Fülle so genannter sekundärer Pflanzenstoffe, allen voran die natürlichen Farb-, Duft- und Geschmacksstoffe. Sie lassen uns mit allen Sinnen genießen, viele Speisen besser vertragen und schützen obendrein unsere Gesundheit. »Je vielseitiger desto besser.« Auch darin sind sich die meisten einig.

Mehr Abwechslung im Speiseplan erhöht die Chance, dass alle benötigten Nähr- und Schutzstoffe mit der Nahrung aufgenommen werden. Nicht zuletzt »verteilt« sich im Gegensatz zu einseitiger Ernährung so auch das Schadstoffrisiko. Fazit: Eintöniges Essen ist ungesund und mindert die Lebensfreude.

Gesünder durch Trennkost & Co.?

Missverständnisse über die individuell richtige Ernährungsform beginnen bei allgemeinen Nährstoffzufuhr-Empfehlungen, die ja gar keine persönlichen Bedarfswerte sein können, und reichen bis zu nachweislich falschen Behauptungen über die Verdauungsphysiologie.

So gehen die Anhänger der Trennkost davon aus, dass Kohlenhydrate und Nahrungseiweiße nicht gemeinsam bei einer Mahlzeit verzehrt werden dürfen – eine Forderung, die sich vom Stoffwechsel her nicht begründen lässt. Dennoch kann der Einzelne durchaus von den Empfehlungen einer Trennkost oder anderen alternativen Ernährungsform profitieren, denn schon wer sich bewusst mit seiner Ernährung beschäftigt und die Lebensmittel gezielt auswählt, statt planlos einzukaufen und zu essen, fördert seine Gesundheit. Da die Trennkost besonderes Gewicht auf Obst und Gemüse legt, lassen sich mit dieser Ernährungsform tatsächlich gesundheitliche Verbesserungen erzielen.

Ein anderes Beispiel sind die populären Blutgruppendiäten: Sie sind nicht zuletzt deshalb so beliebt, weil sie auch dem Laien plausibel und attraktiv erscheinen und dem Wunsch nach einer stark persönlich ausgerichteten, typgerechten Ernährung entgegenkommen.

Auch Exklusivität (z. B. die »Hollywood Star Diät«) spielt eine große Rolle, während einfache und sinnvolle, aber weniger spektakuläre Botschaften wie die der »ausgewogenen Mischkost« den meisten Menschen schlicht zu langweilig sind.

Eines schickt sich nicht für alle

So einleuchtend und einfach diese Überlegungen auch sind, vielen Menschen erscheint das Thema Ernährung immer komplizierter und widersprüchlicher. Sie kapitulieren vor der Fülle an Informationen und wissen schließlich gar nicht mehr, wonach sie sich richten sollen.

Der Wunsch nach Patentrezepten ist daher verständlich. Davon leben die Erfinder von Sensationsdiäten und ultimativen Schlankheitsmitteln, Gesundheitsapostel, Sektierer sowie Ernährungs- und Sportgurus. Bei allem Enthusiasmus vergessen sie jedoch eines: Was für den einen richtig ist, muss für den anderen noch lange nicht stimmig sein. Erst recht darf man nicht allen verbieten, was nur einige unter bestimmten Bedingungen meiden müssen.

Raus aus dem Ernährungstrott

Sicherlich ernähren sich die wenigsten Menschen bewusst falsch. Eine Erklärung für kollektive Fehlernährung lässt sich leicht finden: Wir haben es noch nicht geschafft, unsere Ernährungsgewohnheiten den veränderten Lebens- und Arbeitsbedingungen anzupassen.

Vielleicht ist dies auch gar nicht möglich und sinnvoll, jedenfalls nicht in einseitiger Ausrichtung, denn schließlich lässt sich nicht jeder Rückgang im Energieumsatz einfach durch weniger Essen ausgleichen. Wer zu wenig isst, riskiert einen Nährstoffmangel und ungünstige Stoffwechselanpassungen. Mehr Bewegung erhöht dagegen den Spielraum für das Essen-Dürfen und Genießen-Können. Die Hunger-Sättigungs-Regulation ist ebenfalls abhängig von einem gesunden (Mindest-)Maß an Energieumsatz. Beim Thema Gesundheit und Wohlbefinden sind Ernährung und Bewegung jedenfalls untrennbar miteinander verbunden.

Diskutiert wird außerdem darüber, ob unser genetisches Stoffwechselerbe aus der Steinzeit überhaupt mit dem modernen Lebensmittelangebot vereinbar ist. Sollen wir noch so essen wie einst die Jäger und Sammler, oder sollen wir das überwältigende Angebot aus Vorratsschränken, Supermarktregalen und Tiefkühltruhen nutzen, die seit Ackerbau und Viehzucht und der späteren industriellen Massenproduktion von Nahrungsmitteln immer reichhaltiger gefüllt sind? Doch bevor es jetzt ins Detail geht, rate ich Ihnen: Frischen Sie Ihr Ernährungswissen auf, um im Wirrwarr der Diäten und widersprüchlichen Ernährungstheorien nicht den Durchblick zu verlieren. Nur so können Sie die Spreu vom Weizen trennen und ausprobieren, was für Sie persönlich zuträglich und alltagstauglich ist. Werden Sie in Sachen Essen und Trinken Ihr eigener Experte. Schließlich geht es um Ihr Wohlbefinden, um Ihre Gesundheit, Leistungsfähigkeit und Lebensfreude.

Grundsätzlich lohnt es sich, aufgeschlossen für alles zu sein, für konventionelle ebenso wie für alternative Ansätze und Vorgehensweisen. Daran erkennen Sie übrigens auch eine gute Ernährungsberaterin oder einen verantwortungsbewussten Sachbuchautoren: Sie legen einen nicht fest und fordern nicht dogmatisch die Einhaltung starrer Ernährungsgebote und Diätvorschriften. Das Credo der Ernährungspsychologie lautet ohnehin, flexibel zu sein statt rigide das Essverhalten zu kontrollieren.

Von der Information zur Aktion

Essen und Trinken bilden einen wesentlichen Bereich der gesunden Lebensführung, und das Interesse an Ernährungsfragen ist groß. Ernährungsberatung und Ernährungsratgeber können Entscheidungshilfen anbieten, weitgehend gesichertes Ernährungswissen vermitteln und praxisnahe Gestaltungsmöglichkeiten für persönlich bedarfs- und bedürfnisgerechtes Essen und Trinken aufzeigen. Dabei sind Toleranz und Offenheit gegenüber alternativen Konzepten ebenso wichtig wie eine klare Distanz zu allen einseitigen, genussfeindlichen und alltagsuntauglichen Ernährungsbotschaften und Diäten. Wer mit Freude und in Ruhe sowie in angenehmer Atmosphäre das Richtige genießt, isst gesünder als jemand, der sich aus Angst vor Kalorien, Cholesterin und allen möglichen Krankheiten den Genuss versagt und ständig verzichtet oder ein schlechtes Gewissen hat.

Der Schlüssel zu Gesundheit, Lebensfreude, Wohlbefinden und Fitness – kurz Wellness – liegt in der gesunden Balance von ausgewogener Ernährung, körperlicher Aktivität, Gelassenheit und Harmonie mit sich selbst und den anderen.

In diesem Sinne »Wohlsein« wünscht Ihnen
Prof. Dr. troph. Michael Hamm

Der Weg der Nahrung durch den Körper

Wir essen und trinken, um zu leben, und nicht umgekehrt. Dennoch ist der Genuss beim Essen keineswegs überflüssiger Luxus. Wie unser Körper die Nahrung verträgt und verwertet, hat nicht zuletzt mit den sinnlichen Empfindungen beim Essen zu tun. Bekanntlich essen unsere Sinne mit. Was das Auge an Farbstoffen, der Geruchssinn an Duftstoffen, Zunge und Gaumen an Geschmacksstoffen wahrnehmen, leiten sie an das Gehirn weiter. Das Gehirn wiederum erteilt den verschiedenen Organen, die mit der Verdauung in Verbindung stehen, wichtige Anweisungen für die Verarbeitung und damit Ausnutzung und Verträglichkeit der Nahrung.

So technisch die im Folgenden beschriebenen Verdauungsvorgänge vielleicht auch klingen – mit Freude zu essen und richtig zu genießen spielt bei diesem Prozess eine wesentliche Rolle.

So funktioniert die Verdauung

Komplizierte Stoffwechselvorgänge im Körper sorgen dafür, dass wir beim Essen nicht nur satt, sondern »ernährt« werden. Für den reibungslosen Ablauf dieser Prozesse ist es auch wichtig, dass wir mit Appetit essen und nicht nur einfach etwas in uns hineinstopfen.

Der Mensch lebt nicht von dem, was er auf dem Teller hat, sondern davon, was er aus seiner Nahrung verwerten kann. Aufgabe der Verdauung ist es deshalb, die Inhaltsstoffe von Lebensmitteln freizulegen und in eine für den Stoffwechsel verfügbare Form zu bringen. Dabei werden größere Nährstoffkomplexe zu kleineren Bausteinen abgebaut, die dann anschließend von Blut und Lymphflüssigkeit aufgenommen und zu den Verarbeitungs- und Verbrauchsorganen transportiert werden.

Die Verdauung geschieht in vielen kleinen Schritten auf einem etwa sechs Meter langen »Förderband«, dem Verdauungskanal. Er besteht aus Mund, Speiseröhre, Magen und den verschiedenen Darmabschnitten. »Werkzeuge« der Verdauung sind Magensalzsäure, Gallensäuren und verschiedene Enzyme, die von den Verdauungsdrüsen gebildet werden.

Enzyme – Katalysatoren des Stoffwechsels

Enzyme (veraltete Bezeichnung: Fermente) sind in allen lebenden Organismen vorkommende Eiweißstoffe, die im menschlichen Stoffwechsel als biologische Katalysatoren fungieren und biochemische Reaktionen beschleunigen oder überhaupt erst ermöglichen. Ohne die Hilfe von Enzymen könnten aufgrund der verhältnismäßig niedrigen Körpertemperatur des Menschen Stoffe nicht oder nur unendlich langsam umgesetzt oder umgewandelt werden: Nährstoffe könnten also im Darm kaum aufgespalten und Energie in der Zelle nur schwer freigesetzt werden. Erst die Enzyme erhöhen die Reaktionsgeschwindigkeit so, dass Stoffwechsel und Energiegewinnung reibungslos funktionieren.

Die Physiologie der Verdauung ist ein wohlabgestimmtes Zusammenspiel verschiedener Stationen der Verdauung und ihrer Werkzeuge. Zahlreiche Enzyme und Säuren zerlegen die Nahrung und machen die wertvollen Nährstoffe für uns verwertbar.

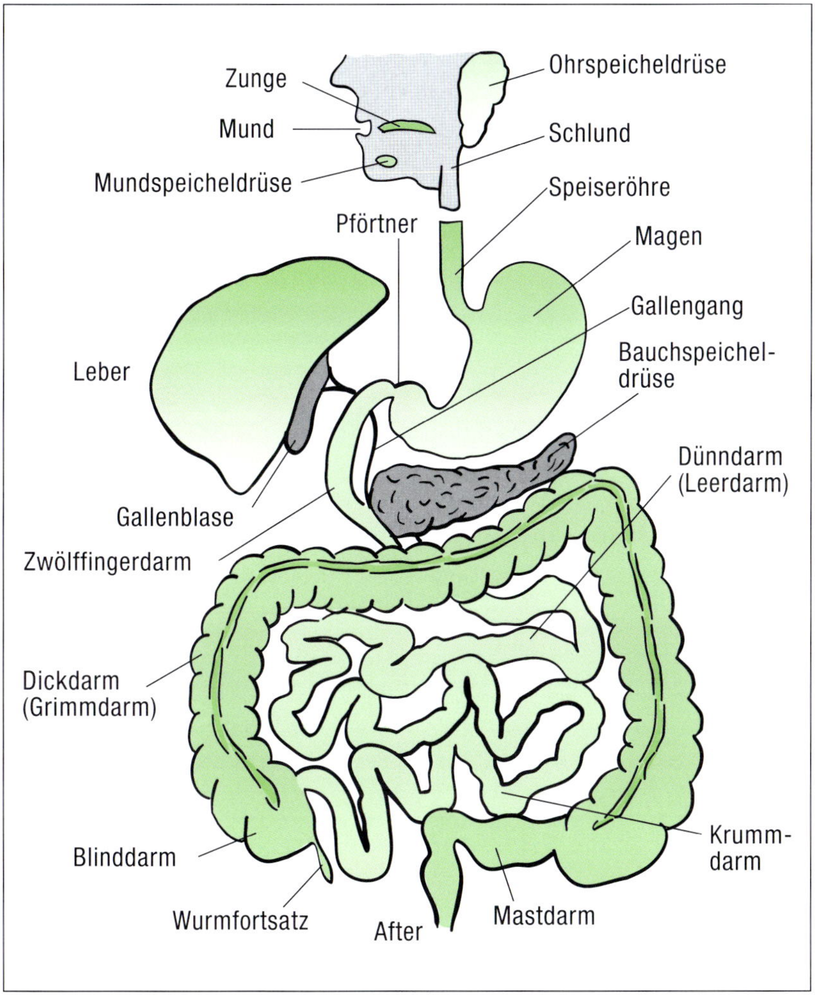

Die Stationen der Verdauung

Enzyme bestehen aus Eiweißverbindungen. Diese wiederum sind aus verschiedenen Aminosäuren zusammengesetzt. Der ausreichende Nachschub dieser wichtigsten Bausteine des menschlichen Körpers muss durch eine ausgewogene Ernährung gesichert werden.

Wie wirkt ein Enzym?

Die chemischen Substanzen, z. B. Nährstoffe, die von Enzymen umgesetzt werden, heißen Substrate. Die Wirkungsweise von Enzymen als Reaktionsvermittler oder -beschleuniger besteht im Wesentlichen in der Bildung einer sehr reaktionsfähigen, aber kurzlebigen Enzym-Substrat-Zwischenverbindung. In Form dieses Enzym-Substrat-Komplexes befindet sich das Substrat in einem aktivierten Zustand. Sobald das Substrat umgesetzt ist, werden die gebildeten Reaktionsprodukte sofort vom Enzym abgelöst, sodass der Stoffwechselkatalysator erneut in Aktion treten kann. Derjenige Teil eines Enzymmoleküls, der für die katalytische Wirkung direkt verantwortlich ist, wird als aktives Zentrum bezeichnet.

Warum sind bestimmte Enzyme nur für die Umsetzung eines einzigen Substrates zuständig? Ihr aktives Zentrum hat eine Oberflächenstruktur, an die sich nach dem Schlüssel-Schloss-Prinzip nur ein ganz bestimmtes Substrat anlagern kann. Das aktive Zentrum bestimmt also, welches Substrat enzymatisch auf welche Weise umgesetzt wird. Alle bisher untersuchten Enzyme gehören in die Stoffklasse der Proteine. Der aktive Bezirk kann entweder ein bestimmter Teil des Proteinmoleküls selbst sein (A) oder er wird durch ein so genanntes Coenzym mit Nicht-Protein-Charakter gebildet (B).

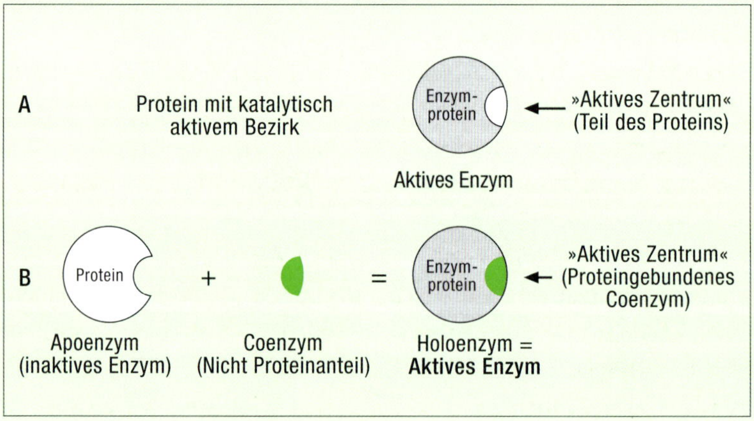

Aktives Zentrum von Enzymen

Viele Coenzyme, insbesondere solche, die im Energiestoffwechsel wirken, sind Vitamine oder Abkömmlinge von Vitaminen; aber auch Spurenelemente wie Zink treten als Coenzyme auf. Ebenso ist das Hochleistungsmineral Magnesium für die Aktivität von etwa 300 Enzymen im Stoffwechsel zuständig. Ohne Enzyme und ihre Coenzymfaktoren läuft nichts im biochemischen Stoffwechselbetrieb unseres Körpers. Die unten stehende Abbildung verdeutlicht stark vereinfacht die enzymatische Umsetzung eines Substrats.

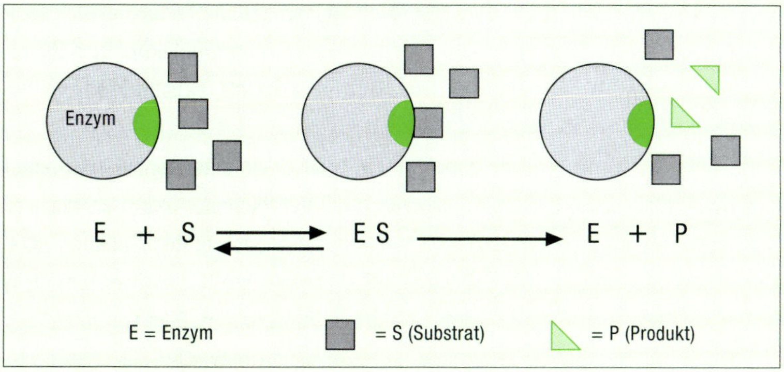

Schematische Darstellung einer Enzymreaktion

Die Nahrung wird aufbereitet

Zwischen Nahrungsaufnahme und Nährstoffverwertung in der Zelle sind der Vorgang der Verdauung und der Nährstofftransport über die Blutflüssigkeit geschaltet. Bei den Verdauungsvorgängen wird die Nahrung also aufbereitet. Mit anderen Worten: Die Nahrungsbestandteile werden so weit aufgeschlossen, dass sie im Darm in den Blutkreislauf übertreten können.

Erst aus diesen stoffwechselgerechten Teilchen kann dann im Körper Energie gewonnen oder körpereigene Substanz aufgebaut werden. Eine weitere Hauptaufgabe der Verdauung besteht darin, den Körper vor körperfremden Substanzen zu schützen. So werden artspezifische Makromoleküle (z. B. Getreideeiweiß) zu unspezifischen Bausteinen (z. B. Aminosäuren) abgebaut. Aus diesem Bausteinangebot kann der Organismus im Stoffwechsel gemäß seinem Bauplan die spezifischen Verbindungen herstellen, die er benötigt.

Die Aufwand sparende »just-in-time«-Produktion hat der menschliche Organismus lange vor der modernen Wirtschaft »erfunden«: Viele wichtige Stoffwechselverbindungen werden jeweils genau nach Bedarf aus den im Körper gespeicherten und durch die Nahrung zugeführten Substanzen hergestellt.

Gut gekaut ist halb verdaut

Ehe die Nahrung den Magen erreicht, sind schon einige Aufbereitungsvorgänge abgelaufen, damit die Nährstoffe dann später in den Körpergeweben nutzbar gemacht werden können. Der Vorgang der Verdauung beginnt im Mund durch das Kauen und Einspeicheln der Nahrung. Dadurch wird sie mechanisch zerkleinert, sodass sie sich schlucken lässt. Die Speichelproduktion wird durch Aussehen, Geruch und Geschmack der Speisen ausgelöst und durch die Kautätigkeit verstärkt. Ein wichtiger Bestandteil des Speichels ist das Kohlenhydrat spaltende Enzym Alpha-Amylase, das die Kohlenhydratverdauung bereits im Mund einleitet. Ein Stück Brot, das lange gekaut wird, schmeckt schließlich süß, weil aus dem großen Molekül Stärke der kleinere Baustein Malzzucker entstanden ist. Normalerweise bleiben im Mund jedoch noch viele lange Zuckerketten übrig, denn so intensiv kaut gewöhnlich niemand. Wichtiger noch sind deshalb die folgenden Überlegungen: Wer gut kaut, hat mehr vom Essen. Hastige Esser kommen dagegen selten in den vollen Genuss der verzehrten Speisen. Kosten Sie daher jeden Bissen wie ein Feinschmecker aus. Wer gründlich kaut und langsam isst, genießt nicht nur intensiver, er verspürt auch eher Sättigung. Schließlich benötigt das Gehirn nach Beginn der Nahrungsaufnahme etwa 20 Minuten, bevor es die ersten Sättigungssignale aus dem Stoffwechsel erhält. Außerdem hält Kauen die Zähne gesund, weil die Speicheldrüsen mehr Speichel absondern. Dieser Speichel schützt die Zähne vor Karies. Den Schleimstoffen im Speichel kommt zudem noch eine Abwehrfunktion gegenüber Krankheitserregern zu. Der Mund ist also mehr als nur »Pforte« zum Magen, sondern neben Nase und Augen wichtigstes Sinnesorgan beim Essen.

Wer genießen möchte, sollte seine Nahrung stets gut kauen und jeden Bissen bewusst auskosten. Das allgegenwärtige Nahrungsangebot verführt jedoch dazu, dem jederzeit problemlos verfügbaren Nahrungsnachschub kaum noch Aufmerksamkeit zu schenken und sich durch diese Achtlosigkeit nichts Gutes zu tun.

Genießen ausdrücklich empfohlen

Lassen Sie Mahlzeiten nie zur bloßen Kalorienversorgung degenerieren. Ein hastig verschlungener Snack aus dem Schnellimbiss hat oft ebenso wenig Wohlfühlqualität wie manches fettreiche Kantinenessen. Lassen Sie in Zukunft doch einfach weg, was Ihnen nicht wirklich schmeckt! Denn Genuss und Gesundheit sind längst kein Widerspruch mehr. Die Freude an schmackhaften Speisen in angenehmer Atmosphäre ist der beste Gesundheitsschutz und fördert zudem das optimale Zusammenspiel der Verdauungsorgane.

Essen und Trinken mit Wohlfühlcharakter

Fehlt eine der sinnlichen Komponenten beim Essen oder sind die Signale aus Farbe, Duft oder Geschmack nur unzureichend vorhanden, wird die gesamte Sinneswahrnehmung ärmer. Unter Umständen beeinträchtigt das sogar die Verdauungsfunktion. Der zu erwartende Essgenuss lässt einem ja nicht nur das Wasser im Mund zusammenlaufen, sondern setzt auch die Sekretion der Magensäfte in Gang. Stress, Ärger und Verstimmung können sich negativ auf die Vorgänge im Magen-Darm-Trakt auswirken.

Sie müssen ja nicht gleich aus jeder Mahlzeit eine heilige Handlung machen – versuchen Sie aber drängende Probleme und innere Anspannung vor dem Essen auszuschalten. Es wird Ihnen einfach besser bekommen!

Der Magen als Nahrungsreservoir

Vom Mund gelangt der Nahrungsbrei über die Speiseröhre in den Magen. Der Magen wirkt beim Verdauungsvorgang als Reservoir, in dem die in größeren zeitlichen Abständen aufgenommenen Mahlzeiten gesammelt, mit salzsäurehaltigem Magensaft durchmischt und in kleineren Portionen in den Darm abgegeben werden. Schwer verdauliche Speisen werden länger festgehalten, damit die nachgeschalteten Verdauungsvorgänge Schritt halten können.

So lange bleiben Speisen und Getränke im Magen

■ 4 und mehr Stunden	Fettreiche Speisen, ballaststoffreiche Gerichte, z. B. Hülsenfrüchte
■ 3 bis 4 Stunden	Normale gemischte Mahlzeiten (Fleisch, Kartoffeln, Gemüse, Nudeln mit Fleischsauce)
■ 2 bis 3 Stunden	Leichte, kohlenhydratbetonte Mahlzeiten (z. B. Reisgericht mit Gemüse und Fisch, Suppe mit Nudeleinlage, Nudeln mit leichter Gemüsesauce)
■ 1 bis 2 Stunden	Imbissmahlzeiten, Fitnesssnacks und Quarkspeisen mit Früchten oder Fruchtbuttermilch mit Keksen, kleine Portion Müsli
■ Weniger als 1 Stunde	Kohlenhydrathaltige Getränke, je nach Konzentration der Inhaltsstoffe

Der Mechanismus der Magenentleerung sorgt dafür, dass der Speisebrei dosiert abgegeben wird und keine zu großen Nahrungsmengen auf einmal in den Dünndarm gelangen, denn das würde die Aufnahme- und Verarbeitungskapazität des Darmes überfordern. Durch das allmähliche Anfluten von Nährstoffen wird der gesamte Vorgang der Nährstoffverdauung und -verwertung besser reguliert. Die schubweise Entleerung des Magens bewirkt, dass ein relativ konstanter Strom von Nährstoffen ins Blut fließt, obwohl wir nicht ständig essen und dem Körper damit Nahrung zuführen. Patienten, denen ein großer Teil des Magens oder gar das ganze Organ operativ entfernt wurde, müssen über den Tag verteilt sechs bis zehn kleinere Mahlzeiten zu sich nehmen, weil ihnen dieses Nahrungsreservoir fehlt.

Auch heute noch klagt die ältere Generation nach üppigen Festessen über Magen- und Gallenprobleme, während die jüngere müde auf die Couch sinkt. Was spricht eigentlich dagegen, auch zu traditionellen Familienfeiern einmal etwas leichter aufzutischen und den Schwerpunkt auf Qualität statt Üppigkeit zu legen?

Unbeschwert genießen

Was vom Stoffwechsel aus gesehen nützlich ist, kann im Alltag manchmal auch als Belastung empfunden werden. Wenn die Nahrung wie ein Stein im Magen liegt oder ein Getränk nur den Magen füllt und nicht den Durst löscht, hängt das mit der unterschiedlichen Verweildauer von Speisen und Getränken im Magen zusammen. Folgende Zusammenhänge können zur Orientierung dienen – etwa wenn es darum geht, wann und was man vor körperlichen Aktivitäten wie dem Sport essen und trinken sollte. Natürlich kann ein unangenehmes Völlegefühl auch bei anderen Gelegenheiten hinderlich sein, sodass es sich lohnt, die Mahlzeiten sinnvoll zu planen. Grundsätzlich gilt:

- Je höher der Fettgehalt eines Lebensmittels oder einer Speise (z. B. Ölsardinen, Gänsebraten), desto länger ist die Verweildauer im Magen.
- Grobe Nahrung verweilt länger im Magen als bei der Zubereitung entsprechend zerkleinerte oder gut gekaute Lebensmittel.
- Flüssige Mahlzeiten (Suppen, Getränke etc.) verlassen den Magen schneller als feste Speisen.
- Bei Getränken verzögert die Konzentration der gelösten Stoffe – vor allem Zucker – die Magenentleerung; das heißt, Limonaden und unverdünnte Säfte bleiben wesentlich länger im Magen als ein gut verdünnter Saft oder Mineralwasser.

Verständlicherweise wirken der Magen und sein Füllzustand auch bei der Regulation von Hunger und Sättigung mit. Dabei handelt es sich allerdings um ein äußerst komplexes Geschehen, an dem Signale aus dem Stoffwechsel (z. B. Blut, Leber und Fettgewebe), Hormone und Nervenbotenstoffe beteiligt sind. Bei der Aufnahme und Verarbeitung dieser Signale nimmt der Hypothalamus (Bereich des Zwischenhirns) eine Schlüsselstellung ein.

Die Rolle des Magens bei der Verdauung

Darüber hinaus ist der Magen jedoch auch aktiv an der Verdauung beteiligt. Im sauren Milieu des Magens wird bereits die Eiweißverdauung eingeleitet. Von großer Bedeutung ist die Produktion des so genannten Intrinsic-Faktors im Magen, einer Eiweißverbindung, ohne die das lebenswichtige Vitamin B_{12} im Dünndarm nicht in den Blutkreislauf aufgenommen werden kann. Von bestimmten Zelltypen des Magens wird schließlich der Magenschleim gebildet, der in einer Schichtdicke von 1 bis 1,5 Millimeter der Magenschleimhaut aufliegt und diese vor einer Selbstverdauung schützt.

Für die gründliche Durchmischung des Mageninhalts mit dem Magensaft sorgen die Muskelbewegungen des Magens, der seinen Inhalt dann je nach den oben geschilderten Bedingungen über eine Art Schleuse, den Pylorus oder Pförtner, in kleinen Portionen in den Dünndarm entlässt.

Die Magenschleimhaut ist das Sorgenkind vieler schmerzgeplagter Zeitgenossen. Der saure Magensaft kann Reizungen und Geschwüre verursachen, für die man früher hauptsächlich vermehrte Magensäure durch seelischen Stress verantwortlich machte. Inzwischen sind auch Bakterien als Auslöser der chronischen Magenschleimhaut-Reizung im Gespräch.

Hungrig oder satt: Start- und Stoppsignale beim Essen

Indem der Körper Hungergefühle auslöst, sorgt er dafür, dass ihm die benötigte Energie zugeführt wird; über das Sättigungsgefühl signalisiert er den Aufnahmestopp, also die Beendigung der Nahrungsaufnahme. Da die biologische Hunger-Sättigungs-Regulation ganz darauf ausgerichtet ist, Mangel zu vermeiden, meldet sich der Hunger verständlicherweise recht zuverlässig. Auf die internen Sättigungssignale zu hören, fällt uns dagegen insbesondere im Nahrungsüberfluss meistens schwerer.

Längst essen wir aber auch nicht nur dann, wenn wir Hunger haben. Ernährungsgewohnheiten – also was und wie wir essen – sind Resultate von Lernprozessen, die oft lange Zeit zurückliegen. Das betrifft die Ausbildung von Geschmackspräferenzen, Essgeschwindigkeit und Portionsgröße oder die Orientierung an äußeren Signalen, wie etwa der Uhrzeit oder dem gut gefüllten Teller, den man unbedingt leer essen muss. In einem Esslabor wurden die Uhren vorgestellt, und aufgrund dieser manipu-

Wer ständig gegen seine Pfunde kämpft, hat in der Regel das Gefühl dafür verloren, wann er eigentlich satt ist. Um das Sättigungsgefühl wiederzuerlangen, hilft es, auch kleine Portionen stets ganz langsam zu essen.

lierten Uhrzeit fingen die übergewichtigen Versuchspersonen an zu essen, weil sie annahmen, es handle sich um die gewohnte Essenszeit. Während Normalgewichtige eine Mahlzeit beenden und Reste auf dem Teller übrig lassen können, wenn sie satt sind, essen Übergewichtige noch weiter, wenn man ihnen beispielsweise den Suppenteller unbemerkt nachfüllt.

Ballaststoffe als Hungerbremse

Der Füllzustand des Magens wurde verständlicherweise schon immer mit Hunger und Sattsein in Verbindung gebracht. Ein knurrender Magen kündigt unüberhörbar Hunger an. Bei dem Magenknurren handelt es sich um Hungerkontraktionen der Magenwand, die periodisch bei leerem Magen auftreten und bis zum Hungerschmerz führen können. Ein wesentlicher Mechanismus für die Beendigung einer Mahlzeit ist die Magendehnung, vor allem dann, wenn ein großes Nahrungsvolumen mit relativ niedrigem Energiegehalt zugeführt wird. Hier erweisen sich volumen- und ballaststoffreiche Lebensmittel, insbesondere Gemüse, Salate, Hülsenfrüchte und Vollkornprodukte, als ideale Hungerbremsen.

Ballaststoffhaltige Lebensmittel gelten als natürliche »Barriere« gegenüber einer überhöhten Energieaufnahme. Sie erfordern längeres und intensiveres Kauen. Weil sie länger in Mund und Magen bleiben, sind wir schneller satt, und weil sie besonders viel Wasser binden können, erhöhen Ballaststoffe das Volumen des Speisebreis. Durch die verstärkte Füllung und Dehnung des Magens unterstützt eine ballaststoffreiche Nahrung den Sättigungsvorgang. Damit die Ballaststoffe ihre positive Wirkung entfalten können, ist es unerlässlich, reichlich zu trinken. Anderenfalls quillt der Nahrungsbrei nicht, wie es wünschenswert wäre, und es kann sogar zur Stuhlverhärtung kommen.

Was sagt uns, dass wir hungrig sind?

Die Regulation der Nahrungsaufnahme ist ein äußerst komplexer Vorgang, dessen Balance durch zahlreiche Einflüsse, Signale und Regelkreise im Wechselspiel von Umwelt, Stoffwechsel, Hormonen und Nervensystem zustande kommt. Im Idealfall sind Nahrungsbedarf und Nahrungsaufnahme ausgewogen. Die Regulation von Hunger und Sättigung findet im Hypothalamus-Bereich des Gehirns statt, wo es entsprechende Hunger- und Sättigungszentren gibt. Dort laufen die unterschiedlichen Informationen zusammen: sensorischer Eindruck der Speisen, Magendehnung, Blutzucker, Nervenbotenstoffe und Hormone. Nach deren Verarbeitung wird in Abhängigkeit von der jeweiligen Konstellation Hunger oder Sättigung ausgelöst. Beim Hunger handelt es sich schließlich um einen physiologischen Zustand, in dem zahlreiche psychobiologische Einflüsse verarbeitet und integriert sind. Die entstehenden Hungergefühle können sich deutlich, zuweilen sogar unangenehm, bemerkbar machen. Hunger wird von Schwäche, Unruhe, Reizbarkeit und peristaltischen Kontraktionen des Magens (dem bekannten Magenknurren) begleitet.

Appetit wird dagegen als angenehm empfunden und durch Vorstellung, Geruch und Anblick von Speisen gesteigert. Der Appetit richtet sich in der Regel auf spezielle Lebensmittel. Man kann Appetit mit und ohne Hunger haben.

Die Sättigungskaskade: satt in drei Stufen

Der Prozess der Sättigung kann in drei Phasen eingeteilt werden und ablaufen:

- vor dem Essen (präingestional),
- nach dem Essen im Magen (postingestional),
- nach der Nährstoffaufnahme im Stoffwechsel (postabsorptiv).

Mit Ingestion ist der Vorgang der Nahrungsaufnahme gemeint.

Die Entscheidung, wie viel wir zu uns nehmen werden, findet oft schon ganz unabhängig vom Hungergefühl vor dem Essen statt. Vorlieben und Abneigungen, Geruch und Augenschein sind wichtige appetitfördernde oder -hemmende Faktoren.

Präingestional – also vor dem Essen – können bereits kognitive oder sensorische Mechanismen Einfluss nehmen. So können subjektive Vorstellungen von bestimmten Speisen Appetit machen oder ihn verderben. Geschmackspräferenzen oder Geschmacksaversionen spielen eine wichtige Rolle. Dass bereits der Gedanke an etwas besonders Kalorienreiches das Essverhalten zügeln kann, ist ein Beispiel für die kognitive Ebene.

Postingestional registriert und meldet zunächst der Magen über Magendehnung und Magenverweildauer Sättigung. Letztendlich ist das Fassungsvermögen des Magens eine limitierende Größe für die Nahrungsaufnahme. Die Magenentleerungsgeschwindigkeit ist abhängig von der Größe, Konsistenz und Zusammensetzung einer Mahlzeit. Ein großes Nahrungsvolumen, feste Speisen und ein hoher Fettgehalt im Essen verzögern die Magenentleerung und verursachen ein Sättigungsgefühl. An den postingestionalen Sättigungsmechanismen wirken die verschiedenen Verdauungshormone (vgl. Seite 33f.) mit. Ein völlig leerer Magen löst schließlich durch seine Kontraktionen Schmerzempfindungen und Hunger aus.

Postabsorptiv werden verschiedene Mechanismen und Theorien beschrieben. Hierbei handelt es sich im Wesentlichen um Stoffwechseleffekte der verdauten Nährstoffe.

Die thermostatische Theorie

Nach dem Essen kommt es zu einer gesteigerten Wärmeproduktion, der so genannten nahrungsbedingten Thermogenese. Sowohl durch diese bei Stoffwechselprozessen erzeugte Wärme als auch durch die Umgebungstemperatur sollen gemäß der thermostatischen Theorie Hunger und Sättigung beeinflusst werden. Zumindest bei Tieren geht man davon aus, dass sie fressen, um ihre Körpertemperatur aufrechtzuerhalten, und aufhören, um eine Überhitzung zu vermeiden. Durch die stoffwechselbedingte Wärmeproduktion werden Thermorezeptoren aktiviert, die dann das Sättigungsgefühl stimulieren. Ein Rückgang der Wärmeproduktion soll demnach Hunger zur Folge haben. Aus der alltäglichen Erfahrung weiß jeder, dass wir an heißen Sommertagen weniger essen als im kalten Winter. Dennoch spielen beim Menschen aufgrund der modernen Lebensweise (Heizung, Kleidung etc.) Einflüsse der Umgebungstemperatur nur eine untergeordnete Rolle.

Die glukostatische Theorie

Am bekanntesten ist die Rolle des Blutzuckerspiegels bei der Auslösung von Hunger oder Sättigung. Regelmäßige ballaststoffreiche Mahlzeiten sind ständigem Zwischendurchessen vorzuziehen, damit der Blutzucker auf einem konstanten Niveau bleibt.

Bei den postabsorptiven, also nach der Nährstoffaufnahme wirksamen Hunger-Sättigungs-Regulationsmechanismen spielen verschiedene Faktoren eine Rolle. Ein Erklärungsmodell liefert die glukostatische Theorie. Die Blutzuckerkonzentration, genauer die Abnahme oder der Anstieg von Glukose, ist ein relativ kurzfristig wirksamer Indikator für Hunger und Sättigung. Es wird angenommen, dass in einer bestimmten Region des Hypothalamus Glukoserezeptoren sitzen, die auf Veränderungen des Blutzuckerspiegels reagieren.

Allerdings sind die Verhältnisse nicht ganz so einfach, wie sie oft dargestellt werden. So wird auch von einer so genannten arteriovenösen Blutzuckerdifferenz gesprochen. Wird die Differenz zwischen nährstoffreichem arteriellen Blut und nährstoffärmerem venösen Blut geringer, so kommt Hunger auf. Erhöht sich die arteriovenöse Glukosedifferenz, so wird das Sättigungssignal ausgelöst.

Die amino- und lipostatische Theorie

Auch der Glukoseumsatz in den Gehirnzellen und die blutzuckerausgelöste Insulinausschüttung sowie deren nachfolgende Effekte auf die Konzentration von Fettsäuren und Aminosäuren im Blut spielen eine Rolle. Damit in Verbindung stehen die aminostatische und die lipostatische Theorie. Um bestimmte Stoffwechselfunktionen aufrechtzuerhalten, ist der Organismus auf eine kontinuierliche Zufuhr von essenziellen

Aminosäuren, das heißt lebensnotwenigen Eiweißbausteinen, angewiesen. Deren Konzentration im Blut sowie der Einfluss bestimmter Aminosäurenverhältnisse auf die Neurotransmitterbildung (unter anderem Serotonin) im Gehirn werden bei der aminostatischen Theorie betrachtet. Diesen Aminosäuren und ihren Folgeprodukten kommt dann Signalwirkung im Hinblick auf Hunger und Sättigung zu. Nach der lipostatischen Theorie spielen die Anlage von Fettdepots und die Konzentration der freien Fettsäuren im Blut als eher langfristig wirkendes Regulativ für die Nahrungsaufnahme eine Rolle.

Der Set-Point als persönliche Gewichtsmarke

Tatsächlich bleibt ja das Körpergewicht oft über längere Zeiträume konstant. Ein Langzeit-Regulationsmechanismus muss die Energievorräte kennen, die hauptsächlich aus Fett bestehen. Kohlenhydrate speichert der Mensch quasi nur als Tagesration. Langfristig könnte also die Körperfettmenge die Nahrungsaufnahme regulieren. In diesem Zusammenhang erscheint die Hypothese eines so genannten Set-Points (individuelles biologisches Gewichtsziel) plausibel.

Dieser Ansatz geht von der Idee aus, dass jeder Körper einen individuellen Set-Point hat. Gemeint ist mit dem Set-Point ein von Mensch zu Mensch unterschiedliches, körpereigenes Gewichtsziel, das der Organismus unermüdlich anstrebt, und zwar umso hartnäckiger, je mehr man dagegen ankämpft. Dieser Set-Point könnte Appetit, Nahrungsaufnahme und Stoffwechsel steuern. Am Zustandekommen dieses »Gleichgewichtspunktes« sind Erbanlage, Alter, Geschlecht, Körpergröße, Essgewohnheiten (auch Überernährung) und körperliche Aktivität beteiligt. Der individuelle Set-Point kann bei unterschiedlichen Personen also im Ideal-, Normal-, Übergewichts- oder Adipositasbereich liegen. Er ist von Mensch zu Mensch verschieden.

Gelegentlich wird der Set-Point auch als »Fettpunkt« bezeichnet, denn er scheint neben der Anzahl auch stark vom Volumen (Füllzustand) der vorhandenen Fettzellen abhängig zu sein. Es ist durchaus möglich, dass der biologische Gleichgewichtspunkt bei Übergewichtigen quasi zu hoch eingestellt ist.

Die Theorie vom Set-Point liefert für manche eine willkommene Ausrede dafür, warum sie von ihrem Übergewicht einfach nicht herunterkommen. Wer sich dagegen vornimmt, konsequent und in kleinen Schritten abzunehmen, wird auf Dauer Erfolg haben.

Radikaldiäten versagen

Wie reagiert der Organismus auf eine strikte Diät? Durch den Gewichtsverlust entleeren sich auch die Fettzellen. Die geschrumpften Fettzellen bestehen im Mangelzustand darauf, ihr Fett zurückzubekommen, und der Organismus setzt alles daran, sein Set-Point-Gewicht wieder zu erreichen. Das ist ja das eigentliche »Wunsch-Zielgewicht« des Körpers! Auch hier scheint es nur eine Chance zu geben, den Set-Point in ganz kleinen Schritten, also quasi unmerklich, nach unten zu senken: durch eine ganz allmähliche Gewichtsabnahme, und zwar eher im Bereich 1 bis 1,5 Kilogramm pro Monat als pro Woche!

Abnehmen in sehr kleinen Schritten über einen längeren Zeitraum bringt dauerhaftere Erfolge als radikale Gewichtsverluste in kurzer Zeit. Dass Blitzdiäten dennoch immer Konjunktur haben, liegt wohl daran, dass man so schnell wie möglich abnehmen möchte, ohne seine alten Ernährungsgewohnheiten wirklich aufgeben zu müssen.

Zwar steht die wissenschaftliche Beweisführung für diese teilweise spektakulär anmutenden Ausführungen zum Set-Point oder Fettpunkt im Detail noch aus. Auch hat man noch keine allzu genauen Kenntnisse über den physiologischen Mechanismus jener recht plausibel erscheinenden Instanz für die vom Organismus eisern verteidigte (Gleich-)Gewichtskonstanz. Wir können sie in der praktischen Ernährungsberatung jedoch nicht unberücksichtigt lassen, genauso wenig wie die verschiedenen anderen Hunger-Sättigungs-Mechanismen. Der Set-Point zählt vermutlich zu der langfristig wirksamen Hunger-Sättigungs-Steuerung. Hier geht es ja um die eigentlichen Energiereserven des Organismus, also im wahrsten Sinne des Wortes um seine energetische Substanz – und das sind die Fettdepots. Wird dieses stabile Energiereservoir empfindlich geschmälert, aktiviert der Körper seine eigenen Essauslöser: Hunger und Appetit.

Leptin – kein Wundermittel zum Abnehmen

Sowohl die vermehrte Speicherung von Körperfett als auch ein verminderter Energieumsatz des Körpers können auf genetischen Faktoren beruhen. 1995 gelangte die Nachricht vom Fettgen und der Behandlung fettsüchtiger Mäuse mit dem Hormon Leptin an die breite Öffentlichkeit. Der Forscher Jeffrey Friedman hatte das vom Fettgewebe gebildete regulatorische Peptid entdeckt, das vermutlich an der Regulation des Körperfettgehalts und der längerfristigen Nahrungsaufnahme beteiligt ist, indem es über die energetische Lage des Organismus informiert.

Das Leptin (griechisch: leptós = dünn, schmal) meldet dem Gehirn, wie voll oder leer die Fettspeicher sind. Mäuse, die durch einen Gendeffekt dieses Hormon nicht bilden, fressen ununterbrochen und werden fett. Spritzt man ihnen Leptin, fressen sie wieder normal. Die Botschaft des Hormons an das Gehirn lautet: »Die Fettreserven sind voll. Die Nahrungszufuhr reicht aus.«

Volle Fettzellen scheiden viel Leptin aus, leere dagegen fast gar keines. Das Ausbleiben von Leptin signalisiert: »Für Nachschub sorgen.«
Was bei den Tieren funktioniert, lässt sich leider nicht ohne weiteres auf den Menschen übertragen. So kann bei übergewichtigen Menschen möglicherweise trotz hohen Leptinspiegels im Blut die Nachricht aus den gefüllten Speichern vom Gehirn nicht richtig verarbeitet werden. Eine Leptinspritze ist deshalb (noch) keine Hoffnung für Übergewichtige. Die Erforschung solcher Zusammenhänge trägt aber wesentlich zum Verständnis des komplexen Geschehens von Hunger und Sättigung sowie der genetischen Veranlagung zum Übergewicht bei.

Das Geheimnis des braunen Fettgewebes

Die spezielle Fähigkeit, mit Energie sparsam umzugehen oder sie großzügig als Wärme abzugeben, hat mit dem braunen Fettgewebe zu tun, das als hauptsächlicher Ort der Wärmebildung diskutiert wird. Das braune Fettgewebe wurde schon im Jahr 1551 als »Winterschlafdrüse« beim Murmeltier beschrieben. Und auch aus Tierversuchen mit Mäusen ist bekannt, dass das so genannte weiße Fett als Energiespeicher dient, während das braune Fettgewebe den Energieverbrauch durch die Freisetzung von Wärme, also die Thermogenese, beeinflusst. Welche Bedeutung haben diese Erkenntnisse für den Menschen?
Auch der neugeborene Säugling besitzt reichlich braunes Fettgewebe im Nackenbereich, zwischen den Schulterblättern, um das Herz und um die Nieren. Es erfüllt geradezu die Funktion eines »inneren Heizkissens«, das den empfindlichen Organismus des Babys schützt. Mit zunehmendem Alter bildet sich das braune Fettgewebe beim Menschen teilweise zurück, was offenbar mit der Umgebungstemperatur zusammenhängt. So wurde in Finnland bei Waldarbeitern, die überwiegend im Freien arbeiteten und so der Kälte ausgesetzt waren, mehr braunes Fettgewebe gefunden als bei Menschen, die in der warmen Stube saßen.
Bei eventuellen Defekten der Thermogenese oder in einem relativen Ruhezustand lässt sich das braune Fettgewebe möglicherweise reaktivieren und löst dann einen erhöhten Energieumsatz aus – ein wahrhaft verlockender Ansatz für die pharmakologische Adipositas-Therapie.

Kann man sich schlank frieren? Das Risiko einer Erkältung dürfte es nicht wert sein. Allerdings können Wechselduschen, das Tauchbad nach dem Saunagang und ein Spaziergang in kalter Winterluft den Stoffwechsel und die Abwehrkräfte anregen.

Schicksal Stoffwechsel: der Einfluss der Gene auf das Gewicht

Wissenschaftlich gesehen ist Übergewicht von vielen Faktoren abhängig. Die Adipositasforschung verfolgt daher auch viele Strategien zum Abnehmen. Der Einfluss genetischer Faktoren ist unumstritten. Ihr Anteil an der Adipositasentwicklung wird mit 20 bis 70 Prozent angegeben. Aufgrund von Studien mit adoptierten Kindern und mit Zwillingen, die getrennt aufgezogen wurden, zeigte sich, dass das Gewichtsverhalten adoptierter Kinder stark dem der leiblichen Eltern entsprach und getrennte Zwillinge trotz unterschiedlicher sozialer Verhältnisse eine hohe Übereinstimmung in der Gewichtsentwicklung aufwiesen. Wenn Übergewicht innerhalb von Familien gehäuft vorkommt, so hat das aber nicht nur mit einer entsprechenden genetischen Veranlagung zu tun.

Eltern sollten sich ihrer Verantwortung bewusst sein. Neben den Erbanlagen spielt für die Entwicklung von Übergewicht bei Kindern eine große Rolle, ob sie beim Essen mit gutem oder schlechtem Vorbild vorangehen. Auch das Bewegungsverhalten wird oft von den Eltern übernommen.

Innerhalb der Familie werden auch Verhaltensweisen weitergegeben, die Übergewicht fördern, also übermäßiges Essen und mangelnde Bewegung. Den Eltern kommt dabei eine wichtige Vorbildfunktion zu. Fest steht, dass Kinder übergewichtiger Eltern ein deutlich höheres Risiko haben, im späteren Leben selbst übergewichtig zu werden, als Kinder schlanker Eltern.

Übergewicht – ob es nun eine schicksalhafte Veranlagung oder anerzogen ist – muss kein unabwendbares Schicksal bleiben. Ob nun tatsächlich ein »Fettsucht-Gen« identifiziert wird und eine »Schlankheitsspritze« das Wohlstandsproblem Nummer eins, die Korpulenz, zum Verschwinden bringt: Es bleibt die nüchterne Erkenntnis, dass jeder Mensch mit seinem Stoffwechsel leben muss und das einzig wahre »Schlankheitsgeheimnis« in der persönlich richtigen Balance von Energieaufnahme und Energieverbrauch liegt. Die ordnungsgemäße Regulation von Hunger und Sättigung setzt jedoch auch ein gewisses Mindestmaß an Energieumsatz voraus. Wer (zu) wenig Energie verbraucht, wird mit der Hunger-Sättigungs-Regulation vermutlich mehr Probleme haben.

Auf eine genügend hohe Nahrungsaufnahme können schließlich noch andere Umstände Einfluss haben.

Appetitlosigkeit und Appetitzügler

Appetitlosigkeit bedeutet ein verringertes Bedürfnis nach Nahrungsaufnahme. Kurzfristig kann sie durch grippale Infekte, Magenverstimmung oder Reisekrankheit verursacht sein. Chronisch kann Appetitlosigkeit im Alter aufgrund von Kauschwierigkeiten oder infolge abnehmenden Geruchs- und Geschmacksempfindens auftreten, oder sie kann medikamentös (beispielsweise durch Zytostatika oder Antibiotika) begründet sein. Appetitlosigkeit tritt als Begleiterscheinung organischer Erkrankungen (z. B. Krebserkrankungen oder Leberfunktionsstörungen) auf und kann nicht zuletzt psychosomatische Ursachen (z. B. Magersucht = Anorexia nervosa oder Depressionen) haben. Chronische Appetitlosigkeit erfordert eine ärztliche Untersuchung und Behandlung. Um eine gefährliche Mangelernährung zu vermeiden, müssen Patienten in bestimmten Fällen von anhaltender Appetitlosigkeit künstlich ernährt werden.

Um das Gewicht zu reduzieren, kann man bei ärztlich begründeter Indikation den Appetit schließlich auch medikamentös zügeln, z. B. durch eine verschreibungspflichtige Substanz mit der Bezeichnung Sibutramin: Sie entfaltet eine zentralnervöse Wirkung und blockiert dadurch Botenstoffe, die den Appetit fördern. Es versteht sich, dass ein solcher Medikamenteneinsatz sorgfältig erwogen werden muss und nur bei ausgeprägter Fettleibigkeit angezeigt ist.

Weniger öffentliche Aufmerksamkeit erregt das umgekehrte Gewichtsproblem: Doch die Zahl der Menschen, die eine Magersucht entwickeln, nimmt stetig zu. Während sich bisher hauptsächlich junge Mädchen buchstäblich zu Tode hungerten, steigt neuerdings auch der Anteil an jungen Männern unter den Patienten.

Die Nährstoffaufnahme im Dünndarm

Im Dünndarm wird die Nahrung vollständig zu Ende verdaut, und alle gebildeten Spaltprodukte werden absorbiert, das heißt in den Blutkreislauf aufgenommen. In den oberen Abschnitt oder Eingangsbereich des Dünndarms, den Zwölffingerdarm, münden die Bauchspeicheldrüse und der Gallengang, der die von der Leber gebildete und in der Gallenblase gesammelte Gallenflüssigkeit ausscheidet. Jetzt stehen alle Werkzeuge zur Zerlegung größerer Nährstoffkomplexe bereit.

Entgegen anders lautenden Behauptungen von den Verfechtern der Trennkost können im Dünndarm alle Nährstoffe gleichzeitig abgebaut werden. Aus Kohlenhydraten wie Stärke und Zweifachzuckern (Poly- und Disaccharide) entstehen Einfachzucker (Monosaccharide), aus Proteinen oder Eiweißstoffen Aminosäuren sowie aus Fett Glyzerin und Fettsäuren. Am Schluss sind alle Nährstoffe so klein, dass sie von den Zellen der Darmschleimhaut aufgenommen werden können.

Kurz – aber mit riesiger Oberfläche

Der Dünndarm ist für Nahrungsverwertung und Nährstoffaufnahme der wichtigste Abschnitt im Verdauungstrakt. Insgesamt bringt er es »nur« auf eine Länge von etwa

Der Darm ist ein äußerst faszinierendes Organ und hat in hohem Maße Einfluss auf unser Wohlbefinden und unseren Gesundheitszustand.

drei Metern. Durch seine Faltung und die fingerartigen Ausstülpungen mit noch kleineren Anhängen hat er jedoch eine sehr viel größere Oberfläche. Vorsichtige Schätzungen sprechen von 200 Quadratmetern Nutzfläche zur Nährstoffaufnahme, auf die das Hohlorgan Darm sich durch die raffinierten Faltungen und Oberflächenstrukturen (Darmzotten und Bürstensaum) gegenüber einem glatten Rohr erweitert. Die Aufnahme von Stoffen in Zellen ist dabei durch einfache Diffusion (Durchtritt infolge Konzentrationsausgleichs), erleichterte Diffusion und aktiven Transport gegen ein Konzentrationsgefälle – letzterer unter Energieverbrauch – möglich. Erleichterte Diffusion und aktiver Transport laufen über Carrier, bedienen sich also bestimmter Transportsysteme. Am Ende des Dünndarms bleiben im Wesentlichen nur noch Verdauungssäfte und nicht verwertbare, unverdauliche Nahrungsbestandteile übrig.

Verdauungsphysiologie praxisnah

Was geschieht, wenn wir einmal eine Scheibe Brot (kohlenhydratreich) und einmal ein Stück Fleisch (proteinreich) essen und verdauen? Betrachten wir zunächst die Kohlenhydratverdauung. Das im Mundspeichel vorhandene Kohlenhydrat spaltende Enzym Alpha-Amylase trennt die langen Stärkeketten an einigen Stellen. Es entstehen kürzere Bruchstücke und – wenn wir lang genug kauen – auch einige süß schmeckende Zucker. Im Magen selbst werden keine Kohlenhydrat spaltenden Enzyme gebildet, aber die Enzyme des Mundspeichels können zum Teil noch weiter wirken. Insgesamt verlassen den Magen Stärke und Zucker sowohl unzerlegt als auch in Form von Zweifachzuckern. Erst im Dünndarm zerlegen die Enzyme der Bauchspeicheldrüse und der Darmschleimhaut die verbliebenen Kettenverbindungen – egal ob lang oder kurz – vollständig. Stärkereste und Doppelzucker werden in ihre Grundbausteine, also Einfachzucker, aufgespalten. Diese gelangen durch die Darmwand ins Blut.

Wenn wir dagegen Fleisch essen, zerkleinern wir zwar durch Kauen größere Bissen zu kleineren. Der Hauptnährstoff im Fleisch, das Makromolekül Protein (Eiweiß), bleibt aber in seiner Struktur als kompliziert angeordnetes Knäuel von Aminosäuren im Mund unversehrt.

Erst im Magen werden durch Salzsäure aus dem Eiweißknäuel lange Aminosäureketten freigelegt.

Diese werden dann von den Enzymen des Magensaftes in größere Bruchstücke aufgespalten. Im Dünndarm werden diese Bruchstücke schließlich durch Enzyme des Bauchspeichels und der Darmschleimhaut in die einzelnen Aminosäuren zerlegt. Diese gelangen ebenfalls über die Darmwand ins Blut.
Beide Vorgänge können jeweils parallel ablaufen; Sie können also unbesorgt Brot mit Bratenaufschnitt zusammen essen.

Der Dickdarm entzieht das Wasser

Nächste Station des Speisebreis ist der Dickdarm. Dort wird vor der Ausscheidung das im Nahrungsbrei enthaltene Wasser rückresorbiert, um den Wasserverlust für den Körper möglichst gering zu halten. Der Dickdarm ist im Gegensatz zum übrigen Magen-Darm-Trakt außerordentlich dicht mit verschiedenen Bakterien besiedelt, deren Bedeutung für die Gesundheit derzeit entschlüsselt wird, wie das aktuelle Thema Pre- und Probiotika (vgl. Seite 251) zeigt. Ein reibungsloser Ablauf der Verdauungsvorgänge hängt von vielen Faktoren ab: von einem gut funktionierenden Zusammenspiel der verschiedenen Verdauungssäfte und ihrer Wirkstoffe wie Enzyme, Salzsäure und Gallensäure, aber auch von der richtigen Lebensmittelauswahl und -zubereitung, der Mahlzeitenverteilung, vom bewussten Kauen – und nicht zuletzt von der Freude am Essen.

Die Bakterien im Dickdarm entwickeln sich zu wichtigen Gesundheitsschützern, wenn sie durch die richtige Nahrung, das heißt Ballaststoffe und nützliche Milchsäurebakterien ernährt und gefördert werden.

Hormone – Botenstoffe im Stoffwechsel

Hormone sind körpereigene Wirkstoffe, die meist in anatomisch abgegrenzten, so genannten endokrinen Organen, den Drüsen, produziert und ins Blut ausgeschüttet werden. Auf dem Blutweg erreichen sie ein oder mehrere Erfolgsorgane und beeinflussen so deren Stoffwechsel in charakteristischer Weise. Schon in geringen Mengen wirken Hormone auf Stoffwechsel, Wachstum und Fortpflanzung. Ja, sie beeinflussen sogar das Verhalten und die Empfindungen eines Menschen. Dies zeigt sich schnell, wenn sich Hormone in Dysbalance befinden – so z.B. während der monatlichen Regelblutung oder während der Wechseljahre. Ihre Regieanweisungen bekommen und erteilen die Hormone über komplizierte Regelkreise und Regulationsebenen zwischen Stoffwechsel und Gehirn.

Wirkungsort und -weise von Hormonen

Der eigentliche Wirkort der Hormone ist die Zelle mit ihrem Stoffwechsel. Die Zielzellen, auf die ein Hormon wirken soll, besitzen an der Zelloberfläche spezifische Rezeptoren, an die das Hormon andocken kann. Anschließend wird über einen weiteren Mechanismus die jeweilige Wirkung ausgelöst, beispielsweise die Regulation von Enzymaktivitäten. Die Organspezifität eines Hormons kommt dadurch zustande, dass lediglich das Erfolgsorgan den hormonspezifischen Rezeptor besitzt. Untersuchungen über die Wirkungsweise von Hormonen haben gezeigt, dass viele Hormone zwar charakteristische Erfolgsorgane besitzen und dort dementsprechend agieren, dass sie darüber hinaus aber auch allgemeine Wirkungen auf den Stoffwechsel entfalten. So hat das männliche Keimdrüsenhormon Testosteron zusätzlich einen Einfluss auf den Proteinstoffwechsel. Die Protein aufbauende (anabole) Wirkung, die speziell zu einer Zunahme der Muskelmasse bei gleichzeitiger Abnahme des Fettgehalts führt, interessiert verständlicherweise besonders Kraftsportler und Bodybuilder im Muskelaufbautraining. Die Östrogene fördern dagegen die für den weiblichen Organismus typische Fetteinlagerung.

Wirkung und Zusammenspiel der Hormone im menschlichen Körper sind immer noch ein großes Forschungsgebiet der modernen Medizin. Neben den bekannten Einflüssen werden laufend weitere Regelmechanismen und Wechselwirkungen entdeckt, die hormonell gesteuert sind.

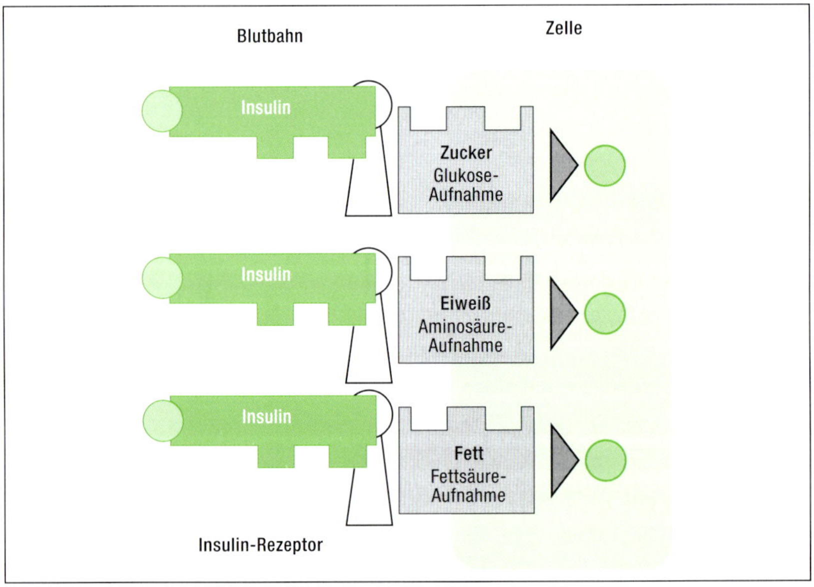

Insulinwirkung auf die Nährstoffaufnahme der Zelle

Stoffwechseldirigent Insulin

Am bekanntesten ist das Blutzuckerspiegel senkende Hormon Insulin aus der Bauchspeicheldrüse. Ohne Insulin würde der menschliche Stoffwechsel praktisch »innerlich« verhungern, weil die Zellen selbst bei einem Nahrungsüberfluss in der Blutbahn ohne den Insulin-Schlüssel ihre Eingangstüren für Nährstoffe nicht öffnen könnten. Dabei ist die Insulinwirkung keineswegs nur auf den Blutzuckereintritt beschränkt. Wie die Grafik zeigt, öffnet der »Generalschlüssel« Insulin auch den Nährstoffen Eiweiß und Fett bzw. ihren Bausteinen, den Aminosäuren und Fettsäuren, die Zelltüren. Fazit: Insulin ist verantwortlich für die Versorgung der Zellen mit Kohlenhydraten, Fetten und Eiweiß.

Der beim so genannten Typ 1-Diabetes (bestimmte Form der Zuckerkrankheit) vorliegende Insulinmangel ist das bekannteste Beispiel für die lebenswichtige Funktion eines Hormons im Organismus. 1921 konnte von den Kanadiern Banting und Best erstmals Insulin in reiner Form isoliert werden. Damit war der erste Schritt getan, die Krankheit behandeln zu können.

Auslöser einer Signalkette

Wenn der Mensch isst, schüttet die Bauchspeicheldrüse Insulin in die Blutbahn aus – wie viel davon, hängt von der Nahrungszusammensetzung und vom Ernährungszustand des Menschen ab. Insulin wirkt auf die wichtigsten Organe des Energiestoffwechsels. Das sind Leber, Muskeln und Fettgewebe. Leber-, Muskel- und Fettzellen haben auf ihrer Zellmembran spezifische Insulinrezeptoren, an denen sich das Hormon anlagert. Durch den Kontakt wird eine Signalkette ausgelöst, die die Aufnahme und den Transport von Glukose (Trauben- bzw. Blutzucker), Aminosäuren und Fettsäuren in die Zelle ermöglicht. Dort werden die Nährstoffe zur Energiegewinnung verbrannt oder zwecks Energiespeicherung deponiert oder für Aufbauvorgänge verwendet.

Übergewichtige in der »Insulinfalle«

Besonders für Übergewichtige erweist es sich als Nachteil, dass der Türöffner Insulin gleichzeitig die Ausgangstüren der Fettzellen verschließt. Das eingelagerte Fett bleibt durch dieses »Wegschließen« eingesperrt und kann für die Verbrennung in der Muskulatur nicht freigesetzt werden. Allgemeine Überernährung, ständiges Zwischendurchessen und Bewegungsmangel halten die Übergewichtigen in dieser schon so bezeichneten »Insulinfalle« gefangen.

Von Nomaden und Ackerbauern

Außerdem wird diskutiert, dass es individuelle Stoffwechselunterschiede gibt, die mit der unterschiedlichen Anpassung an die ursprüngliche Ernährung des Menschen zu tun haben. So soll der so genannte Nomadentyp an eiweißbetonte Ernährung gewöhnt sein und auf den verstärkten Griff nach Kohlenhydraten schneller mit einer hohen Insulinausschüttung antworten. Kohlenhydratreiche Mahlzeiten setzen bei diesem Stoffwechseltyp leichter an. Schließlich sichert das Speicherhormon Insulin eine effiziente Energiebevorratung.

Dagegen reagiert der an kohlenhydratbetonte Kost (Getreide, Kartoffeln etc.) und regelmäßige Nahrungsversorgung angepasste Ackerbauertyp mit einer normalen Insulinantwort. Günstig wirken sich allerdings auch in diesem Fall kohlenhydratreiche Mahlzeiten aus, die Blutzucker- und Insulinspiegel nicht allzu stark ansteigen lassen, also einen mittleren bis niedrigen glykämischen Index (vgl. Seite 53f. und 159) aufweisen. Regelmäßige Bewegung senkt dagegen den Insulinbedarf. Beim sportlich Aktiven reichen verhältnismäßig geringe Insulinmengen für die Glukoseaufnahme in die Muskelzellen aus. Infolge regelmäßigen Trainings ist eine Insulineinsparung von rund 30 Prozent möglich!

Adrenalin ist vorwiegend als der Stoff bekannt, der uns z. B. bei einer brenzligen Situation im Straßenverkehr in Hochspannung bringt. Unter Dauerstress kann es dazu kommen, dass ständig zu viel Adrenalin ausgeschüttet wird. Die Folgen: Herz, Kreislauf und Stoffwechsel befinden sich in steter Alarmbereitschaft und werden überbeansprucht.

Glukagon und Adrenalin erhöhen den Blutzuckerspiegel

Das ebenfalls von bestimmten Zellen der Bauchspeicheldrüse gebildete Glukagon ist der physiologische Gegenspieler des Blutzucker senkenden Insulins. Es verhindert, dass der Blutzuckerspiegel allzu stark absinkt, indem es das in der Leber gespeicherte Reservekohlenhydrat Glykogen mobilisiert. Dadurch kommt es zu einem Anstieg des Blutzuckers.

Das Hormon wirkt ebenfalls proteinkatabol, das heißt Eiweiß wird abgebaut. Aus bestimmten Eiweißbausteinen kann der Körper wiederum Glukose aufbauen. So kann Eiweiß Kohlenhydrate im Mangel (begrenzt) ersetzen. Glukagon bewirkt auch eine Aktivierung der Fett spaltenden Enzyme im Fettgewebe. Insgesamt handelt es sich beim Glukagon also um ein Energie freisetzendes Hormon.

Diesen Zweck erfüllt auch das Adrenalin, jener als Stresshormon bezeichnete Wirkstoff aus dem Nebennierenmark. Die akute Stimulation der Herztätigkeit, des Kreislaufs und der Stoffwechselvorgänge durch Adrenalin dient vor allem einer Bereitschafts- und Notfallsreaktion, die im Bedarfsfall eine kurzfristige Maximalleistung des Körpers garantieren soll. Die aus dem Muskelglykogen freigesetzte Glukose und die erhöhte Konzentration von freien Fettsäuren im Blut sollen genügend Energie bereitstellen, um auf eine Gefahrensituation entsprechend körperlich reagieren zu können. Dies erklärt, warum man in Gefahrensituationen plötzlich hellwach wird, auch wenn man sich davor schläfrig oder zerschlagen fühlte.

Der Einfluss von Cortisol

Auch das entzündungshemmende Nebennierenrinden-Hormon Cortisol kann in entsprechender Dosierung über eine Förderung der Glukoseneubildung aus Aminosäuren (Eiweißbausteine) zu einem Anstieg des Blutzuckerspiegels führen. Dieses Phänomen, dass der Blutzuckerwert bei Kranken unter Cortisonbehandlung ansteigt, wurde bereits als »Steroiddiabetes« bezeichnet. Steoride sind Hormone mit einem bestimmten chemischen Aufbau, zu denen neben Cortison und Cortisol auch Testosteron und Östrogen gehören.

Weitere Hormone sind an der Regulation des Wasser- und Mineralstoffhaushalts beteiligt und wirken z. B. auf die Nieren als Erfolgsorgan.

Bekannt ist schließlich noch der Zusammenhang von Nährstoffversorgung und Schilddrüsenfunktion. Die Bildung der für die gesunde körperliche und geistige Entwicklung sowie für die Grundumsatzsteuerung entscheidenden Schilddrüsenhormone ist von der ausreichenden Jodzufuhr mit der Nahrung abhängig (vgl. Seite 90). Übrigens: Die Tatsache, dass sich im Jodmangelzustand die Schilddrüse zunächst tastbar, später sichtbar vergrößert, ist ein Kompensationsversuch der Schilddrüse, durch vermehrtes Drüsengewebe dennoch genügend Hormone zu produzieren – ohne Jod jedoch ein vergebliches Unterfangen.

Die Schilddrüsenhormone haben einen entscheidenden Einfluss auf die Steuerung unseres Stoffwechsels. Damit sie ihre Aufgabe erfüllen können, benötigen sie das Spurenelement Jod aus der Nahrung. Genießen Sie zweimal wöchentlich Meeresfisch und bevorzugen Sie mit Jodsalz hergestellte Lebensmittel.

Hormone des Verdauungstraktes

Bei der Regulation von Hunger und Sättigung sowie bei der Steuerung einer ordnungsgemäßen Verwertung der Nahrung spielen so genannte Verdauungshormone eine große Rolle. Sie werden von den Schleimhäuten des Magens und des Dünndarms gebildet, wenn die Nahrung in den Magen und nachfolgend in den Dünndarm gelangt.

Zunächst wird als Reaktion auf die Nahrungsaufnahme von bestimmten Zellen der Magenschleimhaut das Hormon Gastrin gebildet. Es führt zu einer erhöhten Magensäureproduktion und steigert die Magenbeweglichkeit, durch die der Speisebrei weitertransportiert werden kann. Außerdem wird die Ausschüttung von Galle und Bauchspeichel angeregt. Sowohl eine Dehnung bestimmter Magenbezirke als auch Geruchs- und Geschmackswahrnehmungen können bewirken, dass dieses Hormon freigesetzt wird, das die Verdauungsvorgänge einleitet.

Dünndarm- und Zwölffingerdarmschleimhaut produzieren dann die Hormone Sekretin und Cholezystokinin (CCK). Sekretin fördert die Bildung von Bikarbonat, das

Es lohnt sich, über die körperlichen Abläufe bei der Verdauung informiert zu sein. So wenig reizvoll das Thema scheint – wenn es mit Magen und Darm nicht so recht klappt, ist die Lebensqualität stark beeinträchtigt .

die Magensäure neutralisiert, regt die Gallenbildung an und hemmt die Magenbewegung. Das CCK-Hormon verlangsamt ebenfalls die Magenentleerung. Gleichzeitig steigert es die Ausschüttung von Bauchspeichel in den Dünndarm und von Galle in den Zwölffingerdarm und fördert die Darmbewegungen.

Insgesamt haben die Verdauungshormone im Magen-Darm-Trakt also die Aufgabe, sowohl die Muskelbewegungen (Motilität) zu steuern, damit der Nahrungsbrei dosiert weitertransportiert wird, als auch die Abgabe von Verdauungssäften im Hinblick auf die jeweils zu leistenden Verdauungsaufgaben (Nährstoffaufspaltung) zu regulieren. CCK kommt schließlich nach aktuellen Erkenntnissen als wirksames Sättigungshormon in Betracht.

Sensorik – Ausflug ins Reich der Sinne

Obwohl im allgemeinen Sprachgebrauch die Wörter »essen« und »ernähren« als Synonyme verwendet werden, lösen die beiden Begriffe tatsächlich völlig verschiedene Assoziationen aus. Man könnte sagen, beim Thema Essen oder Ernährung kämpft der Bauch mit dem Kopf.

Essen ist eindeutig an Genuss gebunden. Wird der Begriff allerdings durch das Wort Ernährung ersetzt, so hat diese kleine Veränderung eine große Wirkung. »Der gute Geschmack« wird bei der Frage, »Worauf legen Sie in Ihrer Ernährung besonderen Wert?«, nur noch halb so oft genannt wie bei der Frage »Was ist Ihnen am Essen besonders wichtig?«. Dagegen kommen bei der Frage nach der Ernährung mehr »kopfgesteuerte« Antworten wie »fettarm«, »vitaminreich«, »abwechslungsreich« und »dass ich nicht zu dick werde«.

Das Verhältnis zum Essen ist auch eine Kulturgewohnheit. Bis vor wenigen Generationen stand für die meisten Menschen beim Essen die Grundversorgung im Vordergrund, Genuss war Feiertagen vorbehalten. Heute streben die einen nach immer neuen Geschmackserlebnissen, die anderen essen das erste Beste, Hauptsache es geht schnell und macht satt.

Essen – mehr als nur Ernährung des Körpers

Speisen müssen einen Nähr-, Genuss- und Erlebniswert bieten, damit sie uns völlig zufrieden stellen. Ausgewogenheit und das richtige, an die jeweiligen Gesundheits- und Lebensbedingungen angepasste Maß verstehen sich dabei von selbst. Aroma, Farben, Zusammenstellung der Speisen, Kochkunst und ein ansprechend gedeckter Tisch sind für unser Wohlbefinden und unsere Gesundheit nicht weniger wichtig als Vitamine und Mineralstoffe. Im Gegenteil: Der Genuss beim Essen erhält und fördert in einem viel stärkeren Maß die Gesundheit, als lange Zeit angenommen wurde. Noch vor wenigen Jahren waren viele der Ansicht, man könne sich ausschließlich von der richtigen Nährstoffmischung in Tabletten- oder Pulverform, der so genannten Astronautenkost, ernähren. Dieser Auffassung traten zunächst nur Zahnärzte entgegen, die um den Erhalt von Zahnfleisch und Zähnen fürchteten, wenn nicht mehr genügend gekaut werden müsste.

Auch wichtig – die Lust am Genuss

Der von Wissenschaftlern hochgeschätzte Ernährungsphysiologe Hans Glatzel hat zu Recht in seinem 1959 veröffentlichten Beitrag »Vom Genusswert der Nahrung« (Schriftenreihe des Bundes für Lebensmittelrecht und Lebensmittelkunde) darauf hingewiesen, dass »nicht aus der Erkenntnis der Notwendigkeit einer Versorgung mit Nährstoffen (...) die Menschheit nach Nahrung (strebt), sondern aus Lust am Essen. Die Verknüpfung mit der Lust ist das Mittel der Natur, um den Vollzug lebensnotwendiger Handlungen zu sichern«.

Daraus folgt: Wem das Essen keinen Lustgewinn bedeutet, wer dem Essen nichts abgewinnen kann, dem droht Unterernährung. Wer sich dagegen nur um der Gesundheit willen den Essgenuss versagt, dem steht der unbewältigte Verzicht oft allzu deutlich ins Gesicht geschrieben.

Das »Bauchgefühl«

Weiß der Bauch vielleicht doch mehr als der Kopf? Ausgerechnet der Bauch zieht als »zweites Gehirn« immer mehr Wissenschaftler in seinen Bann. Liegt etwa in Begriffen wie »aus dem Bauch heraus entscheiden« oder dem »Darmgefühl«, das heißt spontan, unbewusst, eben aus dem Bauch heraus Entscheidungen zu fällen, mehr als nur ein Fünkchen Wahrheit?

Jedenfalls fließen vom Bauchraum wesentlich mehr Informationen zum Gehirn als umgekehrt, und sie spielen eine entscheidende Rolle für unser Wohlbefinden. Werden Menschen gefragt, wo Freude und Kummer, Gefühl und Intuition angesiedelt sind, zeigen sie jedenfalls auf ihre Körpermitte. Gesunde Ernährung muss deshalb immer auch Wohlfühl-Essen sein.

Gesunder Geschmack

Eigentlich ist es weder kompliziert noch entbehrungsreich, sich gesund zu ernähren. Wenn trotzdem so manche »Gesundkost« keine Anhänger finden kann, dann weil der »Lustfaktor« fehlt: Essen muss eben auch appetitlich aussehen und riechen und vor allem – schmecken!

Geruch, Geschmack und die äußere Erscheinung des Essens spielen für die Nahrungswahl eine entscheidende Rolle. Zur gesamten sinnlichen Wahrnehmung bei der Nahrungsaufnahme gehören neben Geruch, Geschmack und Farbe auch Mundgefühl (mit »Biss«, knusprig, cremig oder saftig) und Temperatur.

Genuss wird somit komplex wahrgenommen, an ihm sind viele Komponenten und Eindrücke beteiligt. Erst der Gesamteindruck vermittelt den Genusswert eines Lebensmittels. Indem Lebensmittel und Speisen alle Sinne wie Sehen, Riechen, Fühlen, Schmecken und Hören anregen, wirken sie appetitlich und verführerisch. Auf den Zustand der Frische sprechen wir besonders an, da sie auf verschiedenen Ebenen Signalwirkung ausübt: guter Geschmack und Geruch, einladende natürliche Farben sowie optimaler Vitamingehalt. Diese Eigenschaften assoziieren wir automatisch mit Bekömmlichkeit und Wohlbefinden.

Mit allen Sinnen genießen

Nüchtern ausgedrückt bedeutet Sensorik in der Ernährung, ein Lebensmittel mit allen Sinnen zu beurteilen. Die Sinnenprüfung ist sowohl im Alltag als auch in der Wissenschaft ein wichtiges Instrument, um die Qualität von Lebensmitteln zu beurteilen. Der Geschmack gilt als wesentliche Antriebskraft für menschliches Ernährungsverhalten.
Während der Hunger uns zum Essen auffordert, der Appetit uns einlädt, ist es der Geschmack, der dem Appetit sein Ziel gibt und Essen zu einem angenehmen Erlebnis werden lässt. Schmecken bezeichnet die sensorische Wahrnehmung, die über die so genannten Geschmacksknospen der Zunge funktioniert.

Schmecken – wie funktioniert das?

Bereits zu Anfang des 19. Jahrhunderts konnten Physiologen zeigen, dass der unterschiedliche Geschmack lediglich von vier Grundqualitäten – süß, sauer, salzig und bitter – bestimmt wird. Nur diese kann der Mensch als »reinen« Geschmack empfinden. Zwischenzeitlich konnte »umami« als weiterer Grundgeschmack beschrieben werden. Der Begriff »umami« ist japanisch und bedeutet köstlich. Der für die asiatische Ernährungsweise typische Umami-Geschmack der Aminosäureverbindung Glutamat haftet natürlicherweise vor allem Sojaprodukten und dem bekannten Geschmacksverstärker Natriumglutamat an.
Die Vielfalt der Geschmacksausprägungen, die nicht nur der Feinschmecker zu schätzen weiß, beruht wohl auf Mischungen und unterschiedlichen Intensitäten. Zusätzlich können von der Schleimhaut der Mundhöhle und der Zunge Empfindungen wie »scharf« und »adstringierend« (zusammenziehend) wahrgenommen werden. Die Schärfe beruht auf dem direkten Reiz einer Nervenleitung, beispielsweise durch die scharfen Inhaltsstoffe von Pfeffer und Chili.

Geschmacksempfindungen sind sehr individuell und daher schwer zu benennen. Man kennt die blumigen Ausdrücke, mit denen z. B. Weinkenner ihr Lieblingsgetränk beschreiben. Wer mit süß, salzig, sauer oder bitter auch nicht auskommt, liegt jetzt mit »umami« im Trend, der neuen Geschmacksrichtung, die einfach »köstlich« heißt.

Scharf als Geschmack gibt es nicht

Schärfe bedeutet, dass geringfügige Schmerzen in der Zunge verursacht werden. Es kommt zu einem Scharf- und Heißgefühl. Ob man diese Schmerzen als angenehm oder eher unangenehm empfindet, ist individuell verschieden. Ein Zuviel an Scharfstoffen kann schließlich zur Zerstörung von Geschmacksknospen führen. Auch hier ist das richtige Maß beim Würzen von Speisen zu beachten.
Das eigentliche Geschmacksorgan ist die Zunge. Die Anatomie der Zunge zeigt, dass

die für die vier Grundrichtungen empfindlichen Geschmacksknospen auf verschiedene Regionen verteilt sind:

- »**süß**« schmecken wir im Bereich der Zungenspitze,
- »**bitter**« hauptsächlich am Zungenhintergrund,
- »**salzig**« am Zungenrand und
- »**sauer**« mehr in der mittleren Region des Zungenrandes.

Aber auch im Gaumenbereich schmecken wir noch, wobei insbesondere »bitter« hinten ziemlich intensiv wahrgenommen wird. Jemand, der entsprechend genießen möchte, ergründet daher den Gesamteindruck eines Nahrungsmittels, indem er einen Bissen bewusst im wahrsten Sinne des Wortes auskostet.

Wahre Genießer essen langsam

Der Grundfehler vieler unbefriedigter Esser ist, dass für sie der Mund nichts anderes ist als ein »Tunnel zwischen Außenwelt und Magen«. Die wichtigste Empfehlung für ein verändertes Essverhalten, ganz im Sinne von Geschmackstraining, lautet daher: langsam essen! Das bedeutet, einen Bissen gut zu kauen und ihn eine Weile im Mund zu behalten, um den Geschmack vollständig zu ergründen. Dieses bewusste Genießen vor dem Hinunterschlucken gilt auch für Getränke. Positiver Nebeneffekt: Dieses neue Ess- und Genussverhalten trägt auch dazu bei, das Sättigungsgefühl zu verbessern.

Riechen und Schmecken – die beiden Partner beim Genuss

Raucher haben oft ein Aha-Erlebnis, wenn sie auf den blauen Dunst verzichten: Geschmack und Geruch des Essens werden plötzlich wieder intensiver wahrgenommen.

Erst wenn das Zusammenspiel gestört ist, merken wir, dass Geruchs- und Geschmackssinn eng miteinander verbunden sind. Beim Essen nehmen wir viele Düfte (Aromen) über die Nase auf. Hierbei können die flüchtigen Geruchsstoffe auf zwei Wegen in die Nase gelangen: einmal direkt durch den Riechvorgang, zum anderen beim Verzehr des Lebensmittels über den Rachenraum. Patienten mit einer Geruchsstörung, beispielsweise als Folge eines Schnupfens, klagen häufig darüber, dass sie fast nichts mehr schmecken – mit dem Ergebnis, dass jede Mahlzeit fade erscheint. Wer sich einmal beim Essen die Nase zuhält, kann das selbst ausprobieren. Kinder machen das übrigens manchmal, wenn sie etwas essen sollen, was sie nicht mögen.

Als Grundkategorien beim Riechen werden folgende Aromarichtungen angegeben: blumig, fruchtig, würzig, harzig, brenzlig, faulig. Allerdings sind diese Grunddüfte unzureichend, um die vielfältige Geruchswelt der Nahrung hinreichend zu beschreiben. Meist bilden die Aromastoffe erst in Kombination das typische Aroma eines Lebensmittels. Die Zahl der nachgewiesenen einzelnen Aromastoffe in den meisten Lebensmitteln liegt weit über 100. In Kaffee und Kakao finden sich mehr als 500 dieser aromatischen Substanzen.

Gewürze – Vitamine für die Sinne

Ein Lebensmittel ohne Genusswert würden wir meist ablehnen. Bereits zu Beginn der menschlichen Kulturgeschichte hat man es verstanden, die Qualität der Nahrung durch Gewürze aufzuwerten. Schon sehr früh wurden neben den sensorischen Eigenschaften auch die gesundheitlichen Wirkungen der Gewürzinhaltsstoffe erkannt. So wird die Sekretion von Speichel und Verdauungssäften durch Aromastoffe stimuliert.
Was den Appetit anregt und den Genuss beim Essen steigert, fördert wohldosiert und ausgewogen auch die Verdauungsvorgänge und damit die Bekömmlichkeit und Verwertung unserer Nahrung.

»Das Salz in der Suppe« ist nicht nur sprichwörtlich wichtig für den wahren Genuss. Dabei ist der gute Koch nicht nur auf Salz angewiesen, sondern kann in der ganzen Fülle aromatisierender Gewürze schwelgen und auch altgewohnten Gerichten ganz neue Geschmacksnuancen geben.

Was die Sinne erfreut, hält auch den Körper gesund

Natürliche Farb-, Duft- und Geschmacksstoffe in Obst, Gemüse, Kräutern und Gewürzen, die den Genusswert der Nahrung ausmachen, sind keineswegs überflüssiger Luxus. Als so genannte sekundäre Pflanzenstoffe – auch bioaktive Substanzen genannt – dienen sie nicht nur dem sinnlichen Vergnügen beim Essen, sondern halten uns auch gesund (vgl. Seite 113 ff.).
Frisches, optimal gereiftes Gemüse und Obst sowie viele Küchenkräuter und Gewürze sind nicht nur in Geschmack und Aussehen unschlagbar, sie stecken auch voller gesunder Inhaltsstoffe. Leuchtende Farben und intensive Aromen signalisieren bioaktive Pflanzenstoffe, die vor freien Radikalen schützen und die körpereigenen Abwehrkräfte stärken. Auch das gehört zum natürlichen Gesundheitsvorteil der Mittelmeerländerkost: der Genuss von Tomaten, Paprika, Oliven, Artischocken, Knoblauch, Thymian, Salbei und Rosmarin sowie zum Essen ein Glas Rotwein. Übrigens: Viele Küchenkräuter dienen nicht nur als Gewürze, sondern auch als traditionell bewährte »Naturheilmittel«.

Ärzte und Ernährungswissenschaftler raten heute übereinstimmend zur Ampelernährung, das heißt, Sie sollten am besten täglich grüne, gelbe und rote Früchte und Gemüsesorten kombinieren, um in den Genuss der ganzen Vielfalt von gesundheitsfördernden wie gleichermaßen die Sinne erfreuenden Stoffen zu kommen.

Am besten schmeckt natürlich gereiftes frisches Obst der Jahreszeit, weil es dann voller Aromen steckt und auch der Vitamingehalt optimal ist.

Volles Aroma – kunstvoll der Natur nachgebaut

Geruchs- und Geschmacksstoffe sind ähnlich empfindlich wie Vitamine, was die Verarbeitung von Lebensmitteln betrifft. Die weiterverarbeitende Lebensmittelindustrie kann das, was verloren geht, auf verschiedene Art und Weise ersetzen.

So wird aromatisiert

Geruchs- und Geschmacksstoffe sprechen unsere Sinne an und fördern den Appetit. Prinzipiell können dabei drei Wege beschritten werden.

- **Natürliche** Aromen werden nur aus natürlichen Produkten (Pflanzen, Pflanzenteilen, Gewürzen, Fruchtschalen, Früchten) gewonnen.
- **Naturidentische** Aromen werden künstlich hergestellt, müssen aber in ihrer chemischen Struktur mit den natürlichen identisch sein.
- **Künstliche** Aromen sind rein synthetisch hergestellte Aromen. Sie weisen einen mit dem Naturaroma vergleichbaren Geschmack oder Geruch auf, müssen aber chemisch nicht identisch sein.

So ist beispielsweise Vanilleessenz ein natürliches, Vanillin ein naturidentisches und Ethylvanillin ein künstliches Aroma. Gegen den Einsatz zugelassener natürlicher und naturidentischer Aromastoffe bestehen kaum Bedenken, solange er nicht zu einer falschen Vorstellung von Geschmack und Geruch der Naturprodukte führt. Die Industrie sollte sich verpflichtet fühlen, nur die Verluste auszugleichen. Bedenklich ist dagegen, wenn das aromatisierte Produkt intensiver schmeckt als das Original und so als hochwertiger als das natürliche Produkt empfunden wird. So zogen in Tests US-amerikanische Kinder künstlich aromatisierten Orangensaft frisch gepresstem – und natürlich deutlich gesünderem – Saft vor. Das Wissen, wie etwas wirklich riecht und schmeckt, wird in Zukunft über unsere Nahrungswahl und Genussfähigkeit entscheiden.

Die individuelle Geschmacksbildung

Geschmacks- und Geruchsempfindlichkeit sind nicht für alle Menschen gleich. Wir werden mit unterschiedlichen Fähigkeiten zu schmecken und zu riechen geboren. Später wirken Umwelteinflüsse und auch der physiologische Alterungsprozess auf diese Fähigkeiten ein.

»Süß« mögen wir von Anfang an

Die angeborene Vorliebe für Süßes und die Abneigung gegen Bitteres stellen offensichtlich einen Überlebensmechanismus dar. Süß signalisiert eine sichere und schnelle Energiequelle, während bittere Substanzen oft giftig sind. Bereits mit dem Stillen beginnt die Wechselwirkung zwischen Genen und Erfahrung. Muttermilch ist deutlich süß, deshalb mögen Säuglinge sie auf Anhieb. Diese Vorliebe für Süßes bleibt auch nach dem Stillen bestehen. Erst nach etwa vier Monaten kommt auch eine Vorliebe für Salz hinzu.

Heute ist der biologische Vorteil, der ursprünglich in der Vorliebe für Süßes und Salziges lag, nicht mehr entscheidend. Im Gegensatz zu den natürlichen Bedingungen von einst, als reife Früchte und Kochsalz eher selten verfügbar waren, kommen Zucker und Kochsalz heute reichlich in den verschiedensten Lebensmitteln und Speisen vor.

Wer möchte, dass Kinder ausgewogen und gesund genießen lernen, muss als Eltern mit gutem Beispiel vorangehen und möglichst oft die gewünschten Lebensmittel und Speisen auf den Tisch bringen, an die sich die Kleinen gewöhnen sollen.

Wir mögen, was wir kennen

Im Laufe der Entwicklung vom Säugling zum Kleinkind bevorzugen Kinder einige Lebensmittel und lehnen andere kategorisch ab. Sie lernen Vorlieben, indem sie mit bestimmten Lebensmitteln in Kontakt kommen. Wissenschaftler nennen das den »mere exposure effect«. Gemeint ist damit, dass wir schließlich solche Lebensmittel gerne mögen, an die wir uns durch häufigeren Verzehr gewöhnt haben. Uns allen bekannt ist die gegenteilige Situation: »Was der Bauer nicht kennt, isst er nicht«. Umso wichtiger ist es, dass Kinder Gelegenheit zum »liking by tasting« bekommen, also dazu, sich mit Nahrungsmitteln durch wiederholtes Probieren vertraut zu machen.

Vor allem die Entwicklung des Geschmacks ist stark davon abhängig, mit welchen Lebensmitteln der Einzelne im Laufe seines Lebens in Berührung kommt und unter welchen Umständen Essen stattfindet. Wer für den natürlichen, typischen Eigengeschmack von Lebensmitteln empfänglich bleiben oder es wieder werden will, sollte auf übermäßigen Einsatz von Zucker und Salz verzichten, weil sonst die Geschmacksempfindlichkeit der Zunge abstumpft.

Verfeinerungstraining für die Geschmacksnerven

Glücklicherweise ist die Geschmacksgewöhnung umkehrbar, darin liegt auch die Chance zur Korrektur. Nach etwa zehn bis maximal vierzig Tagen hat man sich daran gewöhnt, auf Nachsalzen und Nachsüßen zu verzichten. Die Geschmacksschwelle für süß und salzig wird allmählich herabgesetzt. Einige Obst-, Reis- oder Saftfastentage können den Einstieg in das Verfeinerungsprogramm für die Geschmacksnerven erleichtern.

Es ist überraschend, wie empfindlich man schon nach kurzer Zeit auf den üblichen Salzgehalt von normalem Essen in Kantinen und Restaurants reagiert. Im Gegenzug wird man damit belohnt, den ausgeprägten Eigengeschmack von frischem Gemüse und Obst neu zu entdecken. Eine ähnlich positive Wirkung haben so genannte Schalttage, darunter versteht man ein bis zwei Tage, an denen man den normalen Speiseplan unterbricht und nur Säfte trinkt oder Obst und Gemüse isst.

Ältere Menschen schmecken nicht mehr so intensiv und haben häufiger Verdauungsprobleme, die ihnen das Essen verleiden. Damit sie keine Nährstoffdefizite entwickeln, sollten ihre Mahlzeiten auch für das Auge appetitlich und liebevoll angerichtet werden.

Verlust der Sinne

Gaumenpädagogik muss in jungen Jahren beginnen – am besten schon bei Kindern. Sie kennen oft den Eigengeschmack frischer, unverarbeiteter Lebensmittel gar nicht mehr, wozu bestimmte Entwicklungen im Lebensmittelangebot und im Bereich der Kochgewohnheiten beigetragen haben, und sollten deshalb in die Geschmacksschule gehen. Während man bei Kindern und Jugendlichen beklagt, dass der Geschmack durch Massenprodukte, Fertiggerichte und Fast Food zunehmend uniform wird, kommt es bei vielen älteren Menschen dazu, dass sie ihr Essen immer weniger genießen können, weil Geschmacks- und Geruchssinn mit der Zeit nachlassen. Wenn wir altern, nimmt die Anzahl der Geschmacksknospen auf unserer Zunge stetig ab. Bei einem durchschnittlichen 70-Jährigen ist nur noch ein Drittel der Geschmacksknospen vorhanden, die etwa ein 30-Jähriger besitzt. Dadurch ist die Schwelle für die Wahrnehmung von süßen und salzigen Geschmacksnuancen erhöht, und die Lust am Essen lässt nach. Nährstoffdefizite (z. B. ein Zinkmangel) können die Geschmacksempfindungen zusätzlich beeinträchtigen. Umso wichtiger ist es, beim Essen alle Sinne anzusprechen.

Energie und Baumaterial: Aufgaben der Ernährung

Die Ernährung ist die energetische und stoffliche Basis aller Lebensvorgänge und Leistungen. Nahrungsenergie wird benötigt für:

- mechanische Arbeit (Muskelkontraktionen)
- chemische Arbeit (Biosynthesen)
- osmotische Arbeit (Transportleistungen)

Wir sind so gut mit Lebensmitteln versorgt, dass kaum jemand mehr die Erfahrung macht, wie ermattet der Organismus auf unzureichende Nahrung reagiert. Nur Sportler, die dem Körper mehr als der Durchschnitt abverlangen, spüren noch den intensiven Zusammenhang zwischen Essen und Leistungsfähigkeit.

Der stoffliche Aspekt bezieht sich auf den Aufbau oder Ersatz von Körpersubstanz und körpereigenen Wirkstoffen wie Enzymen, Hormonen, Transportsubstanzen oder Nervenbotenstoffen. Vitamine und Mineralstoffe greifen steuernd in die Vorgänge des Energie- und Baustoffwechsels ein und haben wichtige Schutzfunktionen für die Gesundheit.

Von Kilokalorien und -joule

Wir teilen die Vielzahl der Nährstoffe in zwei große Gruppen ein: in Energie liefernde und nicht Energie liefernde Nährstoffe. Von Letzteren benötigt der Körper nur geringe Mengen; sie werden deshalb auch als Mikronährstoffe bezeichnet. Zu dieser Gruppe zählen Vitamine und Mineralstoffe, die steuernd in den Stoffwechsel der Energie liefernden Haupt- oder Makronährstoffe – Kohlenhydrate, Fett und Eiweiß (Protein) – eingreifen.

Der Energiegehalt der Nährstoffe und damit der Nahrung und der Energiebedarf des Körpers werden in Kilojoule oder Kilokalorien ausgedrückt. Die neue Maßeinheit für Energie ist zwar bereits seit vielen Jahren offiziell Kilojoule (kJ), doch hat sich dieser Begriff im allgemeinen Sprachgebrauch gegen die alte Einheit Kilokalorien (kcal) nicht durchgesetzt.

Umrechnung von Kilokalorien (kcal) in Kilojoule (kJ):
1 kcal = 4,2 kJ oder 1 kJ = 0,24 kcal

Die Makronährstoffe in der Nahrung liefern unterschiedlich viel Energie:

■ 1 g Kohlenhydrate	=	17 kJ bzw. 4 kcal
■ 1 g Eiweiß	=	17 kJ bzw. 4 kcal
■ 1 g Fett	=	38 kJ bzw. 9 kcal

und im Vergleich dazu:

■ 1 g Alkohol	=	30 kJ bzw. 7 kcal

Während früher – insbesondere im Zusammenhang mit körperlicher Schwerarbeit und Leistungssport – die Bedeutung der Eiweiße im Vordergrund stand, liegt heute sowohl bei körperlich Aktiven als auch geistig Geforderten der Schwerpunkt auf den Kohlenhydraten.

Die täglichen Nährstoff-Anteile

Die richtige Verteilung der drei Hauptnährstoffe bezogen auf die gesamte Energiezufuhr pro Tag sieht wie folgt aus:

- Kohlenhydrate: 55 bis 60 Prozent
- Fett: 25 bis 30 Prozent
- Eiweiß (Protein): 10 bis 15 Prozent

Das folgende Beispiel zeigt, wie man die Nährstoffverteilung berechnen kann. Ausgangspunkt ist dabei der Energieumsatz. Nehmen wir als Beispiel den Energieumsatz einer Frau im Alter zwischen 19 und 25 Jahren mit vorwiegend sitzender Tätigkeit. Er läge bei etwa 2200 Kilokalorien an einem Tag ohne sportliche Betätigung; dabei sähe die Nährstoffverteilung folgendermaßen aus:

Energieumsatz: 2200 kcal

55 Prozent Kohlenhydrate:	1210 kcal = 302,5 g (1 g Kohlenhydrate = 4 kcal)
30 Prozent Fett:	660 kcal = 73 g (1 g Fett = 9 kcal)
15 Prozent Eiweiß:	330 kcal = 82,5 g (1 g Eiweiß = 4 kcal)

Wie Sie Ihren persönlichen Energieumsatz berechnen, lesen Sie auf Seite 49.

Kraftwerke in der Zelle

Der eigentliche Ort der Energiegewinnung ist die Zelle; hier werden die energiereichen Nährstoffe mit und ohne Sauerstoff zu energieärmeren Stoffwechsel-Endprodukten abgebaut. Innerhalb der Zellen wiederum sind die Mitochondrien ein wesentlicher Ort der Energieproduktion. Dort finden alle Energiegewinnungsprozesse statt, bei denen Sauerstoff verwendet wird. Man bezeichnet die Mitochondrien deshalb häufig auch als Kraftwerke der Zellen. Die freigesetzte Energie fließt nun nicht direkt dem Energie verbrauchenden Prozess zu, sondern wird zunächst in energiereichen Phosphatverbindungen gespeichert. Die beiden wichtigsten Phosphatverbindungen sind Adenosintriphosphat (ATP) und Kreatinphosphat (KP). Somit verfügt die Zelle bei allen Stoffwechselprozessen – sowohl für den Basis- als auch für den Leistungsstoffwechsel (Grund- und Leistungsumsatz) – über zwei Energieträger.

Die zwei Energieträger

ATP liefert für alle Energie verbrauchenden Prozesse direkt Energie. Dieses Energiespeichermolekül wird auch als »Wechselgeld« des biochemischen Stoffwechselbetriebs bezeichnet, denn es ist als »Währung« überall dort gültig, wo Energie benötigt wird. KP füllt die ATP-Speicher wieder auf. Bekannt ist in diesem Zusammenhang der Einsatz von Kreatin bei Leistungssportlern mit Schnellkraftbelastungen zur möglichst schnellen Regeneration und Wiederauffüllung der »Sofortenergiequelle« ATP.
Die Zelle selbst ist sozusagen ein Energietransformator, da sie die chemische Energie der Nährstoffe in die biologische verfügbare Energie in Form von ATP und KP umwandelt.
Die nachfolgend erläuterten Abbauvorgänge der Nährstoffe dienen ausschließlich dazu, ATP aufzubauen. Die Abbauvorgänge der Kohlenhydrate und der Fette stehen dabei im Vordergrund und werden hier genauer betrachtet. Die Eiweiße (Proteine) werden nur in Ausnahmefällen zur Energiegewinnung herangezogen, sodass an dieser Stelle nicht näher auf diese Prozesse eingegangen werden soll.

Die Biochemie der Energiegewinnung in den Zellen ist ein faszinierender Vorgang. Nährstoffe aus der Nahrung und Luftsauerstoff sind die wichtigsten Voraussetzungen für eine effiziente Energieproduktion in den körpereigenen Kraftwerken.

Energiegewinnung mit und ohne Sauerstoff

Der Abbau der Kohlenhydrate kann unter der Verwertung von Sauerstoff erfolgen. Man bezeichnet diesen Vorgang als aerobe Oxidation oder als **aerobe Glykolyse**. Dabei wird das Kohlenhydrat Glukose, das eine Schlüsselstellung im Stoffwechsel einnimmt, über mehrere Zwischenstufen zu Brenztraubensäure (Pyruvat) umgesetzt, die dann in den Mitochondrien unter Verwertung von Sauerstoff weiter abgebaut wird. Dieser Prozess liefert insgesamt 38 mol ATP pro mol Glukose.
Der Abbau von Glukose kann aber auch ohne Verwendung von Sauerstoff erfolgen,

man bezeichnet diesen Vorgang als anaerobe Oxidation oder als **anaerobe Glykolyse**. Mit Hilfe der anaeroben Oxidation kann die Zelle dann Energie bereitstellen, wenn durch die aerobe Glykolyse nicht genügend gewonnen werden kann. Auch hier wird Glukose zu Brenztraubensäure abgebaut, die dann ohne die Verwertung von Sauerstoff in Milchsäure umgewandelt wird. Als begrenzender Faktor für die aerobe Glykolyse wirkt dabei nicht das Sauerstoffangebot in der Zelle, sondern die Kapazität der Enzymsysteme, die diesen Reaktionsablauf steuern. Sind sie erschöpft, muss die anaerobe Oxidation den Energiebedarf decken.

Input		Energietransformation		Output
energiereiche Nährstoffe (Kohlenhydrate, Fette, Eiweiß) Sauerstoff	→	biologische Energie ATP	→	*Basisstoffwechsel* zur Erhaltung der physiologischen Grundfunktionen (z. B. Herzarbeit, Atmungstätigkeit, Ruhestoffwechsel der Gewebe) *Arbeitsstoffwechsel* körperliche Tätigkeit, Wärme

Die Zelle als Energietransformator

Die anaerobe Glykolyse liefert zwei mol ATP pro mol Glukose. Dies entspricht nur fünf Prozent der Energie, die bei gleicher Ausgangsmenge an Glukose durch die aerobe Oxidation entsteht. Der anaerobe Abbauweg läuft jedoch viel schneller ab, sodass pro Zeiteinheit letztlich mehr Energie freigesetzt wird. Könnte dieser Weg der Energiegewinnung aber ungehindert fortgesetzt werden, so wären die Glukosereserven in unserem Körper rasch verbraucht. Da sich das Endprodukt der anaeroben Glykolyse, die Milchsäure (Laktat), anreichert, kommt es zu einer Übersäuerung (Acidose) in der Zelle und im Blut. Unter solchen Bedingungen kann keine Energie gewonnen werden. Dieser Aspekt ist überaus interessant, da die bei intensiver Belastung anfallende Milchsäure eine uneingeschränkte, willkürliche Verwertung der Glukosereserven verhindert und somit auf natürliche Weise die Lebensfähigkeit unseres Gehirns und somit unseres gesamten Körpers sichert.

Die nach körperlicher Überanstrengung vermehrt anfallende Milchsäure wurde früher für den Muskelkater verantwortlich gemacht. Heute weiß man, dass dieser von feinsten Muskelfaserrissen herrührt und die Milchsäure vielmehr als eine »Notbremse« gegen völlige Kräfteverausgabung wirkt.

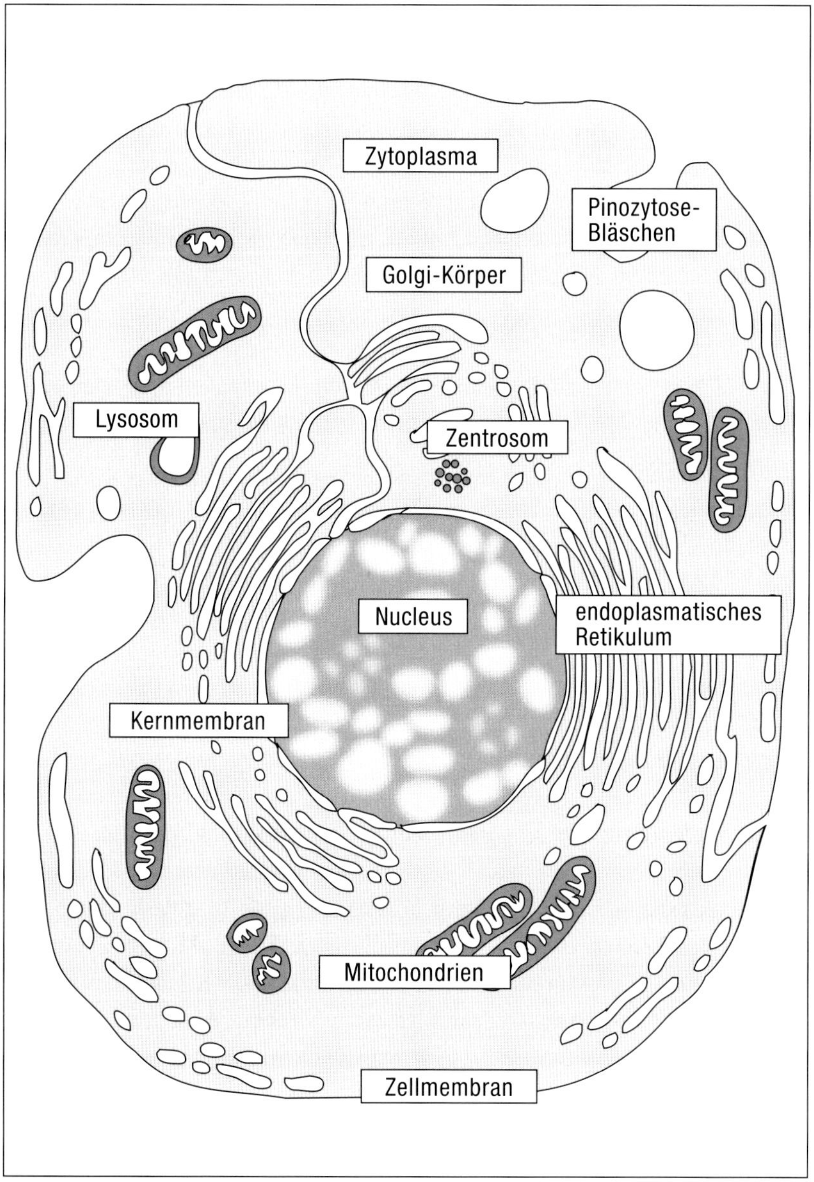

Zelle als Zentrum des Stoffwechselgeschehens

Quelle: Buddecke, E.: Grundriss der Biochemie. De Gruyter, Berlin 1985

Fettverbrennung erfordert mehr Sauerstoff

Fettsäuren können nur unter Verwertung von Sauerstoff Energie liefernd abgebaut werden. Man nennt diesen Vorgang **Beta-Oxidation**. Hierbei werden die langkettigen Fettsäuren abgebaut, wobei das dabei anfallende Zwischenprodukt, das so genannte Acetyl-Coenzym A, unter Verwendung von Sauerstoff weiter Energie liefernd abgebaut wird.

Dieser Weg der Energiegewinnung ist im Vergleich zur aeroben Glykolyse weniger ökonomisch, da die Fettsäureoxidation etwa zwölf Prozent mehr Sauerstoff verbraucht, um die gleiche Energiemenge zu produzieren. Während unser Körper zu Beginn der Belastung die Energie vor allem aus den Kohlenhydraten bezieht, rückt bei lang andauernden Aktivitäten die Beta-Oxidation als Form der Energiegewinnung immer mehr in den Vordergrund, da die Fettreserven die Kohlenhydratreserven bei weitem übersteigen.

Der Energiebedarf des Körpers

Der genaue Energieumsatz einer Person hängt von vielen Faktoren ab: Neben Alter, Geschlecht und Körpergröße zählen auch das Gewicht, die jeweilige Fitness und die Intensität der Tätigkeit.

Der Grundumsatz

Unser Körper braucht ständig Energie – auch nachts. Der größte Teil der Energie wird bei üblichen körperlichen Belastungen für den so genannten Grundumsatz benötigt. Darunter fallen »Routinearbeiten«, die der Körper ständig erledigen muss wie Atmung, Herz-Kreislauf-Tätigkeit, Konstanthalten der Körpertemperatur – kurz die Aufrechterhaltung aller lebensnotwendigen Stoffwechselfunktionen im Ruhezustand.

Der Energiebedarf für den Grundumsatz ist abhängig von Geschlecht, Alter, Körpergröße und Körpergewicht. Darüber hinaus spielt die Körperzusammensetzung eine Rolle. Die Muskulatur verbraucht auch in Ruhe mehr Energie als das Fettgewebe. Muskulöse Menschen haben daher einen höheren Grundumsatz als solche mit einem hohen Körperfettanteil – ein Grund mehr, sich im Fitnessstudio für ein regelmäßiges Workout anzumelden.

Die Hormone der Schilddrüse können bei einer Schilddrüsenüberfunktion den Grundumsatz stark ansteigen lassen, während bei einer Unterfunktion die geringere Hormonausschüttung ihn deutlich absinken lässt. Die Grundumsatzwerte sinken mit steigendem Alter und Fettanteil.

Es gibt viele Formeln, um den Grundumsatz über 24 Stunden zu berechnen. Die einfachste lautet:

Grundumsatz = kg Körpergewicht x 24

Ein Erwachsener mit 70 Kilogramm Körpergewicht hat demnach einen Grundumsatz von 1680 Kilokalorien (kcal). Berücksichtigt man die unterschiedliche Körperzusammensetzung von Frauen und Männern, kann man für Frauen vom mittels Formel ermitteltem Wert zehn Prozent abziehen. Diese stark vereinfachte Berechnung trifft am ehesten für Erwachsene mittleren Lebensalters (20 bis 50 Jahre) mit durchschnittlichem Gewicht zu. Bei jüngeren Menschen muss man einige Kilokalorien zugeben, bei älteren Menschen einige abziehen. Insgesamt dienen die errechneten Werte nur zur Orientierung.

Der Aktivitätsfaktor

Wir benötigen jedoch Energie nicht nur für die Aufrechterhaltung unserer Stoffwechselvorgänge, sondern auch für Muskelarbeit in Beruf und Freizeit, das heißt für den so genannten Leistungsumsatz. Je nach beruflicher Tätigkeit und Freizeitaktivitäten ergibt sich als Gesamtenergiebedarf ein Mehrfaches des jeweiligen persönlichen Grundumsatzes. Dieser Wert wird als körperlicher Aktivitätsfaktor bezeichnet. Nicht selten wird in der Freizeit mehr Energie umgesetzt als während der Berufsarbeitszeit.

Unter üblichen Lebensbedingungen kann der Aktivitätsfaktor zwischen 1,2 bis 2,4 variieren, wobei für geringe körperliche Belastungen mit überwiegend sitzender Tätigkeit – auch im Hinblick auf die Vermeidung von Übergewicht – eher ein verhältnismäßig niedriger Wert von 1,4 zugrunde gelegt werden sollte. Körperliche Schwerarbeiter und Leistungssportler können dagegen durchaus auf den Faktor 2 und höher kommen. Gehen wir vom »Normalfall« der leichten körperlichen Arbeit aus, so ergibt sich für eine 70 Kilogramm schwere männliche Referenzperson mit einem Grundumsatz von 1680 kcal pro Tag, multipliziert mit 1,4, ein Gesamtenergiebedarf von 2352 kcal innerhalb von 24 Stunden. Betreibt der Mann zusätzlich Freizeitsport (etwa eine Stunde Radfahren oder Langlauf) oder intensive Gartenarbeit, so erhöht sich sein Aktivitätsfaktor an diesem Tag auf 1,7, und er kommt auf einen rechnerischen Gesamtenergieumsatz von 2856 kcal. Aber Achtung: In der Praxis ist Wiegen zur Überprüfung des Körpergewichts wichtiger als das Rechnen!

Mit Sport allein kann man kaum Übergewicht verlieren – aber man darf mehr essen, ohne dabei zuzunehmen. Außerdem verwandeln sich auf Dauer Speckpolster in stramme Muskeln, und, nicht zuletzt, Bewegung ist das beste Mittel zum Stressabbau.

Kohlenhydrate: Energielieferant Nummer eins

Kohlenhydrate sind unsere Hauptenergiequelle. Weltweit stellen sie über 50 Prozent der benötigten Nahrungsenergie bereit. Den Löwenanteil machen dabei stärkereiche Getreideprodukte aus, also beispielsweise Brot, Reis oder Teigwaren. Diese Entwicklung begann vor gut 10 000 Jahren mit dem Ackerbau und der Sesshaftigkeit, als Getreide und viel später auch Kartoffeln auf dem Speiseplan auftauchten. Diese stärkereichen Produkte brachten im Vergleich zu Gemüse und Obst einen höheren Energiegehalt mit sich. Dadurch wurde eine kontinuierliche Nahrungsversorgung möglich.

Aktive Muskeln können sowohl Kohlenhydrate als auch Fette zur Energiegewinnung »verbrennen«, während Gehirn und Nervenzellen praktisch ausschließlich auf Kohlenhydratversorgung angewiesen sind.

Das »jüngste« Produkt der konzentrierten Kohlenhydratenergie ist die Saccharose, die üblicherweise »Haushaltszucker« genannt wird. Sie wird aus Zuckerrohr oder Zuckerrüben gewonnen. Immerhin stammt heute schon mehr als die Hälfte der Saccharose in der Nahrung aus Zucker, der den Lebensmitteln zugesetzt wurde.

Die Nahrungskohlenhydrate (Stärke und Zucker) werden nicht ohne Grund favorisiert. Mit Kohlenhydraten als Energiequelle arbeiten Muskel-, aber auch Gehirn- und Nervenzellen am ökonomischsten. Kohlenhydrate sind die bevorzugte Energiequelle für alle körperlichen und geistigen Leistungen.

Kohlenhydrate bewusst auswählen

Ein Kohlenhydratanteil von mindestens 50 Prozent der täglichen Kalorien entspricht den Empfehlungen der modernen Ernährungswissenschaft. Er ergibt sich aus der begrenzten Fettzufuhr auf maximal 30 Prozent und der optimalen Proteinzufuhr von rund 15 Prozent. Der hohe Anteil an Kohlenhydraten erfordert eine bewusste Auswahl der Lebensmittel. Die Deutsche Gesellschaft für Ernährung (DGE) empfiehlt einen hohen Kohlenhydratverzehr, sofern es sich bevorzugt um stärke- und ballaststoffhaltige Lebensmittel handelt, die gleichzeitig auch Vitamine, Mineralstoffe und sekundäre Pflanzenstoffe enthalten. Der den Lebensmitteln zugesetzte Zucker sowie große Mengen an isoliertem Zucker und reiner Stärke setzen hingegen die Nährstoffdichte – also das Verhältnis von Vitaminen und Mineralstoffen zur Energiemenge – der Nahrung insgesamt herab.

Ein weiterer Pluspunkt für Lebensmittel, die gleichzeitig stärke- und ballaststoffreich sind: Ihre Energie spendenden Kohlenhydrate sind langsamer für den Stoffwechsel verfügbar. Das bedeutet einen gleichmäßigen Blutzuckerspiegel und eine längere Sättigung. Sportler sprechen in diesem Zusammenhang von Kohlenhydraten mit Langzeitwirkung.

Aufbau aus Sacchariden

Kohlenhydrate bestehen aus einzelnen Bausteinen, den so genannten Sacchariden. Je nach deren Anzahl werden die Kohlenhydrate in drei Gruppen eingeteilt:

- Einfachzucker (Monosaccharide)
- Zweifachzucker (Disaccharide)
- Vielfachzucker (Polysaccharide)

Viele Grundnahrungsmittel liefern reichlich Kohlenhydrate, dabei ist es aber nicht egal, in welcher Kombination: Neben Stärke sollten auch Ballaststoffe, Vitamine, Mineralstoffe und sekundäre Pflanzenstoffe enthalten sein.

Die Begriffe in den Klammern sind die jeweiligen Fachbezeichnungen, aber Namen wie Traubenzucker, Fruchtzucker, Haushaltszucker und Stärke sind Ihnen sicherlich geläufiger. Wie lassen sich nun diese verschiedenen Bezeichnungen den drei Kohlenhydratgruppen zuordnen?
Zu den Einfachzuckern zählen Traubenzucker (Glukose) und Fruchtzucker (Fruktose). Ein weiterer Einfachzucker ist die Galaktose, ein Bestandteil des Milchzuckers. Durch die unterschiedliche Verknüpfung der Einfachzucker entstehen alle weiteren Kohlenhydrate. Die folgende Abbildung zeigt dies anschaulich.

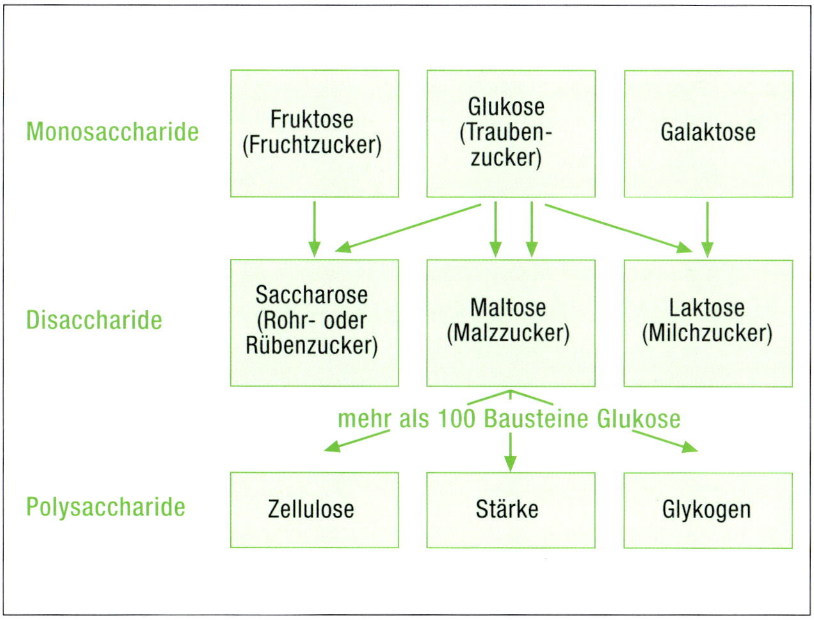

Aufbau der bedeutendsten Kohlenhydrate

Die Zwei- und Vielfachzucker

Der wichtigste Zweifachzucker ist die Saccharose. Sie besteht aus einem Teil Glukose und einem Teil Fruktose. Auch der so genannte Invertzucker im Honig besteht aus Fruktose und Glukose. Weitere Zweifachzucker sind der Malzzucker (Maltose) und der Milchzucker (Laktose). Die Einfach- und Zweifachzucker schmecken süß, haben aber eine unterschiedliche Süßkraft: Fruktose schmeckt am stärksten süß, Milchzucker am schwächsten.

Wenn eine große Zahl von Einfachzuckern zu langen Ketten verknüpft ist, spricht man von Vielfachzuckern, komplexen Kohlenhydraten oder Polysacchariden. Das wichtigste Nahrungspolysaccharid ist die Stärke. Sie kommt in der Natur beispielsweise in Getreide und Kartoffeln vor. Aber auch die unverdaulichen Kohlenhydrate wie der Ballaststoff Zellulose zählen zu den Polysacchariden.

Zucker ist nicht gleich Zucker: Neuerdings weiß man zwar, dass die unterschiedlichen Zuckerformen im Prinzip ähnlich schnell vom Körper verwertet werden. Enthält das Lebensmittel aber zusätzlich Ballaststoffe, Fette oder Proteine, verzögert sich der Anstieg des Blutzuckerspiegels.

Der Kohlenhydratstoffwechsel

Die Einfachzucker können direkt vom Darm in den Blutkreislauf gelangen. Alle anderen Kohlenhydrate müssen erst durch Enzyme verdaut werden, das heißt in ihre Monosaccharid-Bausteine aufgespalten werden. Die Bezeichnung einfache und komplexe Kohlenhydrate sagt allein noch nichts über ihre Blutzucker steigernde Wirkung aus. An dieser Stelle muss daher ein weit verbreiteter Irrtum korrigiert werden: Früher hat man angenommen, dass bereits aufgrund der Molekülgröße einfache Kohlenhydrate (Zucker) schneller in den Blutkreislauf gelangen als komplexe Kohlenhydrate (Stärke), die erst durch Verdauungsenzyme in ihre Bausteine zerlegt werden müssen. In Wirklichkeit geht die Aufspaltung sehr rasch vonstatten, wenn die Kohlenhydrate erst einmal im Dünndarm angekommen sind. Die Kettenlänge hat also keinen Einfluss auf die Aufnahmegeschwindigkeit ins Blut. Vergleichbare Mengen an Traubenzucker, Malzzucker und Stärke werden praktisch gleich schnell aufgenommen und erhöhen gleich schnell den Blutzuckerspiegel. Diese Aussage gilt aber nur für die isolierten Nährstoffe.

Die Kombination der Nährstoffe zählt

Als Bestandteil eines Lebensmittels ergeben sich andere Bedingungen. So können vor allem Ballaststoffe sowie das Vorhandensein anderer Nährstoffe – wie Fette und Proteine – die Magenentleerung und die Verfügbarkeit der Kohlenhydrate im Dünndarm beeinflussen. Man muss also die »Verpackungsfrage« berücksichtigen – das heißt, ob die Kohlenhydrate zusammen mit Fetten oder Ballaststoffen aufgenommen werden oder nicht. Durch Fett wird die Magenentleerung erheblich verzögert. So ist der Blutzuckeranstieg nach dem Verzehr von Eiscreme oder Schokolade im Vergleich zu fettarmen Süßigkeiten vermindert.

Wenn der Blutzuckerpegel Achterbahn fährt, macht sich das unangenehm bemerkbar: Aufgedrehter Hochstimmung folgen rasche Ermüdbarkeit und gereizte Laune. Für ausgeglichene Blutzuckerwerte sollte man Lebensmittel mit niedrigem glykämischen Index bevorzugen.

Die Favoriten unter den Kohlenhydraten

Lebensmittel mit niedrigem GLYX und günstiger Nährstoffdichte:

- Äpfel
- Beerenfrüchte
- Birnen
- Frischkornbrei
- Hülsenfrüchte
- Linsen
- Orangen
- Roggenvollkornbrot (grobkörnig)
- Sojabrot
- Sonnenblumenkerne
- Tomaten
- Vollkornhaferflocken (grob, kernig)
- Zucchini
- Aprikosen
- Blattsalate
- Brokkoli
- Haferkleiebrot
- Kohlgemüse
- Nudeln aus Hartweizengrieß
- Paprika
- Sesamsaat
- Sojasprossen
- Spinat
- Vollkornbrot mit Leinsamen
- Vollkornmüsli ohne Zuckerzusatz

Glykämischer Index – Maß für den Blutzuckeranstieg

Kohlenhydrate können nach ihrem glykämischen Index – kurz GLYX – eingeteilt werden. Dabei handelt es sich um einen Maßstab für den Blutzuckeranstieg nach dem Essen. Bei einem niedrigen GLYX steigt der Blutzuckerspiegel gemäßigter an, ein Vorteil für alle, die satt, schlank und fit bleiben möchten. Energielevel und Leistung werden möglichst konstant gehalten. Neben Spaghetti aus Hartweizengrieß schneiden Vollkornprodukte, Hülsenfrüchte, Gemüse, Basmatireis und fruchtzuckerreiche Obstsorten wie Äpfel, Aprikosen und Beerenfrüchte recht gut als anhaltende Energiespender und »Kohlenhydrate mit Langzeitwirkung« ab. Gleichzeitig versorgen uns diese Lebensmittel mit einem niedrigen bis mittleren GLYX mit lebenswichtigen Vitaminen und Mineralstoffen.

Die gute Botschaft für Übergewichtige: Kohlenhydratreiche Speisen machen viel her auf dem Teller und sättigen gründlich. Der Wermutstropfen für Sportler: Mit einem mit Ballaststoffen gefüllten Magen trainiert sich's erst mal nicht so gut.

Wer sich nach dem GLYX-Prinzip ernährt, steigert in den meisten Fällen gleichzeitig die Qualität seiner Ernährung. Lebensmittel mit einem hohen GLYX-Faktor lassen dagegen den Blutzuckerwert nach dem Essen stark ansteigen und verursachen einen hohen Insulinspiegel im Blut, der wiederum dem Fettabbau im Wege steht. Zu den Lebensmitteln mit einem hohen GLYX zählen z. B. Weißmehlprodukte, gekochte Kartoffeln, zuckerreiche Limonadengetränke und Traubenzucker (Glukose), der den höchsten Blutzuckeranstieg auslöst.

Die richtige Menge an Kohlenhydraten

Eine kohlenhydratreiche Kost bedeutet aufgrund des Volumens kohlenhydratreicher Lebensmittel entsprechende Nahrungsmengen auf dem Teller – für Übergewichtige ein Vorteil, für Menschen mit sehr hohem Energiebedarf wie Sportler oft eine Hürde. Die folgende Übersicht verdeutlicht das »Mengenproblem«. Sie ist ein Vorschlag für den Lebensmittelverzehr zur Deckung der empfohlenen Kohlenhydratmenge für Erwachsene bei unterschiedlichem Energiebedarf pro Person und Tag. Und so lassen sich kohlenhydratreiche Lebensmittel untereinander austauschen: 50 Gramm Brot gegen zwei bis drei Esslöffel Getreideflocken oder Müsli; 100 Gramm Kartoffeln (ca. zwei Stück, geschält) entsprechen ca. 30 Gramm Reis oder Nudeln (Trockengewicht).

Energiebedarf p. Pers. in kcal / Anteil der Kohlenhydrate in %

Lebensmittelgruppe (essbarer Anteil)	1600-1800 55 %	2000-2200 55 %	2400-2600 55 %	2800-3000 50 %
Brot	225 g	300 g	350 g	400 g
Mehl, Nährmittel	15 g	15 g	20 g	20 g
Kartoffeln	200 g	250 g	300 g	300 g
Gemüse	200 g	250 g	300 g	300 g
Obst	200 g	200 g	200 g	200 g
Zucker (Maltodextrine)	15 g	20 g	30 g	30 g
Marmelade/Honig	15 g	15 g	20 g	30 g
Gehalt an KH im ∅	190 g	225 g	315 g	345 g

Quelle: Aign, W.; Ellermeyer, K.: Die neuen Empfehlungen für die Nährstoffzufuhr. In: Ernährungslehre und -praxis, Ernährungs-Umschau Nr. 11 (1985) B 51

Als Beispiel: Personen, die körperlich leicht arbeiten, setzen etwa 2000 bis 2200 kcal um.

Ballaststoffe: Gesundheitsschutz ohne Kalorien

Die Zeiten, in denen man bestimmte grobfaserige Nahrungsbestandteile pflanzlicher Herkunft (Rohfaser) als unverdaulichen und damit überflüssigen Ballast für den Körper ansah, sind lange vorbei. Lediglich die alte Bezeichnung »Ballaststoffe« erinnert daran, dass deren Rolle im Stoffwechselgeschehen ehemals falsch gewertet wurde. Chemisch-analytisch unterscheidet man zwischen wasserlöslichen und -unlöslichen Bestandteilen. Das entspricht der ernährungsphysiologischen Einteilung in Quell- und Füllstoffe.

Nach heutigen Erkenntnissen erfüllen Ballaststoffe wichtige Schutzfunktionen in unserem Körper und wirken als externe Regulatoren günstig auf die Darmtätigkeit, den Sättigungsvorgang sowie den Kohlenhydrat- und Fettstoffwechsel. Mindestens 30 Gramm sollten wir täglich davon essen, doch bleiben wir durchschnittlich um ein Drittel, also zehn Gramm, unter diesem Soll.

Was sind eigentlich Ballaststoffe?

Es gibt viele Namen für diese pflanzlichen Stoffe, beispielsweise Rohfasern, Pflanzenfasern, Füll- und Quellstoffe, unverdauliche oder nicht verwertbare Kohlenhydrate, Schlackestoffe oder auch – vor allem im wissenschaftlichen Zusammenhang – »Nicht-Stärke-Polysaccharide« (Vielfachzucker). Diese Begriffe beziehen sich zum Teil auf den stofflichen Charakter, die Herkunft oder die Wirkung. Doch wie sehr sich auch die Bewertung der Ballaststoffe für die Gesundheit geändert hat, die Diskussion über die Definition des Begriffs »Ballaststoffe« ist in der Wissenschaft noch nicht abgeschlossen.

Einig ist man sich über Folgendes: Ballaststoffe kommen praktisch nur in pflanzlichen Lebensmitteln vor. Unter dem Begriff werden Nahrungsbestandteile zusammengefasst, die von unseren Verdauungsenzymen nicht oder nur unzureichend aufgespalten werden können.

- Zu den für die Gesundheit wichtigsten unverdaulichen pflanzlichen Nahrungsstoffen zählen Zellulose, Hemizellulosen, Pektin und Lignin.
- Daneben kennt man die Unterscheidung in lösliche (Pektin aus Früchten und Gemüse, Beta-Glucan aus Haferkleie) und unlösliche (Zellulose und Lignin) Ballaststoffe.

Ballaststoffe entpuppen sich immer mehr als wesentlicher Bestandteil gesunder Ernährung: Zunächst ging man davon aus, dass es sich bei ihnen um unverdaulichen »Abfall« handele, dann galten sie als Verdauungshilfe, inzwischen hat man viele segensreiche Wirkungen für den Organismus entdeckt.

Da die einzelnen Faserstoffe unterschiedliche Wirkungen im Stoffwechsel entfalten, ist es empfehlenswert, für möglichst große Abwechslung auf dem Speiseplan zu sorgen.

Zu den besten Ballaststoffquellen zählen Vollkornprodukte, Hülsenfrüchte, Gemüse und Obst sowie konzentrierte Ballaststofflieferanten wie Weizenkleie oder Leinsamen, die unterschiedliche Mengen der wichtigsten Füll- und Quellstoffe enthalten.

Ballaststoffe beugen Krankheiten vor

Ein verstopfter Darm drückt nicht nur aufs Gemüt: Ungesunde Verdauungsrückstände verbleiben zu lange im Körper und können auf lange Sicht die Darmschleimhaut schädigen und gefährliche Krankheiten verursachen.

Ballaststoffe haben nicht nur in den modernen Ernährungsempfehlungen einen festen Platz, auch in der Krankheitsprävention rücken die unverdaulichen Pflanzenfasern in den Mittelpunkt des Interesses. Mediziner und Ernährungswissenschaftler bringen die Zunahme von Zivilisationskrankheiten in den westlichen Ländern, vor allem Obstipation (Darmträgheit und Verstopfung), aber auch Divertikulose (Ausstülpungen an der Darmschleimhaut), Adipositas (gesundheitsgefährdendes Übergewicht) und Herz-Kreislauf-Erkrankungen, mit dem stark zurückgegangenen Verzehr pflanzlicher Faserstoffe in Verbindung. Und das aus folgenden Gründen:

Besonders die quellfähigen löslichen Ballaststoffe verfügen über eine Reihe positiver Eigenschaften. Sie binden Wasser, und je mehr sie davon binden, desto größer wird auch das Stuhlvolumen. Als unmittelbar spürbare Folge wird die Darmpassage beschleunigt, das heißt der Speisebrei verbleibt weniger lange im Darm, und Stoffwechselendprodukte werden schneller ausgeschieden. Daneben sind diese löslichen Pflanzenfasern nicht »unverdaulich«, sondern werden zum Teil durch Darmbakterien abgebaut, die als natürliche Darmflora den Darm besiedeln. Dabei entstehen wiederum Stoffwechselprodukte, die zusätzlich für eine mühelose Verdauung und Ausscheidung sorgen, sowie spezielle Schutzstoffe gegen Darmkrebs (beispielsweise Buttersäure).

Eine enge Wechselbeziehung besteht zwischen den löslichen Ballaststoffen aus Haferkleie, aber auch aus Obst, Gemüse und Hülsenfrüchten, und einer gesunden Darmflora. Diese ernähren ähnlich wie Inulin oder Oligofruktose, der Ballaststoff aus den Wurzeln der Zichorie (Wegwarte), die nützlichen Darmbakterien und stärken damit indirekt das körpereigene Immunsystem. Wissenschaftler sprechen in diesem Zusammenhang von prebiotischen Ballaststoffen, die zum Aufbau probiotischer (gesundheitsfördernder) Mikroorganismen im Dickdarm beitragen.

Entlastung für den Darm

Ein Mangel an Ballaststoffen und an Bewegung gilt neben einer zu geringen Flüssigkeitszufuhr als Hauptursache für die Stuhlverstopfung (Obstipation). Doch statt auf

Abführmittel – und sind diese noch so »natürlich-pflanzlich« – zu setzen, sollten Sie sich bei Darmträgheit und Verstopfung lieber mehr bewegen und ballaststoffreich ernähren. Ballaststoffe aus Getreide, Obst und Gemüse und in konzentrierter Form als Kleie und Leinsamen sind eine physiologische und gesunde Alternative zu Abführmitteln. Diese pflanzlichen Faserstoffe binden Wasser, quellen gewissermaßen im Magen-Darm-Trakt auf und vergrößern das Volumen des Darminhalts. Dadurch wird die Darmtätigkeit schonend angeregt, die verstärkte Peristaltik (Muskelbewegung des Darms) beschleunigt die Darmpassage. Im Dickdarm findet zudem ein Abbau bestimmter Ballaststoffe durch Darmbakterien statt. Dabei entstehen Stoffwechselprodukte, die einen zusätzlichen stimulierenden Effekt auf die Darmmotorik ausüben. Damit die Ballaststoffe aber ihre gesundheitsfördernde Wirkung entfalten können, sollten Sie unbedingt ausreichend trinken, das heißt mindestens 1,5 Liter Flüssigkeit am Tag. Pro zehn Gramm Ballaststoffe sollten also 0,5 Liter Wasser getrunken werden; dies gilt auch für Kleie und Leinsamen.

Damit Ballaststoffe ihre Wirkung im Darm entfalten können, brauchen sie viel Flüssigkeit zum aufquellen. Trinken Sie deshalb Wasser »über den Durst«, denn das Durstgefühl ist ein unzuverlässiger Instinkt, der erst einsetzt, wenn die innere Austrocknung bereits begonnen hat.

Schutz für Herz und Kreislauf

Die pflanzlichen Quell- und Faserstoffe regulieren einen erhöhten Cholesterinspiegel. Besonders günstig wirken sich die löslichen Ballaststoffe aus Haferkleie und pektinhaltigem Obst und Gemüse aus. Die Cholesterin senkende Wirkung löslicher Ballaststoffe ergibt sich vor allem aus ihrer Fähigkeit, freie Gallensäuren zu binden und mit dem Stuhl auszuscheiden. Normalerweise werden Gallensäuren im Darm resorbiert und zur Leber zurücktransportiert. Wird dieser Kreislauf unterbrochen, muss die Leber neue Gallensäuren aus Cholesterin bilden, das dabei dem Blut entzogen wird. Da der Organismus aber nicht in der gleichen Geschwindigkeit Cholesterin nachproduzieren kann, wie es die Leber verstoffwechselt, wird der Cholesterinspiegel allmählich gesenkt. Bei diesem Prozess wird das erwünschte HDL-Cholesterin im Blut weniger stark reduziert als das kritische LDL-Cholesterin, das für die Entstehung von Arteriosklerose verantwortlich gemacht wird. So wird auch das Verhältnis der beiden Werte günstig verschoben. Ballaststoffe schützen also Herz und Kreislauf auf natürliche Weise. Darüber hinaus weist eine ballaststoffreiche Ernährung im Vergleich zu einer ballaststoffarmen Kost eine geringere Energiedichte auf: Wer sich ballaststoffreich ernährt, nimmt also trotz vollem Teller weniger Kalorien zu sich. Das kommt langfristig der Gesundheit und der schlanken Linie gleichermaßen zugute.

Ballaststoffe stabilisieren den Blutzuckerspiegel

Ballaststoffe sorgen dafür, dass der Blutzuckerspiegel nicht plötzlich, sondern langsam und gleichmäßig ansteigt. Dieser dämpfende Einfluss, der nach jeder Mahlzeit auftritt, ist für Diabetiker besonders wichtig. Aber auch Gesunde profitieren davon. Egal, ob konzentriertes Arbeiten gefordert ist oder bei Sport und Spiel in der Freizeit – ein gleich bleibendes Energieniveau ist eine wichtige Voraussetzung für körperliche und geistige Leistungsfähigkeit.

Nicht jedes Körnerbrot ist auch ein Vollkornbrot. Die beste Sättigungswirkung hat grobkörniges Roggenvollkornbrot, das Sie gut kauen müssen. Fragen Sie in Bäckereien häufiger nach, welche Zutaten das Brot enthält.

Vorfahrt für Ballaststoffe – testen Sie selbst!

Überzeugen Sie sich selbst von den Vorteilen einer ballaststoffreichen Ernährung. Was passiert eigentlich, wenn Sie einmal eine Scheibe Weißbrot und ein anderes Mal eine Scheibe kerniges Vollkornbrot essen?

Weißbrot

- Geringe Nährstoffdichte an Vitaminen und Mineralstoffen
- Geringer Kauaufwand, schnell essbar
- Konzentrierte Energie, dadurch schnelle Nährstoffaufnahme und rascher Anstieg und Abfall des Blutzuckerspiegels
- Kaum Quellung im Magen, schneller Weitertransport, daher geringe Sättigung
- Geringes Volumen im Darm, Darmträgheit, geringes Stuhlvolumen

Vollkornbrot

- »Verpackte« Energie, hohe Dichte an Vitaminen und Mineralstoffen
- Großes Nahrungsvolumen bei verhältnismäßig geringer Energiedichte
- Kauarbeit erforderlich, langsames Essen wird gefördert
- Quellung im Magen, längere Verweildauer, Sättigung wird spürbar
- Anstieg der Blutzuckerkonzentration wird gedämpft, der konstante Blutzuckerspiegel sorgt für anhaltende Sättigung
- Anregung der Darmperistaltik, gutes Stuhlvolumen bei lockerer Beschaffenheit

Fett – konzentrierte Energie und mehr

Fett ist ein wichtiger Energielieferant in unserer Nahrung und verantwortlich für das Energiedepot in unserem Körper. Gerade diese Funktion brachte dem Fett in Zeiten des Wohlstands und des Nahrungsüberflusses den schlechten Ruf als Dickmacher ein. Allenfalls als Kalorienreserve für schlechte Zeiten gut zu sein wird den vielfältigen Aufgaben von Fetten im Stoffwechsel jedoch keineswegs gerecht.

Fett fungiert im Körper als Isolierschicht gegen Kälte und als Schutzpolster für innere Organe. Das rechtfertigt allerdings keinen überdimensionierten Rettungsring um die Körpermitte. Lebenswichtig sind die Fettbestandteile als Baumaterial der Zellmembran, jener elastischen Schutzhaut, die jede Zelle umgibt und so über deren Stoffwechsel und Funktionszustand mit entscheidet.

Vorstufen wichtiger Reglerstoffe

Doch damit nicht genug: Fettsäuren sind Vorläufersubstanzen oder Vorstufen hormonähnlicher Reglersubstanzen, die an einer ganzen Reihe lebenswichtiger physiologischer Prozesse beteiligt sind, unter anderem an der Regulation des Blutdrucks, an Abwehrmechanismen des Immunsystems und an der Ausbalancierung eines biochemischen Gleichgewichts im Stoffwechsel, ohne die Gesundheit und Wohlbefinden nicht möglich wären.

Nicht vergessen werden darf der Beitrag von Nahrungsfetten zur Versorgung mit den fettlöslichen Vitaminen A, D, E und K sowie den essenziellen (lebensnotwendigen) mehrfach ungesättigten Fettsäuren. Da sie wie die Vitamine nicht im Organismus selbst gebildet werden können, erhielten sie in der Geschichte der Ernährungsforschung sogar einmal den Namen Vitamin F, eine Bezeichnung, die allerdings heute nicht mehr gebräuchlich ist.

Fett wurde in den letzten Jahren in Ernährungsratgebern oft verteufelt – nicht ganz zu Unrecht, denn wir essen immer noch zu viele und die »falschen« Fette. Fett ist aber auch lebenswichtig und erfüllt viele wichtige Funktionen im Körper.

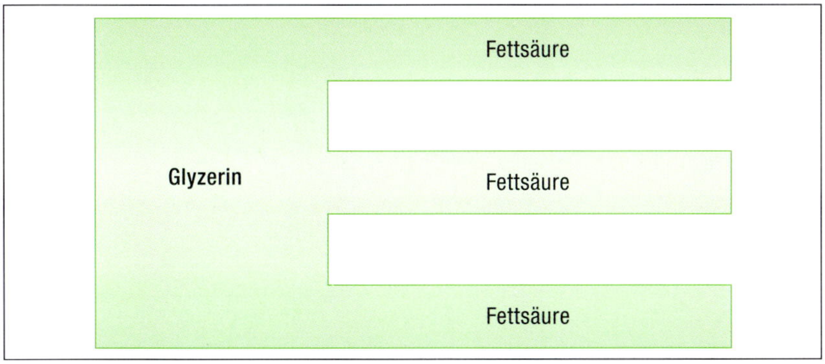

Bauplan eines Fettmoleküls

Fettsäuren – die Bausteine der Fette

Fette treten in vielerlei Form und Verpackung in unserer Nahrung auf und stammen aus den unterschiedlichsten Quellen. Sie können fest oder flüssig sein. Für den Wissenschaftler sind alle Fette vom chemischen Aufbau her zunächst einmal gleich. Jedes Fettmolekül hat einen einfachen Bauplan und sieht aus wie der große Buchstabe E.
Drei Fettsäuren sind mit dem Alkohol Glyzerin zu einem so genannten Triglyzerid verbunden, so der Fachname für Fett. Am Fettaufbau können jedoch ganz unterschiedliche Fettsäuren beteiligt sein – und hierin liegt der kleine Unterschied mit großer Bedeutung. Die Fettqualität ergibt sich nämlich im Wesentlichen aus der jeweiligen Fettsäure-Zusammensetzung.

Mittelkettige Fettsäuren werden schnell über das Blut aufgenommen und eignen sich gut für Menschen, die Fett schlecht verdauen können. Diese so genannten MTC-Fette erfahren zurzeit zusätzliche Beachtung in der Schlankheitsdiätetik.

Fettsäure – eine Kette von Atomen

Eine Fettsäure ist eine Kette aus Kohlenstoff- und Wasserstoffatomen, an deren Ende eine Gruppe von Atomen mit Säureeigenschaften sitzt, die zusätzlich Sauerstoff enthält. Ein Ausschnitt aus einem Fettsäuremolekül könnte wie unten aussehen. In diesem Fall ist jedes Kohlenstoffatom (C) mit zwei Wasserstoffatomen (H) verbunden. Wir sprechen von einer gesättigten Fettsäure.
Grundsätzlich unterscheiden sich die Fettsäuren aufgrund der Anzahl der C-Atome, das heißt ihrer Kettenlänge (kurz-, mittel- und langkettig), sowie durch das Vorhandensein so genannter Doppelbindungen (Maß für die Ungesättigtheit).

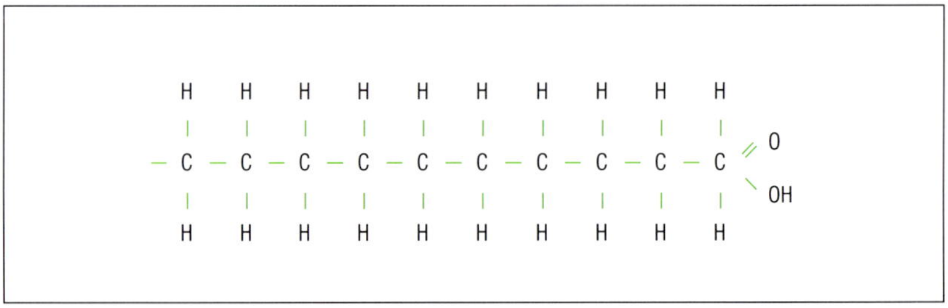

Ausschnitt aus einem Fettsäuremolekül

Die ungesättigten Fettsäuren

Nicht jedes C-Atom in einer Kette ist dann mit zwei H-Atomen »abgesättigt«, sondern zwei benachbarte C-Atome können an einer oder mehreren Stellen durch eine Doppelbindung untereinander und mit jeweils nur einem H-Atom verbunden sein:

Bei nur einer Doppelbindung in einer Fettsäurekette spricht man von einer einfach ungesättigten Fettsäure, bei mehreren Doppelbindungen von einer mehrfach ungesättigten Fettsäure. Im Fachjargon tragen die mehrfach ungesättigten Fettsäuren die unschönen Kürzel MUFS oder international PUFA (nach dem englischen Begriff Polyunsaturated Fatty Acids). Zu der Gruppe der mehrfach ungesättigten Fettsäuren zählen die beiden Familien der Omega-6- und Omega-3-Fettsäuren. Davon essenziell sind die zweifach ungesättigte Linolsäure (Omega-6), die dreifach ungesättigte Alpha-Linolensäure und – nach Auffassung mancher Wissenschaftler – auch die fünffach ungesättigte Eicosapentaensäure (beide Omega-3).

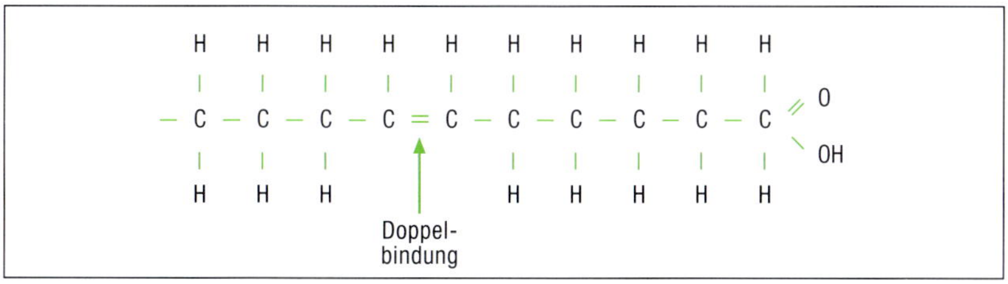

Bauplan einer einfach ungesättigten Fettsäure

Quellen sind Pflanzenöle und Meeresfisch

Die Omega-6-Fettsäuren kommen in den meisten Pflanzenölen und Pflanzenmargarinen (Sonnenblumenkernöl, Distelöl, Sojaöl, Maiskeimöl, Weizenkeimöl) vor. Omega-3-Fettsäuren finden sich in pflanzlichen Quellen (Leinöl, Rapsöl, Walnussöl und Sojaöl) sowie in biologisch besonders aktiver Form im Fett oder Fischöl so genannter Kaltwasserfische wie Hering, Makrele, Lachs und Sardine.

Aus gesundheitlicher Sicht sind heute die einfach ungesättigten Fettsäuren aus Oliven- und Rapsöl sowie die mehrfach ungesättigten Fettsäuren aus Meeresfisch die Favoriten. Letztere verbessern die Fließeigenschaften des Blutes, verhindern, dass sich die Blutplättchen zusammenballen, und beugen Arteriosklerose und Herzinfarkt vor. Außerdem sollen sie entzündungshemmend wirken – insgesamt genug gute Gründe, zweimal in der Woche Meeresfisch zu genießen.

Meeresfisch ist gesund – nur leider mögen ihn viele Menschen, besonders Kinder, nicht. Meist liegt das am Geruch und an der Zubereitung. Frischen Sie Ihre Kenntnisse auf und legen sich eines der vielen Fischkochbücher zu, um Ihre Lieben mit schmackhafteren Rezepten zu »ködern«.

Warum mehrfach ungesättigte Fettsäuren so wichtig sind

Mehrfach ungesättigte Fettsäuren stellen die Vorstufen von Eicosanoiden dar. Eicosanoide sind hormonähnliche Wirkstoffe, die vom Gewebe im gesamten Körper aus mehrfach ungesättigten Fettsäuren gebildet werden und ein breites Spektrum an Wirkungen haben. Sie sind für alle Zellfunktionen wichtig und beeinflussen über verschiedene Mechanismen unsere Gesundheit. Wie die folgende Abbildung zeigt, erweisen sich die (aus Linolsäure im Körper synthetisierbare) Gamma-Linolensäure und die Omega-3-Fettsäuren als besonders günstig.

Gemüse verlangt nach Öl, z. B. mit Essig als Salatmarinade oder zum Dünsten. Mit den Erkenntnissen über den Gesundheitswert hochwertiger Pflanzenöle hat sich ein regelrechter Kult entwickelt. Olivenöl wird heute von Kennern fast so differenziert verkostet und beurteilt wie guter Wein.

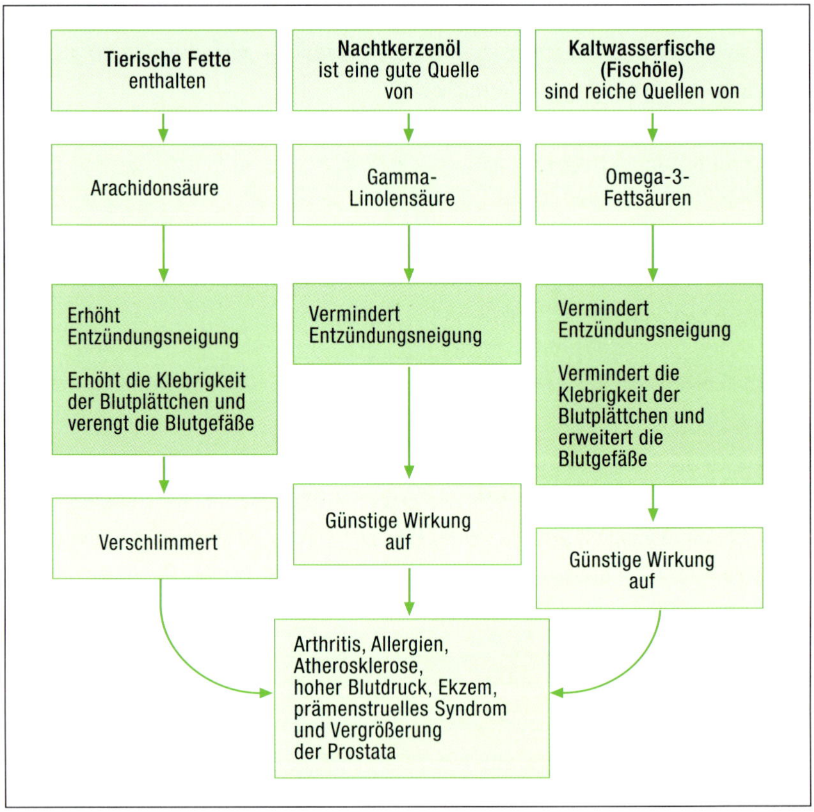

Herkunft und Wirkungen von mehrfach ungesättigten Fettsäuren

Quelle: Burgersteins Handbuch Nährstoffe, Heidelberg 2000

Die richtige Fettsäurebalance

Viele Jahre galt die einfache Drittel-Regel für die Verteilung der drei Fettsäurearten, das heißt, von den empfohlenen 30 Prozent Fettkalorien entfielen jeweils ein Drittel,

also zehn Prozent, auf die gesättigten, einfach und mehrfach ungesättigten Fettsäuren. Aufgrund der guten Erfahrungen mit einfach ungesättigten Fettsäuren, bedingt durch ihre gesundheitlichen und küchentechnischen Vorteile, hat man diese Empfehlung jedoch leicht modifiziert.
Die richtige Fettbalance sieht heute so aus:

- 7 bis 10 Prozent gesättigte Fettsäuren
- 10 bis 16 Prozent einfach ungesättigte Fettsäuren
- 7 bis 10 Prozent mehrfach ungesättigte Fettsäuren mit einem Verhältnis von Omega-6- zu Omega-3-Fettsäuren von 5:1

Einfach ungesättigte Fettsäuren aus Oliven- und Rapsöl senken das für die Entstehung von Arteriosklerose gefährliche LDL-Cholesterin, ohne den gefäßschützenden HDL-Anteil zu mindern. Außerdem sind sie im Vergleich zu den mehrfach ungesättigten Fettsäuren weniger empfindlich gegenüber Reaktionen mit Sauerstoff, die zur Bildung schädlicher freier Radikale führen können.

Das Ziel: nur 30 Prozent Fett pro Tag

Unser Körper braucht Fett zur Energiegewinnung. Bei überwiegend leichter Körperarbeit wird die dafür benötigte Energie allerdings hauptsächlich über die Kohlenhydratverbrennung bereitgestellt. Kohlenhydrate (Stärke und Zucker) sind die vom Körper bevorzugten Energielieferanten. Das zugleich mit der Nahrung (zu viel) aufgenommene Fett wird direkt seiner Hauptaufgabe zugeführt und dient in Form der Fettdepots als Energiespeicher. Dort wartet es mangels genügend körperlicher Betätigung meist vergeblich auf Abruf.
Maximal 30 Prozent der täglichen Kalorien sollten aus Fett stammen. Ein Rechenexempel: Eine Frau, die bei leichter Büroarbeit etwa 2200 kcal pro Tag umsetzt, darf davon 660 kcal aus Nahrungsfetten aufnehmen. Da ein Gramm Fett neun kcal liefert, ergeben sich daraus täglich gut 70 Gramm Fett – wobei natürlich das sichtbare und das verborgene Fett zusammengenommen werden müssen. Gewöhnlich liegen wir jedoch über diesem Wert. Im Durchschnitt nimmt jeder Deutsche pro Tag rund 100 Gramm Fett mit der Nahrung auf. Seit einigen Jahren sinkt der Fettkonsum zwar, allerdings nicht so stark, wie es aus gesundheitlicher Sicht wünschenswert wäre. Falls jedoch, wie im Mittelmeerraum, das Fett aus überwiegend ungesättigten Fettsäuren (Olivenöl) besteht, sind auch 35 Energieprozent aus Fettkalorien akzeptabel.

Wer häufig an der Imbissbude einen Zwischenstopp einlegt, hat schnell sein Fett weg: Gebratenes und Frittiertes liefern besonders reichlich Fettkalorien und Eiscreme zum Abschluss sorgt dafür, dass die täglichen 30 Prozent Fett sofort überschritten sind.

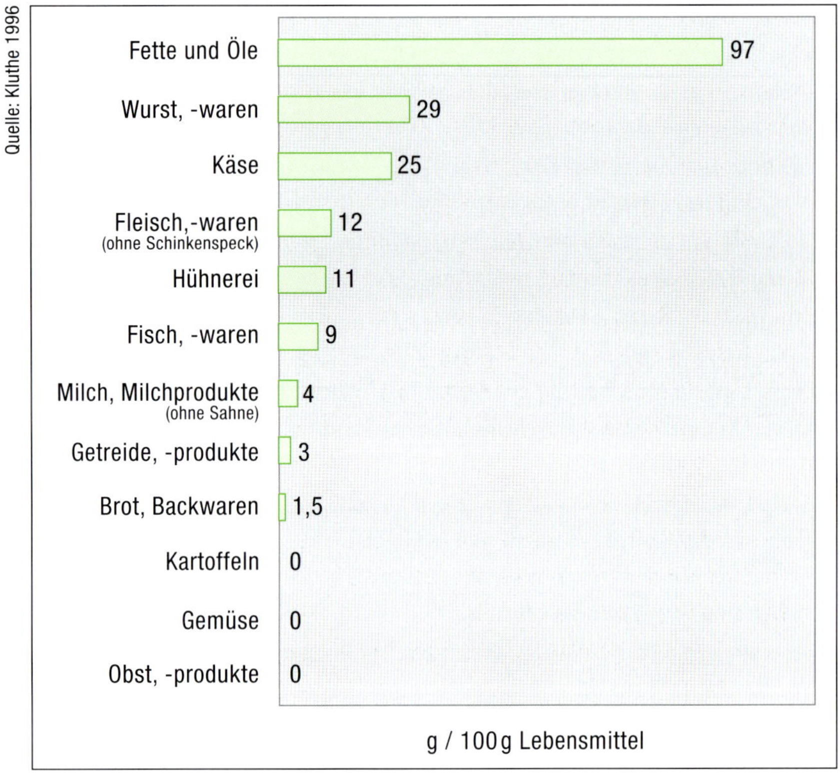

Durchschnittlicher Fettgehalt verschiedener Lebensmittelgruppen

Fettreduzierte Lebensmittel können eine fettbewusste Ernährung zwar erleichtern, sind aber oft teuer. Genießer legen den Schwerpunkt auf natürlich fettarme Lebensmittel und gönnen sich von den »Bomben« nur kleine Portionen.

Wie viel Fett steckt in der Nahrung?

Die folgende Übersicht zeigt annähernd, mit welchem Fettgehalt in Lebensmitteln zu rechnen ist. Natürlich haben auch Zubereitung und Verarbeitung entscheidenden Einfluss. Kartoffelchips beispielsweise enthalten bis zu 40 Prozent Fett, während gekochte Kartoffeln oder Pellkartoffeln fettfrei sind.

Fettbewusst essen

- Essen Sie nicht mehr als 30 bis 40 Gramm sichtbares Fett pro Tag (enthalten in Streich-, Zubereitungs- und Bratfett sowie Salatöl).

- Für das in Lebensmitteln verarbeitete Fett (oft als »verstecktes Fett« bezeichnet) verbleibt ebenfalls ein Anteil von etwa 30 bis 40 Gramm pro Tag. Bevorzugen Sie daher fettarmen Käse und Aufschnitt sowie mageres Fleisch, und essen Sie weniger Gebäck, Nüsse, Chips, Schokolade, Pralinen und Schokoriegel.
- Fettarm garen lässt sich im Tontopf (Römertopf), im Wok, in Spezialpfannen und Bratfolien sowie mit dem Grill im Backofen.
- Bevorzugen Sie als Brotaufstrich (stets dünn streichen!) Butter oder hochwertige Pflanzenmargarine mit ungehärteten Fetten.
- Bei Käse, Quark oder Wurst als Brotbelag auf das Streichfett verzichten.
- Für Salate sind Olivenöl oder Rapsöl besonders empfehlenswert.
- Erhitzen Sie Fette/Öle nicht zu lange und zu hoch. Verwenden Sie Kokosfett oder spezielle Frittierfette zum Braten oder Frittieren.
- Stechender Geruch und Rauchbildung deuten auf zu häufige und zu hohe Fetterhitzung und giftige Fettzersetzungsprodukte hin. Verzichten Sie dann besser auf das Essen.
- Verwenden Sie saure Sahne (10 % Fett) oder Sojacreme (ca. 20 % Fett) statt süßer Sahne (30 % Fett) für Saucen.
- Achten Sie beim Käse auf die Angabe »% Fett i. Tr.«. Ein Käse mit weniger als 30 Prozent Fett in der Trockenmasse ist relativ fettarm. Da Käse im Schnitt nur zu 50 Prozent aus Trockenmasse besteht, bedeuten 30 Prozent Fett in der Trockenmasse absolut nur 15 Gramm Fett pro 100 Gramm Käse.
- Schneiden Sie den Fettrand am Fleisch erst nach dem Braten ab, so bleibt das Fleisch saftig.
- Genießen Sie zweimal wöchentlich Omega-3-haltige Kaltwasserfische – allerdings in fettarmer Zubereitung, z. B. gedünstet, pochiert, gegrillt oder in Folie gegart statt paniert und gebraten. Herings- oder Makrelenfilet in Tomatensauce, Hering mariniert und Makrele geräuchert sind ebenfalls zu empfehlen.
- Obwohl Fett und fettreiche Speisen einen gewissen Sättigungseffekt haben, sollten Sie sich lieber an Ballaststoffen (Gemüse, Salate, Vollkorn) satt essen.

Beim Fett gilt ganz besonders die Empfehlung: Qualität statt Quantität. Verwenden Sie hochwertiges Oliven- oder Rapsöl in der Küche und genießen Sie zweimal wöchentlich Meeresfisch.

Kein Leben ohne Eiweiß – dieser wichtigste Baustoff des Organismus ist an allen Körperfunktionen beteiligt, sodass sich ein Mangel, besonders im Wachstum, für Kinder sowie während der Schwangerschaft und Stillzeit nachhaltig auswirkt.

Proteine: die Lebensbausteine

Die Proteine – so der Fachbegriff für Eiweiße – stellen die Grundbausteine der lebenden Materie dar. Das Wort Protein kommt aus dem Griechischen und bedeutet so viel wie »das Erste, das Wichtigste«. Tatsächlich gibt es fast nichts im menschlichen Körper, das nicht in irgendeiner Weise mit Proteinen zu tun hat. Die meisten Stoffwechselvorgänge in unserem Körper funktionieren nur, weil Proteine vorhanden sind. Nach dem Wasser, dem Hauptbestandteil des menschlichen Körpers, ist Eiweiß der wichtigste Baustoff, unser »Hauptbaumaterial«. Während des Wachstums ist der Proteinbedarf entsprechend erhöht. Deshalb kann es für Kinder und Jugendliche in der Wachstumsphase gesundheitlich bedenklich sein, wenn sie eine streng vegetarische Ernährungsweise befolgen.

Die Hauptbestandteile des Körpers: Wasser und Eiweiß

Ein erwachsener schlanker Mann besteht zu rund 60 Prozent aus Wasser und zu fünf Prozent aus Mineralstoffen, unter denen der Knochenbaustein Kalzium mengenmäßig dominiert. Neben diesen anorganischen Bestandteilen hat Eiweiß mit etwa 20 Prozent den zweitgrößten Anteil an der Körperzusammensetzung. Die Energiespeicher Fette machen etwa 14 Prozent und Kohlenhydrate gerade einmal ein Prozent aus. Energetisch betrachtet bedeutet dies: Während wir Kohlenhydrate quasi nur als Tagesration einlagern, reichen die Fettreserven für wochenlanges Arbeiten aus. Ein gesunder Mann kann immerhin etwa 75 000 bis 100 000 Kilokalorien als Energiereserve im Fettgewebe speichern, ohne dick zu sein. Rein rechnerisch wäre das genügend Energie für 30 Tage körperliche Leichtarbeit. Die Eiweißvorräte des Körpers können ebenfalls zur Energiebereitstellung genutzt werden. Das ist jedoch nicht ihre eigentliche Aufgabe. Allerdings werden Proteine im so genannten Hunger- oder Fastenstoffwechsel sowie bei äußerst intensiven körperlichen Belastungen im Leistungssport als zusätzliche Energiequelle herangezogen.

Im erwachsenen Organismus entfallen etwa 50 Prozent der Proteine auf das Muskelgewebe, 25 Prozent liegen im Bindegewebe vor, und weitere 25 Prozent befinden sich in den inneren Organen und im Blut. Proteine haben einen einheitlichen Bauplan und sind aus 20 Aminosäuren, den Eiweißbausteinen, zusammengesetzt. Durch die unterschiedlichen Verknüpfungsmöglichkeiten der Aminosäuren und die räumliche Anordnung der Aminosäurenketten ergibt sich eine ungeheure Struktur- und Funktionsvielfalt.

Proteine – vielseitig wie kein anderer Nährstoff

- Proteine sind Strukturbestandteile von Zellen, Geweben sowie Organen und dienen deren Erhaltung oder Wachstum.
- Proteine werden für Bewegungsvorgänge gebraucht wie die zur Kontraktion (Zusammenziehen) befähigten Muskelfasern.
- Proteine transportieren andere Nährstoffe und Moleküle durch Zellmembranen und im Blut. So ist der eisenhaltige rote Blutfarbstoff Hämoglobin ein Protein, das Sauerstoff von der Lunge zu den Organen schafft. Auch Fette und den Fetten verwandte Stoffe wie Cholesterin werden im Blut mittels Eiweißträgern, den so genannten Lipoproteinen, transportiert.
- Proteine übermitteln Signale zur Regulation von Stoffwechselabläufen, z. B. als Hormone und Nervenbotenstoffe, die aus bestimmten Aminosäuren, den Bausteinen der Proteine, gebildet werden.
- Proteine wirken als Biokatalysatoren im Stoffwechsel und zwar in Form der Enzyme (biologische Reaktionsbeschleuniger).
- Proteine haben als Antikörper und Blutgerinnungsfaktoren wichtige Schutz- und Abwehrfunktionen für den Organismus.
- Proteine dienen als begrenzter Speicher für Aminosäuren.
- Proteine erfüllen eine Pufferfunktion im Säure-Basen-Haushalt.
- Proteine können an der Energiebereitstellung und Glukoseneubildung aus Aminosäuren im Kohlenhydratmangel beteiligt sein.
- Proteine haben einen physiologischen Brennwert von 4 kcal bzw. 17 kJ/g Eiweiß.

Ein unökonomischer Energielieferant?

Im Vergleich zu den Kohlenhydraten und Fetten sind Proteine im Stoffwechsel allerdings die ungünstigeren Energielieferanten. Zunächst ist die so genannte postprandiale Thermogenese zu nennen, das heißt die vermehrte Wärmebildung nach dem Essen. Jeder weiß, dass nach der Nahrungsaufnahme die Körpertemperatur steigt und der Körper mehr Wärme abgibt. Die dem zugrunde liegende Stoffwechselsteigerung kann mit der Umsetzung, dem Transport und der Speicherung von Nährstoffen im Stoffwechsel erklärt werden.

Eiweiß aus der Nahrung ist auch ein Energielieferant, allerdings kein »Schnellstarter«. Nach den Kohlenhydraten und Fett belegt es erst den dritten Platz, weil der Körper reichlich Zeit und Stoffwechselenergie braucht, um Eiweiß zu verwerten.

Grundsätzlich entsteht bei allen Stoffwechselprozessen aufgrund des begrenzten Wirkungsgrades Wärme. Die nahrungsbedingte Thermogenese hält jedoch nach proteinreichen Mahlzeiten etwa doppelt so lange an wie nach kohlenhydrat- und fettreichen Mahlzeiten gleichen Energiegehalts. Sie entspricht immerhin 18 bis 25 Prozent der mit Proteinen aufgenommenen Energiemenge, während es bei Kohlenhydraten vier bis sieben Prozent und beim Nahrungsfett nur zwei bis vier Prozent sind.
Der besonders hohe thermogene Effekt der Proteine dürfte überwiegend auf energetisch weniger ökonomische Vorgänge beim Stoffwechsel der Aminosäuren zurückzuführen sein. Daraus folgt: Wenn Eiweiß statt Kohlenhydrate als Brennstoff dient, muss im Durchschnitt 20 Prozent mehr Energie aufgewendet werden, um die gleiche Menge ATP zu bilden.
Damit ist Protein als Energiequelle in jedem Fall weniger effizient als Kohlenhydrate oder Fett. Nahrungseiweiß ist ein verhältnismäßig schlechter, und damit unökonomischer Betriebsenergielieferant.

Proteinreiche Diäten belasten den Stoffwechsel

Zu viel Eiweiß in der Nahrung wie bei manchen »Steak-und-Salat«-Diäten macht das Abnehmen zwar leichter, erfordert aber besondere Beachtung einer ausreichenden Flüssigkeitszufuhr. Im Gegensatz zu Kohlenhydraten und Fetten verbrennt Eiweiß im Körper nicht »rückstandslos«.

Übergewichtige sind nun verständlicherweise nicht unbedingt daran interessiert, dass ihr Stoffwechsel besonders ökonomisch verläuft. So hat die höhere Thermogeneserate unter anderem die Beliebtheit proteinreicher Schlankheitsdiäten gefördert. Dabei darf man jedoch eins nicht vergessen: Im Unterschied zu Kohlenhydraten und Fetten als Energiequellen, die »rückstandslos« zu Wasser und Kohlendioxid (CO_2) verbrennen, muss die stickstoffhaltige Aminogruppe der Eiweißbausteine als Harnstoff entgiftet und mit dem Urin ausgeschieden werden. Untersuchungen haben gezeigt, dass beispielsweise Bodybuilder mit hohem Proteinkonsum mehr als doppelt so viel Harnstoff produzieren wie eine Vergleichsgruppe. Dementsprechend muss mehr getrunken werden, weil die Nieren solche Substanzen am besten gut verdünnt ausscheiden können.
Wenn die tägliche Urinmenge nicht entsprechend ansteigt, weil zu wenig getrunken wird, werden die Nieren über Gebühr belastet. Ausreichend Trinken ist bei einer proteinreichen Ernährung also Pflicht! Eine solche Kost enthält darüber hinaus auch eine Reihe für die Gesundheit möglicherweise problematischer Substanzen, etwa Cholesterin, gesättigte Fettsäuren und Purine (Harnsäurebildner). Um einerseits diese im Übermaß unerwünschten Substanzen in akzeptablen Grenzen zu halten und andererseits die Fitness fördernden Kohlenhydrate im Speiseplan anteilmäßig zu ver-

bessern, sollte der Eiweißkonsum insgesamt auf ein sinnvolles Maß beschränkt und der Überhang tierischer (Fleisch, Eier, Käse) zugunsten pflanzlicher Eiweißquellen (Getreide, Soja) abgebaut werden. Zwei Drittel Pflanzenproteine und ein Drittel tierische Eiweiße sind ein guter Anhaltspunkt. Zurzeit sieht das Verhältnis eher umgekehrt aus!

Ein Eiweißmangel ist in unserer Ernährung eher die Ausnahme. Im Durchschnitt überschreiten wir die wünschenswerten Mengen sogar um etwa 50 Prozent. Ein Teilaustausch von tierischem Protein durch pflanzliches Eiweiß ist deshalb empfehlenswert.

Täglich die richtigen Nahrungsproteine

Um die lebenswichtigen eiweißabhängigen Funktionen im Körper zu gewährleisten, müssen wir täglich Proteine mit der Nahrung aufnehmen. Durch den Verdauungsvorgang werden die Nahrungseiweiße zu Aminosäuren abgebaut und nach Aufnahme in den Blutkreislauf und Verwertung im Stoffwechsel wieder zu körpereigenen Proteinen aufgebaut oder anderweitig verwendet.

Die hohe Wertschätzung des Aufbaunährstoffs Protein hat dazu geführt, dass zum Teil mehr Eiweiß empfohlen und vor allem oft mehr gegessen wurde, als der Körper benötigt. Laut aktueller Ernährungsempfehlung wird eine tägliche Eiweißzufuhr von 0,8 Gramm pro Kilogramm Körpergewicht als angemessen angesehen. Diese Menge ist aber gewissermaßen ein Spitzenwert, denn sie enthält Sicherheitszuschläge für die unterschiedliche Bioverfügbarkeit und biologische Wertigkeit der Nahrungseiweiße (siehe Seite 72 f.), die weit über das so genannte physiologische Bilanzminimum von 0,34 Gramm Protein pro Kilogramm Körpergewicht hinausgehen.

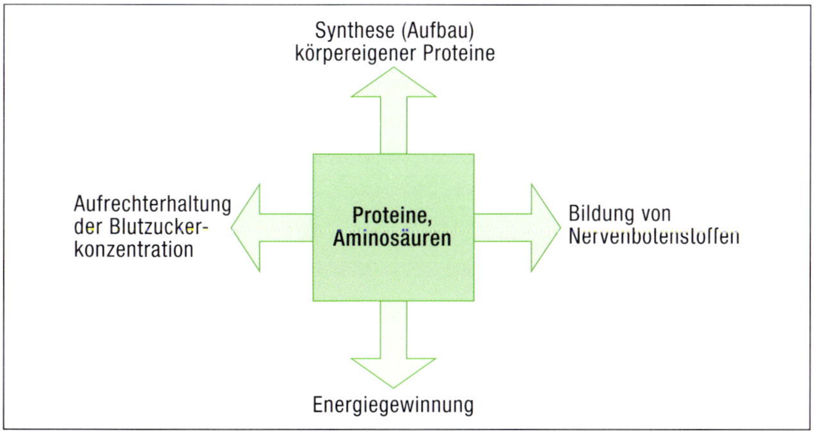

Funktionen der Proteine und Aminosäuren

Daran gemessen und unter Berücksichtigung der Tatsache, dass die Deutschen zurzeit etwa 50 Prozent mehr Protein aufnehmen als empfohlen – also etwa 1,2 Gramm pro Kilogramm Körpergewicht und Tag –, sind wir mit Nahrungseiweiß tatsächlich mehr als gut versorgt.

Auch Vegetarier können ihren Proteinbedarf ausreichend decken

Diese Mehraufnahme deckt bereits den zusätzlichen Proteinbedarf von sportlich Aktiven ab. In jedem Fall wird mit einem Proteinanteil von 15 Prozent des Energieumsatzes allen Ernährungsbedürfnissen hinsichtlich einer adäquaten Proteinzufuhr Rechnung getragen, denn der Proteinbedarf steigt nicht überproportional zum Energiebedarf. Wer mehr leistet, setzt mehr Energie um und darf auch mehr essen. Eine ausgewogene Ernährung vorausgesetzt, nimmt er dann automatisch mehr Eiweiß und andere essenzielle Nährstoffe auf.
Eine ausreichende Proteinzufuhr ist auch bei (lakto-)vegetarischer Ernährung möglich, wenn zusätzlich zur pflanzlichen Ernährungsgrundlage Milch und Milchprodukte anstelle anderer tierischer Proteinquellen verzehrt werden und durch entsprechende Lebensmittelauswahl und -kombination bei den pflanzlichen Proteinträgern (Getreide, Nüsse, Hülsenfrüchte, Sojaprodukte wie beispielsweise Tofu) für Abwechslung gesorgt wird.

Eiweiß bzw. Protein, so der Fachname für dieses Baumaterial der Natur, besteht aus verhältnismäßig wenigen Bausteinen, den Aminosäuren. Durch die verschiedenen Verknüpfungsmöglichkeiten lässt sich aber eine große Vielfalt von unterschiedlichen Proteinen daraus aufbauen.

Der Bauplan der Natur

Wir essen Eiweiß, benötigen aber Aminosäuren. Jedes Nahrungsprotein wird im Laufe der Verdauungsvorgänge zu Aminosäuren abgebaut und dann im Körper gemäß seinem spezifischen Bauplan wieder zu körpereigenem Eiweiß aufgebaut. So entsteht aus Soja- oder Milchprotein Körperprotein. Die Aminosäuren sind die neutralen Zwischenstufen im Eiweißstoffwechsel und der gemeinsame Nenner innerhalb der ungeheuren Vielfalt der unterschiedlichsten Eiweißstoffe in der Natur. Die Zahl der bisher bekannten Proteine beträgt weit über 1000.
Als Baumaterial stehen demgegenüber »nur« 20 verschiedene Aminosäuren zur Verfügung. Das lässt sich mit dem Hausbau vergleichen: Obwohl es nur sehr wenige Arten von Steinen gibt, lassen sich doch unendlich viele verschiedene Häuser daraus aufbauen. Ebenso verhält es sich mit den unterschiedlichen Proteinen im Körper und ihren vielfältigen Funktionen. Durch die Reihenfolge und Anzahl der einzelnen Aminosäuren, die schließlich ein Eiweißmolekül ergeben, werden auch die spezi-

fischen Eigenschaften eines Proteins bestimmt, das heißt, ob es als Enzym oder Hormon wirksam oder Bestandteil von Haut und Haaren ist. Manche Proteine ähneln langen Ketten, andere sind kompliziert gefaltet oder schraubenförmig angelegt. Die räumliche Anordnung der Aminosäurenketten spielt also auch eine entscheidende Rolle.

Für die Ernährung ist allerdings nicht die spezifische Anordnung der Aminosäuren ausschlaggebend, sondern inwieweit das jeweilige Nahrungsprotein den Körper mit allen benötigten Aminosäuren versorgen kann. Wie gut ein Eiweiß dazu in der Lage ist, wird anhand der folgenden Zusammenhänge erklärt.

Es gibt 20 Aminosäuren im menschlichen Körper. Mindestens acht davon müssen in der Nahrung komplett und in ausreichender Menge vorhanden sein – wenn nur eine einzige fehlt, kann das spezielle Körperprotein, von dem es ein Baustein ist, gar nicht erst gebildet werden.

Biologische Wertigkeit: ein Verwirrspiel

Die klassische Definition der Biologischen Wertigkeit sagt aus, wie viel Gramm Körpereiweiß aus 100 Gramm eines aufgenommenen (absorbierten) Nahrungsproteins ersetzt oder gebildet werden können. Die Zahl 100 ist Spitze – mehr geht nicht. Schließlich wird man aus 100 Gramm Nahrungsprotein nicht mehr als 100 Gramm Körpereiweiß zaubern können. Dennoch findet man sowohl in der Fachliteratur als auch in populären Veröffentlichungen oft Zahlenangaben, die über 100 hinausgehen. Wie ist das möglich?

Einteilung der Aminosäuren nach ihrem qualitativen Bedarf

essenziell	nicht essenziell	konditionell-essenziell
Valin	Glycin	Arginin
Leucin	Alanin	Histidin
Isoleucin	Serin	Glutamin
Threonin	Cystein	
Methionin	Tyrosin	
Phenylalanin	Prolin	
Tryptophan	Hydroxyprolin	
Lysin	Asparaginsäure	
	Glutaminsäure	

Wir essen verschiedene Nahrungsproteine aus Fleisch, Fisch, Käse, Ei, und Soja, die im Laufe der Verdauungsvorgänge in ihre Aminosäurenbestandteile zerlegt werden. Aus diesen kann der Körper wiederum nach seinem Bauplan körpereigenes Eiweiß herstellen.

Essenziell und konditionell-essenziell

Zunächst gilt: Je ähnlicher ein Nahrungseiweiß in seiner Bausteinzusammensetzung dem Baustoffmuster des Körperproteins ist, desto besser ist es als Aufbaumaterial geeignet. Die Eiweißbausteine in der Nahrung und im Körper sind die bereits erwähnten Aminosäuren.

Besonders wichtig sind diejenigen Aminosäuren, die der Körper selbst nicht bilden kann und deshalb mit der Nahrung zuführen muss. Diese Aminosäuren werden als essenziell bezeichnet. Würde eine dieser zum Körperaufbau unverzichtbaren Aminosäuren gänzlich fehlen, hätte das betreffende Nahrungseiweiß die Biologische Wertigkeit Null.

- Acht essenzielle Aminosäuren kann der Körper nicht selber herstellen, daher müssen sie in ausreichender Menge und im richtigen Verhältnis in der Nahrung enthalten sein.
- Konditionell-essenzielle Aminosäuren sind nur für bestimmte Bedarfssituationen oder Belastungsbedingungen »essenziell«, z. B. Histidin und Arginin im Wachstum, die früher als »semi-essenziell« bezeichnet wurden. Glutamin steht in enger Beziehung zu einem funktionstüchtigen Immunsystem und zur gesunden Darmfunktion.

Bestimmung der Eiweißwertigkeit

Die Qualität eines Nahrungsproteins lässt sich im Prinzip mit zwei Methoden bestimmen: mit biologischen Verfahren – beispielsweise Bilanz- und Wachstumsversuchen bei Tieren in Abhängigkeit vom zugeführten Protein – oder durch chemische Ermittlung. Die biologischen Verfahren sind sehr aufwändig, sodass in der Lebensmittelindustrie hauptsächlich chemische Verfahren bevorzugt und vor allem in Form des so genannten Chemical Score zum Einsatz kommen. Bei dieser chemischen Wertbestimmung vergleicht man den Gehalt einer essenziellen Aminosäure im Testprotein, also dem Nahrungsprotein, mit dem Gehalt dieser Aminosäure in einem Referenzprotein. Das Referenzeiweiß ist praktisch der goldene Standard mit idealer Aminosäurenzusammensetzung. Offiziell wird dafür die Eiweißzusammensetzung des Volleiproteins herangezogen. Die essenzielle Aminosäure in einem Testprotein, die im Vergleich zum Referenzeiweiß am schlechtesten abschneidet, nennt man limitierende Aminosäure. Sie begrenzt den Wert des Gesamtproteins hinsichtlich seiner Aufbauqualität für den Körper. Beim Fehlen nur einer einzigen essenziellen Aminosäure kann eine Proteinstruktur nicht mehr vollständig aufgebaut werden. Falls Weizenprotein getestet und am Volleiprotein-Standard gemessen wird, so erweist sich Lysin als limitierende Aminosäure. Der Lysingehalt des Weizenproteins beträgt nur 40 Prozent des Lysingehalts im Volleiprotein. Der Chemical Score von Weizeneiweiß beträgt daher 40.

Chemical Score ist nicht gleich Biologische Wertigkeit

Die ermittelte Zahl von 40 darf jedoch nicht mit der Biologischen Wertigkeit, die über biologische Bestimmungsmethoden ermittelt wurde, gleichgesetzt werden. Genau das passiert in der Praxis jedoch oft: Man jongliert mit nicht miteinander vergleichbaren Zahlen unterschiedlicher Bestimmungsmethoden.

Bei der chemischen Wertermittlung können rein rechnerisch durchaus Zahlen über 100 herauskommen und zwar dann, wenn beispielsweise durch Mischung verschiedener Nahrungseiweiße die Gehalte der betreffenden Aminosäuren so optimiert werden, dass sie über denen eines Referenzproteins liegen. Je nach gewähltem Standard kann auch ein Einzelprotein besser abschneiden, wenn die gewählte Aminosäure dort eben den Gehalt des betreffenden Eiweißbausteins im Referenzprotein übersteigt. Doch selbst wenn dann Zahlen wie 118, 136 oder noch höhere Werte herauskommen, darf man diese Rechenergebnisse nicht mit der Biologischen Wertigkeit im Sinne der klassischen Definition gleichsetzen. Im Grunde genommen handelt es sich beim Chemical Score um dimensionslose Zahlen. Eine Biologische Wertigkeit größer 100 kann es nicht geben. Aus 100 Gramm Nahrungsprotein können nicht 136 Gramm Körpereiweiß werden. Deshalb sollte bei allen Angaben zur Proteinqualität klar und deutlich gesagt oder ausgewiesen werden, um welche Bestimmungsmethode und um welches Referenzprotein es sich handelt.

Die Eiweißbausteine Aminosäuren können nur zu zweien oder auch zu mehr als 100 miteinander verknüpft werden. Unser Stoffwechsel stellt täglich etwa 50 000 dieser Verbindungen her.

Von der Theorie zur Praxis: besser kombinieren als rechnen

Mit einer gemischten Kost lässt sich der Bedarf an den essenziellen Aminosäuren am besten decken. Bei Betrachtung der Aminosäurenzusammensetzung einzelner Lebensmittel lässt sich zwar ein Vorteil tierischer Proteinträger (Fleisch, Fisch, Milch, Ei) gegenüber den pflanzlichen Eiweißquellen (Getreide, Hülsenfrüchte) erkennen. Aufgrund neuer Untersuchungsmethoden zeigt sich allerdings, dass Sojaprotein dem Fleischeiweiß durchaus ebenbürtig ist. In der Praxis verzehrt aber niemand nur Fleisch oder nur Getreideprodukte. In der gemischten Ernährung stammen die Eiweißbausteine aus pflanzlichen und tierischen Lebensmitteln, sodass stets eine

Frische Ananas schmeckt nicht nur köstlich, sondern enthält auch das Eiweiß spaltende Enzym Bromelain, was die Verwertung von Nahrungseiweiß im Körper unterstützen kann.

komplette Mischung vorliegt, wie sie für den Aufbau von Körpereiweiß benötigt wird. Die verschiedenen Eiweißlieferanten ergänzen einander in ihrer Aminosäurenzusammensetzung so, dass es zu keinen Versorgungslücken kommt. Überschüsse an Aminosäuren in einem Protein gleichen Versorgungslücken bei einem anderen aus. Schmackhafte und hochwertige Proteinkombinationen sind im Kasten auf Seite 75 aufgeführt. Wer abwechslungsreich isst und beim Eiweiß richtig kombiniert, hat mit der Proteinversorgung auch in qualitativer Hinsicht kein Problem. Wie viel Eiweiß in den einzelnen Lebensmitteln steckt, zeigt die folgende Abbildung.

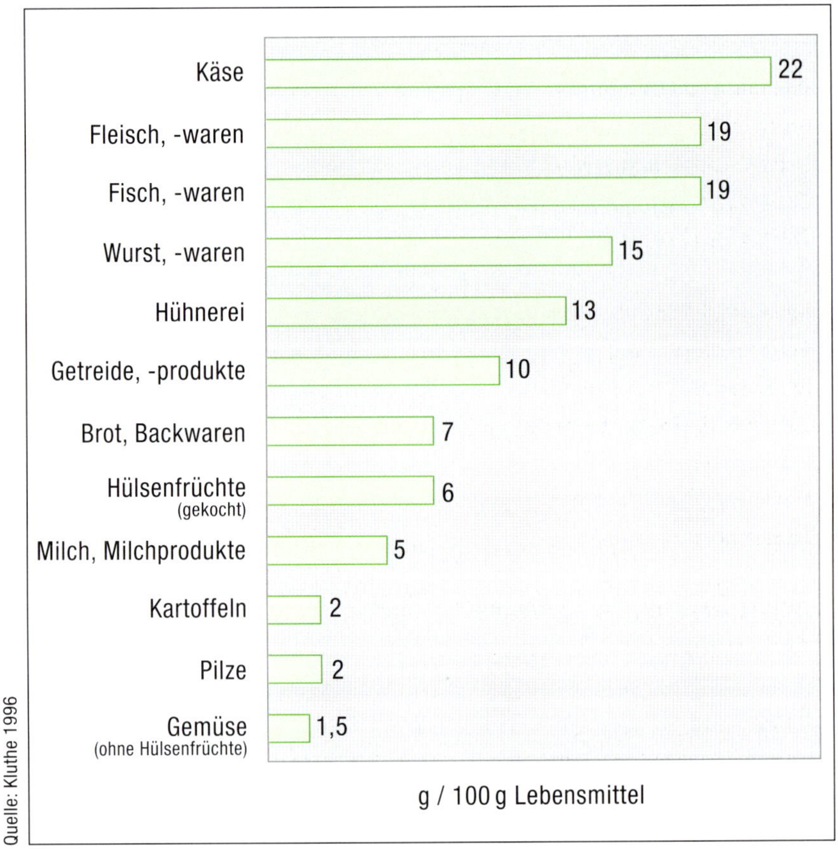

Durchschnittlicher Proteingehalt verschiedener tierischer und pflanzlicher Lebensmittel

Günstige Lebensmittelkombinationen mit Ergänzungswert für Eiweiß

Getreide mit Milch

Reis, Weizen, Buchweizen Hafer, Gerste, Roggen, Hirse	**mit**	Milch, Käse, Quark Joghurt, Dickmilch

Beispiele: Vollkorn- oder Buchweizenpfannkuchen mit Trinkmilch; Müsli mit Milch oder Joghurt; Vollkornnudeln mit Käse; Vollkornbrot mit Käse; Joghurt und Weizenkeime

Getreide mit Hülsenfrüchten

Reis, Weizen, Buchweizen Hafer, Gerste, Roggen, Hirse	**mit**	Bohnen, Sojabohnen Kichererbsen, Erbsen, Linsen

Beispiele: Bohnensuppe mit Reis; Hirse mit Kichererbsen; Erbsensuppe mit Vollkornbrötchen

Getreide mit Eiern

Reis, Weizen, Buchweizen Hafer, Gerste, Roggen, Hirse	**mit**	Ei

Beispiele: Buchweizenpfannkuchen mit Ei; Rührei mit Brot; Eierteigwaren

Kartoffeln mit Ei oder Milch

Kartoffeln	**mit**	Ei, Milch, Quark, Joghurt, Dickmilch, Käse

Beispiele: Pellkartoffeln mit Quark; Bratkartoffeln mit Spiegelei; Kartoffeln mit Käse überbacken

Hinweis:

Die Ergänzungswertung der Aminosäuren reicht über vier bis sechs Stunden, sodass man günstige Eiweißkombinationen nicht gleichzeitig zu sich nehmen muss, sondern über diesen Zeitraum verteilen kann.

Wer bei pflanzlichen und tierischen Proteinlieferanten richtig kombiniert, bekommt auf schmackhafte Weise alle benötigten Aminosäuren und braucht sich über Zahlenangaben zur Biologischen Wertigkeit keine Gedanken zu machen.

Wasser: essenzieller Nährstoff und Hauptbestandteil des Körpers

»Ohne Wasser kein Leben.« Dies wird verständlich, wenn man um die vielfältigen Funktionen von Wasser im Stoffwechsel weiß. Zunächst ist Wasser (chemische Formel: H_2O) Hauptbestandteil des menschlichen Organismus: Ein erwachsener Mensch besteht zu 60 bis 70 Prozent aus H_2O, bei Säuglingen liegt der Prozentsatz sogar noch höher. Dabei nimmt der Wassergehalt des Körpers mit steigendem Lebensalter und zunehmendem Fettgehalt ab. Muskeln, Haut, Herz und andere Organe weisen einen hohen Wassergehalt auf, während Skelett und Fettgewebe deutlich weniger H_2O enthalten. Es kommt im Körper in verschiedenen Bereichen vor, einmal im intrazellulären Raum, zum anderen außerhalb der Zellen. Zu Letzterem zählen Blut- und Zwischengewebsflüssigkeiten. Nicht zu vergessen ist, dass mit den Verdauungssekreten täglich mehrere Liter Wasser in den Magen-Darm-Trakt abgesondert werden, die dann im unteren Dünndarm und im Dickdarm wieder weitgehend rückresorbiert (in die Blutflüssigkeit aufgenommen) werden. Zwischen den Flüssigkeitsbereichen finden ständig entsprechende Austauschprozesse statt.

Wasser ist Bau-, Funktions- und Schutzstoff zugleich. Es ist unerlässlich für die Herz-Kreislauf- und Nierenfunktion. Wasser reguliert die Körpertemperatur und schützt so den Stoffwechsel vor Überwärmung. Wer schwer arbeitet und Sport treibt, muss entsprechend seiner Schweißrate mehr trinken.

Der Wasserbedarf eines Menschen ergibt sich im Wesentlichen als Summe der Mengen, die notwendig sind, um die Körperwärme zu regulieren und Stoffwechselendprodukte sowie Salze auszuscheiden, die nur in einer bestimmten Konzentration über die Niere abgegeben werden können. Folgendermaßen könnte eine ausgeglichene Wasserbilanz für einen Erwachsenen, der leichte körperliche Arbeit verrichtet, über einen Tag aussehen, wobei die Menge durch klimatische Bedingungen und individuelle Bedürfnisse etwas variieren kann:

Wasseraufnahme		Wasserabgabe	
Trinkflüssigkeit	1500 ml	Harn	1300 ml
Wasseranteil in Speisen	700 ml	Stuhl	200 ml
Oxidationswasser *(entsteht im Stoffwechsel bei der »Verbrennung« Energie liefernder Nährstoffe)*	300 ml	Haut und Lungen *(Schwitzen und Abatmen)*	1000 ml
Summe:	2500 ml	**Summe:**	2500 ml

Vorsicht vor Wassermangel

Wasserverlust 1 – 5 % des Körpergewichts

- Durst
- Schwäche
- Müdigkeit
- Übelkeit

Wasserverlust 6 – 10 % des Körpergewichts

- Schwindel
- Kopfschmerzen
- Atemnot
- Vermindertes Blutvolumen
- Gehunfähigkeit

Körperliche Aktivität steigert den Bedarf

Bei Sportlern und körperlich Aktiven kann die Wasserabgabe in Form von Schweiß erheblich höher liegen. Allgemein ist bei intensiver körperlicher Arbeit im gemäßigten Klima ein Wasserverlust von 1 bis 1,5 Liter pro Stunde anzunehmen.
Das Schwitzen dient der Regulation des Wärmehaushalts – einer weiteren lebenswichtigen Aufgabe des Nährstoffs Wasser. Wenn Flüssigkeitsverluste nicht rechtzeitig ausgeglichen werden, sinkt die Leistung rasch; Wassermangel führt schließlich zu schwerwiegenden Schäden.
Wenn das Blut durch Wasserverluste eindickt, werden der Transport von Nährstoffen und Sauerstoff zu den Zellen sowie der Abtransport von Stoffwechselprodukten und Wärmeenergie beeinträchtigt. Überwärmung, Hitzestau und schließlich Kreislaufversagen können die Folgen sein.

Falls ein Flüssigkeitsmangel während langer Belastungen möglichst schnell ausgeglichen werden muss, empfiehlt sich ein Getränk mit geringem Zucker- und Salzgehalt. Das können isotone Sportgetränke oder gut verdünnte Fruchtsäfte mit natriumhaltigem Mineralwasser sein.

Flüssigkeitsmangel schädigt die Nieren

Eine (schleichende) Wasserverarmung, beispielsweise durch ständig eingeschränktes Trinken, beeinträchtigt die Nierenfunktion. Nach zwei bis vier Tagen Wassermangel ist der Organismus nicht mehr in der Lage, Salze und Abbauprodukte des Eiweißstoffwechsels auszuscheiden. Wassereinbußen von etwa zwölf Prozent des Körpergewichts sind lebensbedrohlich. Besonders gefährdet durch Wassermangel sind Säuglinge und Kleinkinder. Darauf ist vor allem bei pathologischen Zuständen wie Fieber, Erbrechen und Durchfällen zu achten, bei denen ein deutlicher Mehrbedarf an Wasser besteht. Aber auch wer unter starkem Durchfall leidet, soll seine Flüssigkeitsspeicher schnell wieder auffüllen.

Gefährlich – Abnehmen durch Wasserverlust

Ältere Menschen mit vermindertem Durstgefühl und Menschen, die eine Diät zur Gewichtsreduktion durchführen, trinken oft zu wenig. Gerade beim Abnehmen ist ausreichend Wasser aber wichtig für die gesunde Nierenfunktion und für die Ausscheidung von Stoffwechsel-Abbauprodukten. Außerdem kann man durch Verzicht auf das Trinken ebenso wenig »abspecken« wie durch Saunaanwendungen. Eine im Leistungssport praktizierte bedenkliche Praxis in diesem Zusammenhang ist das »Gewichtmachen« oder »Abkochen«. Unmittelbare Gewichtsverluste sind bekanntlich hauptsächlich Wasserverluste, und die zählen nicht, wenn es darum geht, Übergewicht in Form von Fettdepots allmählich abzubauen.

Richtiges Trinken fördert also Gesundheit, Leistung und Wohlbefinden. Dazu gehören ein richtiger Trinkrhythmus, das heißt eine über den Tag verteilte Flüssigkeitsaufnahme, und die Auswahl der richtigen Durstlöscher.

Kaffee und andere koffeinhaltige Getränke sollten nicht als Durstlöscher, sondern als Genussmittel getrunken werden. Ihre Inhaltsstoffe regen die Nieren zur vermehrten Wasserausscheidung an. Deshalb reicht man in südlichen Ländern zum Espresso ein Glas Wasser. Ebenfalls sollte man beim Genuss von Alkohol stets auch reichlich Wasser trinken.

Empfehlenswerte Durstlöscher

Das Trinken gehört zu den Dingen des Lebens, die unter normalen Umständen nicht besonders schwer fallen. Wie beim Essen gelten zunächst zwei Empfehlungen, nämlich Getränke abwechslungsreich auszuwählen und über den Tag verteilt zu trinken. Im Alltag sind als Durstlöscher Wasser, Mineralwasser mit und ohne Kohlensäure, Früchte- und Kräutertee, Gemüsesäfte und verdünnte Obstsäfte besonders zu empfehlen. Während Milch bekanntlich mehr als ein Getränk ist, löschen Buttermilch und fruchtige Molkengetränke sowie mit Wasser verdünnter Trinkjoghurt – türkisch Ayran – ebenfalls gut den Durst.

Einen großen Stellenwert in unserer Ernährung haben aufgrund ihrer anregenden Wirkung vor allem koffeinhaltige Getränke. Neben Kaffee und Tee zählen alkoholische Getränke zu den verbreitetsten Genussmitteln in der westlichen Welt. Die beiden zuletzt genannten Gruppen sollten selbstverständlich nicht den Hauptanteil der Flüssigkeitszufuhr ausmachen. Manche Wissenschaftler raten sogar, koffein- und alkoholhaltige Getränke gar nicht erst in die Flüssigkeitsbilanz einzuberechnen, weil sie konzentrationsabhängig unterschiedlich stark entwässernd, das heißt diuretisch wirken. Nachahmenswert ist in jedem Fall, was in südlichen Ländern praktiziert wird, nämlich zum Espresso ein Glas Wasser zu trinken. Das Gleiche gilt für den Alkoholgenuss: Wer zum abendlichen Glas Wein zwischendurch immer wieder einen Schluck Wasser nimmt, tut seiner Gesundheit etwas Gutes.

Psychostimulans Koffein

Eine der Haupteigenschaften von Koffein ist, dass dieser pflanzliche Muntermacher aus Kaffee, koffeinhaltigen Erfrischungsgetränken, schwarzem und grünem Tee sowie Mate und Guarana das Zentralnervensystem stimuliert und psychische Ermüdungserscheinungen beseitigt. Die rasche Informationsübermittlung zwischen den Zellen kann das Assoziationsvermögen fördern und die Reaktionszeit verkürzen. Viel hilft indes auch bei Koffein nicht sehr: Ruhelosigkeit und Schlafstörungen können die Folgen eines exzessiven Koffeinkonsums sein. Die gesteigerte Aufmerksamkeit kann zudem in erhöhte Reizbarkeit umschlagen.

Nach dem Genuss von Kaffee kommt Koffein schneller zur Wirkung als nach dem von Tee oder Guarana. Der Grund dafür ist, dass das Koffein in Tee und Guarana an Gerbstoffe gebunden ist, wodurch es wesentlich langsamer aufgenommen wird. Die verzögerte Koffeinwirkung wird positiv durch eine längere Wirkungsdauer ausgeglichen. Der anregende Effekt auf das Gehirn hält nach Tee und Guarana daher länger an als der schnelle Koffein-Kick nach Kaffeegenuss.

Empfehlung: Trinken Sie nicht mehr als drei bis vier Tassen koffeinhaltigen Kaffee und/oder Tee täglich. Finden Sie das für Sie zuträgliche Maß und die beste Verteilung von Kaffee und Tee im Tagesablauf heraus. Probieren Sie auch einmal grünen Tee oder Mate. Koffeinhaltige Getränke sollten aber nicht die einzigen Arbeitsplatzgetränke sein.

Da Koffein ebenso wie Alkohol die Nieren zur verstärkten Wasserausscheidung anregt, sollten Sie Ihre Flüssigkeitsbilanz tagsüber mit genügend Mineralwasser, Fruchtsaftschorlen, Kräuter- und Früchtetees ausgleichen.

Auf die Dosis kommt es an

Menschen reagieren auf den Koffeinkonsum individuell verschieden. Die Wirkungen von Koffein auf den Organismus sind von mehreren Faktoren wie Alter, Tageszeit, von den jeweils aufgenommenen Mengen, aber auch vom jeweiligen Stoffwechsel und der Empfindlichkeit eines Menschen abhängig.

Nach heutigem Kenntnisstand führt ein moderater Koffeinkonsum (ca. 300 Milligramm pro Tag) normalerweise zu keiner gesundheitlichen Beeinträchtigung. Für koffeinempfindliche Menschen gibt es bekanntlich auch entkoffeinierte Produkte. Anhand der umseitigen Tabelle lässt sich die persönliche Koffeinaufnahme annähernd ermitteln.

Kaffee wirkt individuell sehr unterschiedlich. Während der eine nach einem Nachmittagskaffee keine Nachtruhe findet, schlummert der andere prächtig trotz Espresso nach dem Abendessen. Mehr als vier Tassen täglich sind ungesund – dazwischen müssen Sie Ihre »Idealdosis« selbst herausfinden.

Der beliebte Espresso enthält deutlich mehr Koffein als Filterkaffee. Dass er trotzdem für viele besser verträglich ist, liegt zum einen an der geringeren Trinkmenge und zum anderen an dem geringeren Anteil von Reizstoffen durch die Zubereitung mit Dampf.

Koffeingehalte verschiedener Getränke

Verzehrsübliche Mengen verschiedener koffeinhaltiger Getränke	Koffeingehalt im mg	Koffeingehalt in mg/100ml
1 Tasse Filterkaffee (125 ml)	60 bis 100	48 bis 80
1 Tasse Espresso (50 ml)	50 bis 60	100 bis 120
1 Tasse schwarzer Tee (125 ml)	20 bis 50	16 bis 40
1 Tasse Kakao (125 ml)	1,7 bis 5	1 bis 3,2
1 Glas Cola-Getränk (200 ml)	13 bis 50*	6,5 bis 25*
1 Dose Energy-Drink (250 ml)	80	32

Quelle: Deutscher Kaffee-Verband e.V./BDE

* Die Schwankungsbreite des Koffeingehaltes von Erfrischungsgetränken entspricht der Menge, die laut Verordnung zugesetzt werden darf. Die tatsächlichen Koffeingehalte von Cola-Getränken sind je nach Hersteller unterschiedlich.

Der absolute Koffeingehalt in Nahrungsmitteln kann sehr stark variieren. Er ist u. a. abhängig von dem jeweiligen koffeinhaltigen Produkt sowie von der Zubereitungsart und der Rezeptur.

Alkohol – in Maßen ein gesunder Genuss

Alkohol gehört bei uns zum Alltag und zu allen gesellschaftlichen Ereignissen. Ein Gläschen Sekt regt an, das Bier zum Feierabend entspannt, und Rotwein enthält sogar noch sekundäre Pflanzenstoffe – so genannte Polyphenole, die sich positiv auf die Gesunderhaltung der Blutgefäße auswirken, wenn man sich an ein gesundes Maß von ein bis zwei Gläschen am Tag hält. Als gesunde zuträgliche Menge werden für Frauen 10 Gramm und für Männer 20 Gramm Alkohol pro Tag angesehen. 20 Gramm Alkohol entsprechen etwa 0,5 Liter Bier oder 0,25 Liter Wein. Was die Gehirnleistung betrifft, sieht die Positivliste allerdings etwas anders aus. So verlangsamt Alkohol dosisabhängig die Reaktionsfähigkeit und kann mit zu einer Unterzuckerung beitragen. Im Vergleich zum gesamten Organismus leidet unter chronischer Alkoholeinwirkung das Zentralnervensystem mit seiner Steuerzentrale Gehirn am meisten. Es ist also eine schmale Gratwanderung zwischen einem persönlich zuträglichen und unbedenklichen Alkoholkonsum sowie einer bereits schädigenden Dosis. Alkoholmissbrauch gefährdet unbestritten die Leberfunktion sowie das sensible Gleichgewicht in Gehirn und Nervensystem. Außerdem ist der Weg in die Abhängigkeit vorgezeichnet. Trotz der positiven Effekte, die ein maßvoller Alkoholkonsum allgemein für die Gesundheit haben kann, sollte deshalb jeder seine Trinkgewohnheiten kritisch hinterfragen.

Trinken, bevor der Durst kommt

Durst signalisiert den Bedarf und das Bedürfnis nach Flüssigkeit. In der Hierarchie der physiologischen Triebe kann Durst nur durch starke Schmerzen und Luftnot verdrängt werden. Allerdings sollte es soweit erst gar nicht kommen und Durst nur in Ausnahmefällen Stimulus zur Flüssigkeitsaufnahme sein.

Vom Erleben her ist Durst eng mit der Trockenheit des Mundes verbunden, physiologisch reagiert der Körper bei Austrocknung im extra- und intrazellulären Raum mit Durst. Der entstandene Flüssigkeitsmangel wird von empfindlichen Sensoren im Blut und in den Zellen registriert und dem Gehirn weitergemeldet. Vereinfacht ausgedrückt: Das Gehirn schlägt Alarm, wenn das Blut zu dickflüssig wird. In dieser Mangelsituation entzieht der Körper aber bereits anderen Zellen die benötigte Flüssigkeit. Durst kann sich bereits ab einem Flüssigkeitsdefizit von etwa 0,5 Prozent des Körpergewichts einstellen. Normalerweise erfolgt bei unseren Ernährungsgewohnheiten aber die Flüssigkeitsaufnahme bereits, bevor es zum Auftreten eines ausgeprägten Durstempfindens kommt.

Bei Sportlern ist Durst als »Grobregulation« der Flüssigkeitsaufnahme ohnehin nicht immer ein verlässliches Signal. Wenn der Sportler Durst empfindet, ist dies eher ein warnendes Anzeichen dafür, dass sein Blutvolumen und damit seine Leistungsfähigkeit vermindert ist. Untersuchungen an Leistungssportlern konnten darüber hinaus belegen, dass Durstempfindungen geringer sind als der tatsächliche Flüssigkeitsbedarf. So rät man Aktiven, zu trinken, bevor sie durstig sind.

In diesem Zusammenhang soll auch Brillat-Savarin zitiert werden, der richtig feststellte: »Es ist eines der Vorrechte des Menschen, dass er trinken kann, ohne Durst zu haben.« Bei aller ernährungsphysiologischen Notwendigkeit der Flüssigkeitsaufnahme ist Trinken schließlich auch Vergnügen. Und ein schmackhaftes Getränk trägt dazu bei, dass der ernährungswissenschaftlichen Empfehlung zur bedarfsgerechten Flüssigkeitsaufnahme auch gerne entsprochen wird.

Wenn wir im Sommer reichlich Obst, Gemüse und Salate genießen, nehmen wir damit auch einen größeren Teil der täglich benötigten Flüssigkeit auf. Da wir dann meistens auch mehr schwitzen, kommt diese Extraportion gerade recht.

Abwechslung auch bei den Getränken

Neben Wasser, dem Hauptbestandteil aller Getränke, tragen alkoholfreie Durstlöscher je nach Zusammensetzung auch zur Energie-, Mineralstoff- und Vitaminversorgung

Wenn Sie vergessen, tagsüber ausreichend zu trinken, sollten Sie sich eine Zeit lang Ihre »Tagesdosis« schon morgens bereitstellen. So behalten Sie den Überblick und gewöhnen sich an die erforderlichen Trinkmengen.

bei. Ideal eignen sich verdünnte Fruchtsäfte (Apfel-, Kirsch- oder Johannisbeerschorle), verschiedene Früchte- und Kräutertees (z. B. Rooibos-, Pfefferminz- oder Griechischer Bergtee), aber auch Buttermilch, Gemüsesäfte (frisch oder als Konserve) und grüner Tee, sowie zuckerfreie Erfrischungsgetränke. Alkoholische Getränke – vor allem höherprozentige – sind wie bereits erwähnt als Durstlöscher weniger gut geeignet, da Alkohol zu den diuretischen Substanzen zählt, die zu einem vermehrten Flüssigkeitsverlust über den Harn führen. Sie erhöhen dadurch den Wasserbedarf. So ist der Nachdurst nach reichlichem Alkoholkonsum am nächsten Morgen Folge des Flüssigkeitsverlustes. Fazit: Wie beim Essen sollten wir abwechslungsreich und über den Tag verteilt trinken. Die Vielfalt der Getränke – einschließlich der Erfrischungsgetränke – kann für Gesundheit, Fitness und Wohlbefinden genutzt werden.

Getränke- und Trinkplaner

Morgens direkt nach dem Aufstehen

- 1 Glas Wasser — 200 ml

Morgens zum Frühstück

- 1 Glas Orangensaft — 200 ml
- 1 Tasse Kaffee — 125 ml

Vormittags am Arbeitsplatz

- 1 Becher Tee — 200 ml
- 1 Glas Buttermilch — 200 ml

Mittags

- 1 großes Glas Mineralwasser — 300 ml
- 1 Tasse Espresso — 50 ml

Nachmittags

- 1 großes Glas Apfelsaftschorle — 300 ml

Abends

- 2 Tassen Kräutertee — 250 ml

Spätabends

- 1 Glas Rotwein — 200 ml

Tagessumme: 2025 ml

davon 375 ml koffeinhaltige Getränke und 200 ml alkoholische Getränke

Körperbausteine und Hochleistungselemente

Mineralstoffe

Mineralstoffe sind anorganische Nährstoffe und werden in Mengen- und Spurenelemente unterteilt. Die Einteilung bezieht sich sowohl auf das mengenmäßige Vorkommen im Körper als auch auf den Nahrungsbedarf. Mengenelemente werden im Bereich von mehreren 100 Milligramm bis zu einigen Gramm benötigt, während die Zufuhrempfehlungen für Spurenelemente wenige Milligramm und zum Teil nur Mikrogramm betragen. Die Erforschung der im Vergleich zu den Vitaminen nicht minder wichtigen Mineralstoffe hat sich etwas weniger spektakulär vollzogen und ist längst noch nicht abgeschlossen. Ein Eisendefizit zählt zu den weltweit am weitesten verbreiteten Nährstoffmangelerscheinungen. Schon die alten Ägypter kannten 3000 v. Chr. die stärkende Wirkung von Eisen und tranken das zum Kühlen von geschmiedeten Eisenteilen benützte Wasser.

Mineralstoffe sind für den Körper genauso wichtig wie Vitamine. Aus der großen Gruppe der Spurenelemente gibt es noch einige, deren Funktionen im Stoffwechsel noch nicht bekannt sind.

Ein anderes Spurenelement ist ebenfalls häufig knapp in unserer Ernährung: Jod. Im 15. Jahrhundert malte Giovanni Francesco da Rimini die Madonna mit Kropf, jenem durch Nährstoffmangel damals weit verbreiteten Leiden. Doch erst im 20. Jahrhundert führte man die Vergrößerung der Schilddrüse auf Jodmangel in der Kost zurück. Heute stehen weitere Spurenelemente im Blickpunkt der Ernährungsforschung, z. B. Zink und Selen, deren Versorgung durch die Ernährung teilweise kritisch ist.

Nachfolgend sollen zunächst die Funktionen der wichtigsten Mengenelemente beschrieben werden. Dazu zählen Natrium, Chlorid, Kalium, Magnesium, Kalzium, Phosphat und Schwefel. Das zuletzt genannte Mengenelement wird in Form der schwefelhaltigen Aminosäuren (Methionin und Cystein) aufgenommen und soll hier nicht weiter erläutert werden.

Natrium und Chlorid für den Geschmack

Kochsalz, jenes weiße Mineral, in dessen Gesellschaft viele Lebensmittel besser schmecken und darüber hinaus über Monate haltbar gemacht werden können, besteht aus den beiden Mengenelementen Natrium und Chlorid. Auf Salz haben einst viele Städte ihren Reichtum begründet und tragen zum Teil bis heute (wie beispielsweise Salzburg) das begehrte Handelsgut in ihrem Namen. Heute haben wir das kostbare Gewürz Salz im Überfluss und sollten wissen, dass viele Gerichte auch köstlich schmecken, wenn wir sparsam mit den kleinen Kristallen umgehen, fantasievoll mit Kräutern würzen und die richtige Garmethode wählen, etwa das Dünsten oder Garen im Tontopf. Beide Bestandteile des Kochsalzes sind an der Regulation des Wasserhaushalts beteiligt.

Natrium fördert die Wasseraufnahme und bindet Wasser in den Geweben, während Chlorid zusätzlich wichtig für die Bildung der Magensalzsäure ist. Der Natriumbedarf wird bei einer gemischten Ernährung leicht mit salzhaltigen Lebensmitteln gedeckt, auch ohne dass wir den Salzstreuer verwenden. Brot, Wurst und Käse enthalten Kochsalz, das bei der Herstellung zugesetzt wird. Kochsalzempfindliche Bluthochdruckpatienten profitieren von einer gemäßigten Kochsalzzufuhr, die etwa bei fünf bis sechs Gramm pro Tag liegt. Bei starkem Schwitzen ermöglichen Getränke, die geringe Kohlenhydrat- und Natriumzusätze enthalten, einen raschen Wasserersatz im Körper.

Für eine ausgeglichene Kaliumbilanz sollte der Speisezettel regelmäßig Bananen, Orangen, Vollkornprodukte und Kartoffeln enthalten.

Kalium fürs Herz

Kalium ist der Gegenspieler von Natrium und ebenfalls an der Regulation des Wasserhaushalts beteiligt. Eine kaliumreiche Ernährung (Obst, Trockenfrüchte, Fruchtsäfte, ungesalzene Reis- und Gemüsegerichte) wirkt entwässernd. Kalium ist wichtig für Herz und Muskeln. Bei Mangel kommt es zu Muskelschwäche, Störungen der Herzfunktion und Darmträgheit. Abführmittel führen zu Kaliumverlusten, was das Problem noch verstärkt. Vorsicht: Kalium ist wasserlöslich, deshalb beim Kochen nicht auslaugen.

Als minimale Kaliumzufuhr werden für Erwachsene 2000 Milligramm pro Tag angegeben. Im Zusammenhang von Bluthochdruck und Ernährung scheint auch das Verhältnis von Natrium- zur Kaliumzufuhr von Bedeutung zu sein. Eine reiche Kaliumaufnahme kann dazu beitragen, den Blutdruck zu senken. Meistens wird jedoch mehr Natrium als Kalium aufgenommen.

Magnesium – der Aktivator

Magnesium ist das Hochleistungselement des Stoffwechsels und an der Aktivierung von nahezu 300 Enzymen beteiligt. Es gilt als Stressschutzschild und ist wichtig für die Muskelfunktion und das gute Zusammenspiel von Nerv und Muskel. So schützt Magnesium auch vor Muskelkrämpfen. Wie Kalzium und Phosphat dient es als Bausubstanz für Knochen und Zähne. Die besten Nahrungsquellen sind pflanzliche

Lebensmittel wie Gemüse, Vollkornprodukte, Hülsenfrüchte und Kartoffeln. Aber auch Mineralwasser mit 100 Milligramm Magnesium und mehr je Liter kann einen guten Beitrag zur Magnesiumversorgung leisten. Tagesziel sind für Jugendliche und Erwachsene 300 bis 400 Milligramm Magnesium pro Tag. Achtung: Alkohol erhöht den Bedarf am Antistress-Mineralstoff Magnesium ebenso wie ein Missbrauch von Abführmitteln.

Kalzium – der Knochenstabilisator

Kalzium ist mengenmäßig der wichtigste Mineralstoff des menschlichen Körpers und ein bedeutsamer Baustein von Zähnen und Knochengewebe, die 99 Prozent des gesamten Körperbestandes an Kalzium enthalten. Im Körper eines Neugeborenen befinden sich etwa 30 Gramm Kalzium, in dem der erwachsenen Frau rund 800 Gramm und in dem des erwachsenen Mannes etwa 1000 Gramm. Diese enorme Steigerung des Kalziumbestandes ist nur über eine entsprechend kalziumhaltige Ernährung möglich. Neben seiner Stützfunktion im Skelett spielt Kalzium eine wichtige Rolle bei der Blutgerinnung und der Weiterleitung von Reizen im Nervensystem sowie bei der Auslösung der Muskelkontraktion.

Der Kalziumhaushalt steht in enger Beziehung zum fettlöslichen Vitamin D. Aber auch das Vitamin K und das Spurenelement Fluorid spielen eine wichtige Rolle.

Das mit der Nahrung – vorwiegend aus Milch und Milchprodukten, grünem Gemüse und Mineralwasser mit mehr als 150 Milligramm Kalzium pro Liter – aufgenommene Kalzium wird je nach Versorgungszustand zu 20 bis 40 Prozent verwertet und zum größten Teil in die Knochen eingebaut.

Ein unverzichtbarer Förderer des Kalziumhaushalts und Knochenaufbaus ist das so genannte Vitamin-D-Hormon. Es begünstigt den Kalziumtransport vom Darm ins Blut und die Einlagerung des Mineralstoffs in die Knochen. Dieses Skelettdepot stellt wiederum ein schnell verfügbares Kalziumreservoir für eventuelle Mangelsituationen dar. Kalziumbestand und Knochenmasse zeigen im Leben eines Menschen einen charakteristischen Verlauf, wie die umseitige Abbildung zeigt.

Lebensalter und Knochenaufbau

Bis zum Alter von etwa 30 Jahren findet der Knochenaufbau statt, wobei das Knochenwachstum im Säuglings- und Pubertätsalter besonders intensiv verläuft. Seine maximale Knochenmasse erreicht der Mensch erst mit etwa 30 Jahren. Dieses Kalziumdepot ist mit einem Bankkonto vergleichbar, auf das Kalzium als Guthaben eingezahlt wird. Nach dem 30. Lebensjahr beginnen bereits Knochenabbauvorgänge und

Ohne Sonnenlicht kann der Körper das »Knochenvitamin« D nicht bilden. In der Frühzeit der Industrialisierung litten viele Stadtkinder unter der Vitamin-D-Mangel-Krankheit Rachitis. Ursache war unter anderem das fehlende Tageslicht in Kellerwohnungen und der Smog der Städte.

Knochenmasseverluste. Von dem bestehenden Guthaben kann dann nur noch – mehr oder weniger – abgehoben werden. Umso wichtiger ist die gute Anlage einer hohen Kalziumdichte der Knochen. Je größer die Knochenmasse, desto besser ist der Schutz gegen Knochenschwund (Osteoporose) und Knochenbrüche im Alter. Eine gute Kalziumversorgung in jungen Jahren ist daher der beste Schutz vor Osteoporose im Alter. Außerdem spielt die Bewegung eine wichtige Rolle für die Ausbildung stabiler Knochen. Bewegung im Freien unterstützt zudem die körpereigene Vitamin-D-Bildung durch Einwirkung von Sonnenlicht.

Bei Frauen in den Wechseljahren beschleunigt der Rückgang der körpereigenen Östrogenproduktion den Knochenabbau. Dann muss der Arzt über den Einsatz von Östrogenpräparaten sowie über einen Einsatz von Kalzium und Vitamin-Kombinationspräparaten als Nahrungsergänzung entscheiden; damit kann die gefürchtete Osteoporose zumindest gebremst werden.

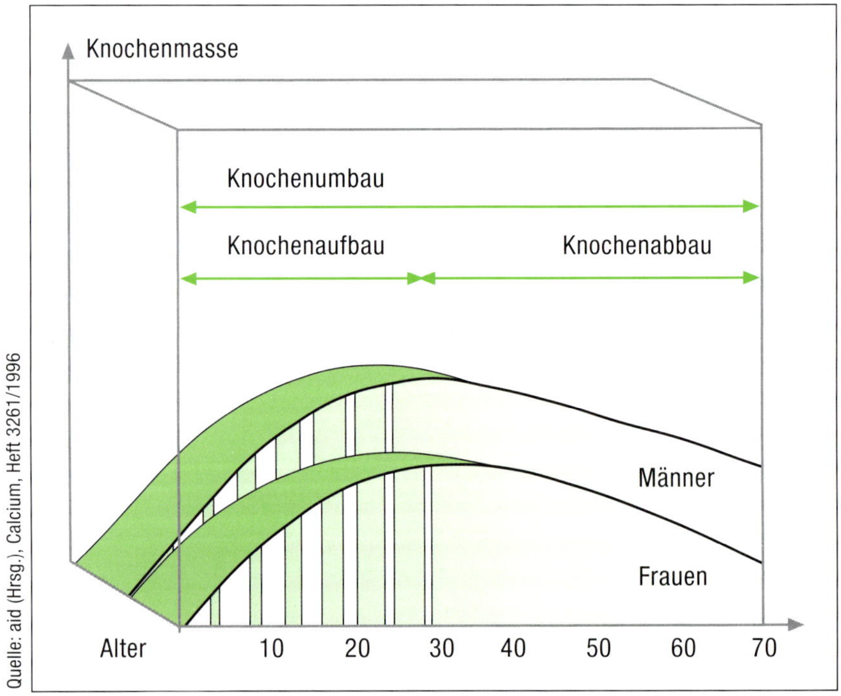

Verlauf der Knochenmasse in Abhängigkeit von Alter und Geschlecht

Wer braucht wie viel Kalzium?

Die empfohlene Kalziumzufuhr beträgt	**pro Tag**
für Säuglinge bis zum 1. Lebensjahr	220 bis 400 mg
für Kinder	
▪ 1 bis unter 4 Jahre	600 mg
▪ 4 bis unter 7 Jahre	700 mg
▪ 7 bis unter 10 Jahre	900 mg
▪ 10 bis unter 13 Jahre	1100 mg
▪ 13 bis unter 15 Jahre	1200 mg
für Jugendliche	
▪ 15 bis unter 19 Jahre	1200 mg
Erwachsene in allen Altersstufen	
▪ 19 Jahre und älter	1000 mg

Quelle: DGE-Referenzwert für die Nährstoffzufuhr 2000

Das sorgt für stabile Knochen

In letzter Zeit mehren sich auch die Hinweise, dass Vitamin K (reichlich in grünen Gemüsen vorhanden) eine aktive Rolle bei der Entwicklung der Knochenfestigkeit spielt. Möglicherweise senkt die Zufuhr des Spurenelements Fluorid (enthalten in grünem Tee und fluoridiertem Speisesalz) das Osteoporoserisiko, während reichlicher Genuss von Kaffee und anderen koffeinhaltigen Getränken es erhöhen kann. Bestimmten Soja-Inhaltsstoffen, den östrogenähnlichen Isoflavonen, wird eine positive Wirkung in Bezug auf die Osteoporoseprophylaxe zugeschrieben. Man führt das geringe Vorkommen von Osteoporose in den asiatischen Ländern auf den hohen Verzehr von Sojaprodukten zurück.

Fazit: Eine abwechslungsreiche Mischkost mit viel Milch und Milchprodukten sowie Gemüsen und Hülsenfrüchten kann in Kombination mit körperlicher Aktivität am besten für stabile Knochen sorgen. Wer Milch nicht verträgt oder mag, kann auf kalziumangereicherte Sojadrinks oder kalziumreiches Mineralwasser ausweichen. Unter Umständen muss eine Nahrungsergänzung mit Kalzium in Erwägung gezogen werden. Als Kalziumquelle bei Milchzuckerunverträglichkeit können auch gereifte Käsesorten dienen, bei denen der Milchzucker weitgehend abgebaut ist.

Eine kalziumarme Ernährung in jungen Jahren erhöht das Risiko von Osteoporose, weil es dann im höheren Lebensalter – in der Phase des Knochenabbaus – schneller an die Substanz geht.

Männer sind viel seltener vom Knochenschwund betroffen als Frauen – sie haben den Vorteil einer höheren Knochendichte. Ein Mangel des Hormons Testosteron oder Alkoholmissbrauch können aber auch bei ihnen Osteoporose auslösen.

Wie viel Kalzium steckt in der Nahrung?

Kalziumreiche Lebensmittel

Portionsgröße	Lebensmittel	Kalziumgehalt mg / Portion	Kalziumgehalt mg / 100 g
	Milch		
250 g	Buttermilch	273	109
200 g	Joghurt (1,5 % Fett)	246	123
200 g	Milch (1,5 % Fett)	240	120
	Käse		
30 g	Parmesan (35 % F.i.Tr.)	387	1290
30 g	Emmentaler (45 % F.i.Tr.)	306	1020
30 g	Tilsiter (45 % F.i.Tr.)	257	858
30 g	Gouda (45 % F.i.Tr.)	246	820
30 g	Chester (50 % F.i.Tr.)	243	810
30 g	Edamer (40 % F.i.Tr.)	238	793
	Gemüse		
200 g	Grünkohl	424	212
200 g	Spinat	252	126
200 g	Brokkoli	210	105
	Samen		
20 g	Mohn (3 EL)	292	1460
30 g	Sesam, getrocknet (3 EL)	235	783

1 Glas Milch, 2 Scheiben Käse sowie 1 Portion Gemüse decken z. B. annähernd den Kalziumbedarf eines Erwachsenen.

Phosphat (Phosphor) – Energieüberträger und Baustein

So wichtig Phosphat auch in Form der energiereichen Phosphate (ATP und Kreatinphosphat vgl. Seite 45) im Energiestoffwechsel und als zweites Bauelement von Knochen und Zähnen sowie der so genannten Phospholipide (»Lecithine«) ist, ein

Mangel kommt so gut wie nie vor. Phosphat ist in fast allen Lebensmitteln vorhanden und wird zum Teil Lebensmitteln in Form phosphorhaltiger Zusatzstoffe zugesetzt. So überschreitet die Aufnahme leicht die geschätzte Zufuhrempfehlung, die bei Jugendlichen mit 1250 Milligramm und bei Erwachsenen mit 700 Milligramm pro Tag veranschlagt wird.

Früher war es üblich, ein bestimmtes Kalzium-Phosphat-Verhältnis (1:1 bis 1:1,5) in der Ernährung vorzugeben. Höhere Phosphorzufuhren sollten die Kalziumverfügbarkeit vermindern. Damit scheint aber keine Verschlechterung der Kalziumbilanz verbunden zu sein, sodass es heute nicht mehr als notwendig angesehen wird, eine solche Vorgabe einzuhalten.

Phosphor bzw. Phosphatverbindungen kommen wie Natrium und Chlorid als Kochsalz eher zu reichlich als zu knapp in unserer Ernährung vor.

Spurenelemente – in geringen Dosen hochwirksam

Zu den Spurenelementen, deren essenzieller Charakter anerkannt und deren Funktion für den Menschen bekannt ist, zählen Eisen (Fe), Jod (J), Fluor (F), Zink (Zn), Selen (Se), Kupfer (Cu), Mangan (Mn), Chrom (Cr), Molybdän (Mo) und Kobalt (Co). Letzteres ist Bestandteil von Vitamin B_{12} und nur als Vitamin-B_{12}-Komponente lebensnotwendig. Ein Mangel an Vitamin B_{12} lässt sich nicht durch Kobaltzufuhr beheben. Ein Wert für eine angemessene Zufuhr wird deshalb nur für Vitamin B_{12} angegeben (vgl. Seite 110f.).

Im Folgenden werden die wichtigsten Spurenelemente vorgestellt, die teilweise kritische Nährstoffe – also mögliche Mangelelemente – sind oder eine besondere Bedeutung für den Gesundheitsschutz haben.

Eisen fürs Blut

An erster Stelle der Spurenelemente, sowohl was das mengenmäßige Vorkommen im Körper als auch was den Nahrungsbedarf mit 10 bis 15 Milligramm pro Tag betrifft, steht das Eisen. Als Bestandteil des Blutfarbstoffs Hämoglobin ist es unerlässlich für den Sauerstofftransport im Blut und bei der Sauerstoffübertragung im Energiestoffwechsel. Wer an Eisenmangel leidet, fühlt sich zunächst abgeschlagen und erschöpft und wird anfällig gegenüber Infektionskrankheiten. Schließlich kommt es zur Anämie (Blutarmut).

Das im Fleisch enthaltene so genannte Hämeisen kann der Körper am besten ausnutzen. Fleisch macht sogar das Eisen aus dem Gemüse besser verfügbar, wenn wir

Kinder brauchen genügend Eisen – und das kann bei vegetarischer Ernährung zum Problem werden. Denn Fleisch nicht zu wollen heißt bei ihnen nicht automatisch, Gemüse zu mögen! Auch pflanzliches Eisen kann den Bedarf decken, dann muss aber wirklich viel und regelmäßig »Grünfutter« auf den Tisch kommen.

diese Lebensmittel zusammen essen. Vitamin C verbessert ebenfalls die Eisenaufnahme aus pflanzlichen Lebensmitteln, während schwarzer Tee und Kaffee sie verschlechtern können. Gut verfügbar kommt Eisen in rein pflanzlichen Kombinationen wie Haferflocken mit Orangensaft oder Linsen mit Paprika vor. Grüne Gemüse und Beerenfrüchte sind ebenfalls gute Eisenquellen.

Eine ausreichende Eisenversorgung ist zweifellos wichtig, doch man kann des Guten auch zu viel tun. Eine hohe Eisenzufuhr »um jeden Preis« – also auch in Form von Präparaten – bringt durchaus nicht nur Vorteile. So kann (zu viel) Eisen möglicherweise unerwünschte Oxidationsvorgänge im Körper fördern, die im Zusammenhang mit der Bildung freier Radikale stehen.

Andererseits erreicht bei Mädchen zwischen 10 und 13 Jahren sowie bei Frauen bis zum 50. Lebensalter die durchschnittliche Eisenaufnahme mit der Nahrung nicht die vorgegebenen Empfehlungen. Über eine entsprechende Ernährungsberatung hinaus kommt dem Arzt die Aufgabe zu, im konkreten Bedarfsfall über eine eventuelle zusätzliche Gabe von Eisenpräparaten zu entscheiden.

Jod für die Schilddrüse

Nach bisherigem Kenntnisstand ist das Spurenelement Jod nur als essenzieller Bestandteil der Schilddrüsenhormone Thyroxin (T4) und Trijodthyronin (T3) notwendig. Diese Funktion ist allerdings lebensnotwendig und für den gesamten Stoffwechsel von herausragender Bedeutung.

Die Schilddrüsenhormone beeinflussen Wachstum und Teilung von Zellen, den Protein-, Kohlenhydrat- und Fettstoffwechsel, die Temperaturregulation und den Grundumsatz. Jede Störung der Produktion von Schilddrüsenhormonen wirkt sich daher auf den Grundumsatz aus: Die so genannte Überfunktion der Schilddrüse erhöht, die Unterfunktion senkt ihn. Weil die Schilddrüsenhormone den Stoffwechsel maßgeblich beeinflussen, wirken sich Fehlfunktionen der Schilddrüse auf die gesamte körperliche und geistige Entwicklung und Leistungsfähigkeit sowie auf die Psyche aus. Jodmangel senkt zunächst die Konzentration der Schilddrüsenhormone im Blut. Daraufhin wächst die Schilddrüse, um durch eine höhere Produktionsleistung den Mangel an Schilddrüsenhormonen wettzumachen. Sichtbares Zeichen dieses Vorgangs ist die Kropfbildung, auch Struma genannt. Deutschland gehört zu den Jodmangelgebieten: Über zehn Prozent der Bevölkerung haben eine deutlich tastbare Vergrößerung der Schilddrüse.

Der Kropf – mehr als ein kosmetisches Problem

Besonders schwer wirkt sich ein Jodmangel bereits im Fetal- und Säuglingsstadium aus. Die körperliche und geistige Entwicklung kann verzögert sein. Im schlimmsten Fall kommt es zu einer schweren Störung der geistigen Entwicklung (Kretinismus). Während Schwangerschaft und Stillzeit muss daher die Jodversorgung der Mutter gesichert sein. Aber auch bei Klein- und Schulkindern können infolge von Jodmangel Lern- und Merkschwierigkeiten auftreten.

Die Vergrößerung der Schilddrüse ist weitaus mehr als nur ein kosmetisches Problem, denn sie kann zu Atembeschwerden und Schluckstörungen führen. Schließlich können auch ständige Müdigkeit, Antriebsschwäche und geringe Abwehrkräfte auf einen Jodmangel hindeuten.

Jod hält den ganzen Stoffwechsel in Schwung. Bei anhaltendem Jodmangel verändert die Schilddrüse ihre Struktur. Dabei bilden sich so genannte Knoten, die weitere gesundheitliche Probleme verursachen können. Deshalb müssen Schilddrüsenerkrankungen unbedingt behandelt werden. Noch besser ist es jedoch, einem drohenden Jodmangel rechtzeitig vorzubeugen.

Jodmangel kann jeder haben

Mit unserer Nahrung nehmen wir nicht einmal die Hälfte der empfohlenen Jodmenge von 180 bis 200 Mikrogramm pro Tag auf. Unsere Böden und alles, was darauf wächst, sind jodarm. Gleiches gilt für die Tiere, die auf jodarmen Böden weiden. Auch unser Trinkwasser enthält kaum Jod.

Von Natur aus liefern unsere Lebensmittel einfach zu wenig Jod – bis auf eine Ausnahme: Meerestiere, besonders Seefisch. Ohne Seefisch ist die Jodversorgung mit Lebensmitteln nicht möglich. Doch selbst Fischliebhaber möchten nicht fast jeden Tag Fisch essen. Deshalb erfordert eine sichere Jodversorgung heute neben der Empfehlung, zweimal wöchentlich Meeresfisch zu genießen, zwei zusätzliche Maßnahmen:

- Sowohl im Haushalt als auch in der Gastronomie und in der Gemeinschaftsverpflegung sollte konsequent Jodsalz (jodiertes Speisesalz) verwendet werden. Meersalz ohne Jodzusatz ist übrigens keine Alternative zu Jodsalz. Es enthält nur unwesentliche Mengen an Jod.
- Kaufen Sie bevorzugt Produkte, die mit Jodsalz hergestellt wurden – insbesondere Brot.

Schilddrüsenerkrankungen sind weit verbreitet, werden aber häufig nicht als Auslöser von Beschwerden in Betracht gezogen. Weisen Sie bei verdächtigen Symptomen Ihren Arzt auf diese Möglichkeit hin.

Jodiertes Salz für die tägliche Speisezubereitung ist eine gute Möglichkeit, Jodmangel vorzubeugen. Wer nicht daheim kocht, sondern meist auswärts isst, sollte möglichst häufig Gerichte mit Seefisch wählen.

Lebensmittel als Jodlieferanten

Lebensmittel	Jodgehalt in 100 g	Jodgehalt pro Portion	Verzehrsmenge, um die Tagesempfehlung (200 µg) zu erreichen
Fische und Meerestiere			
Bismarckhering	91 µg	114 µg in 125 g	220 g
Brathering	93 µg	116 µg in 125 g	215 g
Kabeljau	170 µg	255 µg in 150 g	118 g
Makrele	49 µg	24,5 µg in 50 g	408 g
Miesmuscheln	130 µg	130 µg in 100 g	154 g
Nordseegarnelen	130 µg	130 µg in 100 g	154 g
Rotbarsch	99 µg	149 µg in 150 g	202 g
Schellfisch	243 µg	365 µg in 150 g	82,3 g
Seelachs	200 µg	300 µg in 150 g	100 g
Tunfisch in Öl (Konserve)	149 µg	112 µg in 75 g	134 g
Andere Lebensmittel			
Äpfel	1,1 µg	1,4 µg in 125 g	18,1 kg
Bier	0,7 µg	1,4 µg in 200 ml	28,6 l
Brokkoli	15 µg	30 µg in 200 g	1,3 kg
Champignons, frisch	18 µg	27 µg in 150 g	1,1 kg
Edamer (40 % Fett i. Tr.)	5,0 µg	1,5 µg in 30 g	4,0 kg
Grünkohl	12 µg	24 µg in 200 g	1,7 kg
Hühnerei	9,8 µg	6,4 µg in 65 g	2,0 kg
Joghurt (3,5 % Fett)	3,5 µg	5,3 µg in 150 g	5,7 kg
Kartoffeln	1,5 µg	3,0 µg in 200 g	13,3 kg
Roggenbrot	8,5 µg	4,3 µg in 50 g	2,4 kg
Rotkohl	5,2 µg	10 µg in 200 g	3,8 kg
Vollmilch (3,5 % Fett)	6,1 µg	12 µg in 200 ml	3,3 l

Quelle: aid und Arbeitskreis Jodmangel, Broschüre 1339 Jod, 1997

Gefahr durch zu viel Jod?

Zu der Frage möglicher Gefährdungen durch Jod(salz) nimmt der Arbeitskreis Jodmangel eindeutig Stellung: »Auch eine vergrößerte Schilddrüse braucht Jod zum Aufbau der Schilddrüsenhormone, sonst vergrößert sie sich immer weiter. Außerdem können sich Vergrößerungen sogar teilweise zurückbilden, wenn ausreichend Jod zugeführt wird. Das gilt besonders für Kinder und Jugendliche. Selbst wenn eine vergrößerte Schilddrüse zu viele Hormone produziert, ist die Verwendung von Jodsalz ungefährlich. Die Jodmenge im Salz ist viel zu gering. Sie gleicht nur aus, was den Lebensmitteln durch die Jodarmut der Erdböden verloren gegangen ist – und nicht mehr.

In ganz seltenen Fällen kann es vorkommen, dass erst nach Umstellung auf Jodsalz eine Schilddrüsenüberfunktion festgestellt wird. Diese wurde jedoch nicht durch Jodsalz verursacht, sondern lag bereits vor. Unbemerkt bis zu diesem Zeitpunkt kann es sein, dass die Krankheit in Erscheinung tritt, weil mit dem Jodsalz etwas mehr Jod zugeführt wird. Das hat Vorteile: Denn jetzt kann man die Überfunktion gezielt behandeln, und schlimmere Gesundheitsprobleme werden vermieden.

Die Jodmenge in Lebensmitteln ist viel zu gering, um eine Jodakne oder so genannte Jodallergie auszulösen. Derartige Hauterkrankungen könnten höchstens entstehen, wenn man jeden Tag erheblich mehr Jod aufnähme (im Milligramm- oder Gramm-Bereich) als die empfohlenen 200 Mikrogramm, also millionstel Gramm.« Unphysiologisch hohe Jodmengen können höchstens durch jodhaltige Medikamente, Röntgenkontrastmittel, Desinfektionsmittel oder Algenpräparate zustande kommen.

Zink – ein Multitalent

Für Zink ist bisher eine Beteiligung an über 100 Enzymen nachgewiesen worden. Dieses Spurenelement erfüllt im Stoffwechsel spezifische Funktionen als Bestandteil oder Aktivator von zahlreichen Enzymen des Protein-, Kohlenhydrat-, Fett- und Nukleinsäurestoffwechsels, von Hormonen und der Insulinspeicherung sowie im Immunsystem. Ferner gilt Zink als Antioxidanz. Bei Zinkmangel werden Wachstumsverzögerungen, gestörte Wundheilung und eine erhöhte Infektanfälligkeit beobachtet.

Die empfohlene Zinkzufuhr beträgt für Frauen sieben Milligramm und für Männer zehn Milligramm pro Tag. Gute Zinkquellen sind Rindfleisch, Schweinefleisch, Geflügel, Fisch, Eier und Käse. Zink ist aus Lebensmitteln tierischer Herkunft allgemein besser verfügbar als aus pflanzlichen Quellen, deren Gehalt ohnehin abhängig von der jeweiligen Bodenbeschaffenheit ist. Bei einem weitgehenden Verzicht auf tierische

Zink ist nicht nur für die Gesundheit, sondern auch für die Schönheit wichtig: Haut, Haare und Fingernägel profitieren von einer guten Zinkversorgung. Eine besonders gute Zinkquelle sind übrigens frische Austern.

Da vom Spurenelement Selen winzigste Mengen genügen, kommt ein Mangel nur selten vor. Vegetarier sollten ihren Selenbedarf durch reichlich Vollkorn, Knoblauch und möglichst auch Eier decken.

Lebensmittel kann die Zinkversorgung kritisch werden. Davon sind vor allem strenge Vegetarier betroffen.

Wegen möglicher Wechselwirkungen mit dem Eisen- und Kupferstoffwechsel wird von einer Zinkaufnahme über 30 Milligramm pro Tag abgeraten. Diese Menge ist allerdings nur über Präparate zu erreichen, wie die folgenden Zahlen beweisen: 100 Gramm mageres Schweinefleisch enthalten knapp zwei Milligramm, 100 Gramm Lammkotelett etwas über zwei Milligramm und 100 Gramm Lachs knapp ein Milligramm Zink. Ein Frühstücksei trägt immerhin 1,3 Milligramm Zink bei, während 100 Gramm Gouda (40 Prozent Fett in der Trockenmasse) sogar vier Milligramm Zink liefert. Unter den pflanzlichen Lebensmitteln schneiden Haferflocken und Hülsenfrüchte vergleichsweise gut ab.

Selen – Schutzelement in der Diskussion

Das lebensnotwendige Spurenelement Selen ist Bestandteil verschiedener Enzyme, die einerseits in den Schilddrüsenhormon-Stoffwechsel eingreifen, andererseits vor allem aufgrund ihrer antioxidativen Schutzwirkung bekannt geworden sind. Dem selenhaltigen antioxidativen Enzym Glutathionperoxidase kommt eine Schlüsselrolle beim Abbau von schädigenden Radikalen zu. Beim Schutz von Fetten vor Oxidation (Sauerstoffreaktion) besteht eine synergistische Beziehung des Selen zum fettlöslichen Vitamin E, das ebenfalls ein wichtiges Antioxidanz ist (vgl. Seite 100). Selen steht im Zusammenhang mit der Funktion des Immunsystems und wird vor allem im Hinblick auf eine Schutzwirkung gegenüber Krebserkrankungen untersucht.

Aufgrund des augenblicklichen Wissensstandes erscheint eine tägliche Selenzufuhr im Bereich von 30 bis 70 Mikrogramm angemessen zu sein, wobei in Deutschland und den europäischen Nachbarländern mittlere Selenzufuhren von 30 bis 40 Mikrogramm pro Tag erreicht werden. Selenmangel droht am ehesten strengen Vegetariern. Selen wird nämlich hauptsächlich über Fleisch (insbesondere vom Schwein), Seefisch und Eier aufgenommen. Da in Deutschland die Verfügbarkeit von Selen aus den Böden im Allgemeinen niedrig ist, tragen pflanzliche Lebensmittel nur wenig zur Selenversorgung bei.

Bei therapeutisch angezeigten und ärztlich kontrollierten Selengaben im Bereich von 200 bis 400 Mikrogramm pro Tag wurden keine toxischen Wirkungen beobachtet. Ein Anhaltspunkt für eine nahrungsergänzende Selenzufuhr können 50 bis 100 Mikrogramm Selen pro Tag sein.

Vitamine – Schlüssel für Gesundheit und Leistungsfähigkeit

Vitamine sind für viele der Inbegriff von gesunder Ernährung. Am bekanntesten ist das Vitamin C, das besonders in den Wintermonaten als »Versicherung« gegen Erkältungskrankheiten gilt. Insgesamt benötigen wir jedoch 13 Vitamine für Gesundheit, Fitness und Wohlbefinden.

Erst durch einen vielseitigen und abwechslungsreichen Speiseplan, der neben viel frischem Obst und Gemüse auch Hülsenfrüchte, Vollkornprodukte, Kartoffeln, Milch und Milchprodukte sowie Fleisch, Eier und Fisch umfasst, wird das ABC der Vitamine komplett.

Essenzielle Substanzen aus der Nahrung

Zunächst soll eine wissenschaftliche Definition vorangestellt werden. Vitamine sind organische, nicht Energie liefernde essenzielle Nährstoffe, die dem Körper als solche oder in Form von Vorstufen (Provitaminen) mit der Nahrung zugeführt werden müssen, da sie nicht oder nicht in ausreichendem Umfang im eigenen Stoffwechsel gebildet werden können.

Eine gewisse Sonderstellung nimmt das für den Kalziumstoffwechsel wichtige Vitamin D ein, das unter Einwirkung des Sonnenlichts in der Haut aus Vorstufen gebildet werden kann. Dennoch muss Vitamin D zusätzlich mit der Nahrung aufgenommen werden.

Für wasserlösliche Vitamine sind die Speichermöglichkeiten gering. Vitamin C muss täglich in ausreichender Menge aufgenommen werden. Bei den meisten B-Vitaminen reicht es aber, wenn der wöchentliche Durchschnitt stimmt.

Wie kommt es zu Vitaminmangel?

Ein Vitaminmangel entsteht, wenn nicht genügend Vitamine mit der Nahrung aufgenommen werden – etwa durch einseitige Ernährung – und die körperlichen Reserven erschöpft sind. Dies kann insbesondere der Fall sein, wenn ein erhöhter Vitaminbedarf besteht, etwa bei Leistungssportlern, schwangeren Frauen, während und nach Erkrankungen und bei Rauchern (vgl. Seite 113).

Der Körper besitzt gewisse Speichermöglichkeiten für Vitamine. Für die fettlöslichen Verbindungen und Vitamin B_{12} sind sie größer, für alle anderen wasserlöslichen Vitamine geringer. Vitamine sind bei der Lagerung und Nahrungsmittelzubereitung empfindlich gegenüber Sauerstoff, Licht und Wärme. Die wasserlöslichen Vitamine können durch Wasser ausgelaugt werden. Dadurch können erhebliche Verluste entstehen, wie die Übersicht auf Seite 98 zeigt.

Bei den Vitaminen gibt es zum Teil Untergruppen mit unterschiedlicher Wirksamkeit. So ist bei den Carotinoiden bekannt, dass das Beta-Carotin aus Möhren besonders effizient als Provitamin A ist, während das Lykopin aus Tomaten ein besonders starkes Antioxidanz ist.

Der Gesundheit auf der Spur: die Geschichte der Vitamine

Das Paradebeispiel aus der Geschichte der Vitaminforschung ist der Zusammenhang zwischen Vitamin-C-Mangel und Skorbut. Schon 1747 hat der schottische Schiffsarzt James Lind in seinem »Traktat über Skorbut« empfohlen, das gefürchtete Seefahrerleiden mit Saft von Zitronen und Orangen zu behandeln. Jahrhundertelang hatte diese Vitamin-C-Mangel-Krankheit die englischen Seeleute so heftig geplagt, dass in Kriegszeiten mehr Männer an Skorbut zugrunde gingen, als im Kampf fielen.

Der Skorbut beginnt im Allgemeinen mit typischen Ermüdungserscheinungen und Zahnfleischblutungen. Dann lockern sich die Zähne und fallen aus. Gleichzeitig treten Blutergüsse im Gewebe und verminderte Widerstandsfähigkeit gegen Infektionskrankheiten auf. Nicht selten führt dieses Stadium des Skorbuts zum Tod. Frisches Gemüse führe dem Körper »ein gewisses Etwas« zu, das vor diesen Symptomen schütze, stellten später auch andere Marineärzte fest. Die im Jahre 1932 aus Zitronensaft isolierte Ascorbinsäure wurde als Träger dieser Schutzwirkung erkannt.

Eine weitere gefürchtete Vitaminmangelkrankheit ist die Rachitis (Knochenerweichung). Rachitisgefährdet waren vor allem Kinder lichtarmer Großstadtviertel. Lange Zeit war der bei Kindern wegen des Fischölgeschmacks unbeliebte Lebertran das einzige Heilmittel gegen die unzureichende Knochenverhärtung aufgrund eines Vitamin-D-Mangels. Ultraviolette Bestrahlung konnte allerdings Hinterhofkindern mit der für Rachitis typischen Trichterbrust und Deformierung vor allem der schnell wachsenden Knochen ebenfalls helfen, ihre Knochen zu festigen.

Vitamin D, aus der Nahrung und im Körper aus Vorstufen unter UV-Licht-Einwirkung in der Haut gebildet, ist für die Aufnahme des Nahrungskalziums und die Knochenmineralisation unverzichtbar. Daher stammt auch der Name Calciferol (Kalziumträger). Allerdings übernimmt Kalzium nicht direkt die Trägeraufgabe. Vielmehr wird unter Einfluss von Vitamin D ein spezielles kalziumbindendes Transporteiweiß gebildet. Eine ausreichende Versorgung mit Vitamin D gilt auch als Schutz vor frühzeitiger Demineralisierung der Knochen im Alter und vor Osteoporose, einer Verminderung des Knochengewebes bei gleichzeitiger Vergröberung seiner Struktur. Vitamin B_{12}, bei dessen Mangel es zur bösartigen Anämie (Blutarmut) kommt, ist im Jahr 1948 als letztes der insgesamt 13 Vitamine entdeckt worden. Als kleine Besonderheit stellte sich heraus, dass es als einziges Vitamin eine Art Transport- und Schutzfaktor benötigt, der in der Magenschleimhaut gebildet wird und dafür sorgt, dass das Vitamin B_{12} überhaupt ins Blut aufgenommen werden kann. Übrigens: Vitamin B_{12} ist mit drei millionstel Gramm pro Tag auch das Vitamin mit der niedrigsten Zufuhrempfehlung.

Soweit einige Einblicke in dieses spannende Kapitel der Ernährungsforschung. Doch selbst der Name »Vitamine« als Sammelbegriff für diese gar nicht einmal einheitliche Stoffgruppe ist mittlerweile Geschichte. So hat der polnische Arzt Kasimir Funk das Kunstwort »Vitamin« aus »Vita«, lateinisch Leben, und »Amin«, Stickstoffverbindung, geprägt. Er wusste allerdings nicht, dass diese Benennung keineswegs ihrem stofflichen Charakter gerecht wird. In der Folgezeit wurde erkannt, dass auch aminfreie Verbindungen diese lebenswichtigen Funktionen erfüllen. Der Begriff »Vitamin« blieb jedoch bestehen und hat sich durchgesetzt.

Verbraucherbefragungen ergeben, dass vitaminreich zu essen, der Inbegriff einer gesunden Ernährung ist. Bei der Frage nach der Umsetzung geben viele aber nur Obst – insbesondere Südfrüchte – und Gemüse an. Darin steckt vor allem Vitamin C, während die an Vitamin B reichen Vollkornprodukte nur selten genannt werden.

Einteilung und Bezeichnung der Vitamine

Vitamine haben viele Namen und werden zum Teil mit Buchstaben bezeichnet. Nach ihren physiologisch-chemischen Eigenschaften werden Vitamine in wasserlösliche und fettlösliche Verbindungen eingeteilt.

fettlöslich

- Retinol (Vorstufe Carotin) A
- Calciferol D
- Tocopherol E
- Phyllochinon K

wasserlöslich

- Thiamin B_1
- Riboflavin B_2
- Niacin
- Pyridoxin B_6
- Pantothensäure
- Biotin
- Folsäure
- Cobalamin B_{12}
- Ascorbinsäure C

Vitaminverluste bei der Nahrungszubereitung im Haushalt

Im Durchschnitt muss bei der haushaltsüblichen Zubereitung von Lebensmitteln mit folgenden Verlusten gerechnet werden:

- Vitamin A 20 %
- Vitamin E 10 %
- Vitamin B_1 30 %
- Vitamin B_2 20 %
- Vitamin B_6 20 %
- Pantothensäure 30 %
- Folsäure 35 %
- Vitamin C 30 %

Zu ausgeprägtem Vitaminmangel kommt es bei uns eigentlich nur im Zusammenhang mit einigen Krankheiten. Aber auch leichte Vitaminmängel durch einseitige Ernährung oder durch erhöhten Bedarf in einer bestimmten Lebenssituation können das Wohlbefinden stark beeinträchtigen.

Etwas zu wenig ist auch zu wenig

Kühle und dunkle Lagerung sowie zügige Verarbeitung schützen vor allzu großen Vitaminverlusten. Eine kritische Vitaminversorgung kann ebenfalls bei jeder einseitigen Form von Ernährung und bei Reduktionsdiäten unter 1500 Kilokalorien (6000 Kilojoule) pro Tag vorliegen.

Bei unseren Ernährungsgewohnheiten spielt der so genannte marginale, das heißt der leichte Mangel (Hypovitaminose) eine Rolle, der zunächst zu unspezifischen Mangelsymptomen wie Müdigkeit, Erschöpfung und Reizbarkeit führt. Im Gegensatz dazu treten bei einer ausgeprägten Unterversorgung, der Avitaminose, charakteristische Mangelerscheinungen auf, z. B. Skorbut bei Vitamin-C-Mangel. Ein fortgesetzter marginaler Vitaminmangel kann jedoch auch an der Entstehung so genannter Zivilisationskrankheiten mitbeteiligt sein.

Was sind »Pseudovitamine«?

Neben den 13 »anerkannten« Vitaminen gibt es weitere Stoffe, die man gelegentlich den Vitaminen zugeordnet hat, ohne dass deren Vitamincharakter erwiesen ist. Dazu zählen Orotsäure (Vitamin B_{13}), Inosit, Liponsäure, Rutin (Vitamin P), Carnitin (Vitamin T), Pangaminsäure (Vitamin B_{15}) und Ubichinon (Coenzym Q10). Für die genannten Stoffe werden derzeit therapeutische bzw. pharmakologische Wirkungen diskutiert, sie sind aber definitionsgemäß keine Vitamine: Ein Nährstoff wird als Vitamin bezeichnet, wenn sein Fehlen eine typische Mangelerkrankung verursacht, die benötigte Menge sehr klein und die Zufuhr mit der Nahrung lebensnotwendig ist.

Früher wurde auch die essenzielle Fettsäure Linolsäure als Vitamin F bezeichnet. Linolsäure ist zwar ein lebensnotwendiger Nährstoff, wird aber heute nicht mehr zu den Vitaminen gezählt. Die Zufuhrempfehlung für Linolsäure beträgt immerhin mehrere Gramm pro Tag. Vergleichen Sie dagegen die Zufuhrempfehlungen für Vitamine im Bereich von drei Mikrogramm bis 100 Milligramm!

Wirkungsweise und Funktion der Vitamine

Ihrer Funktion nach kann man Vitamine in Regler- und Schutzstoffe einteilen. Die nachfolgende Übersicht zeigt, welche Vitamine (und Mineralstoffe) steuernd in den Stoffwechsel der Makronährstoffe eingreifen. Ohne Vitamine läuft so gut wie nichts in unserem biochemischen Stoffwechselbetrieb. Die Schutzfunktion hat insbesondere mit den antioxidativen Eigenschaften (siehe Seite 100 ff.) bestimmter Vitamine – wie Vitamin E – zu tun.

Stoffwechseleinfluss von Vitaminen und Mineralstoffen

Energiebereitstellung		Aufbau und Erhaltung
↑	↑	↑
Kohlenhydrate	**Fett**	**Protein**
↑	↑	↑
Vitamin B_1	Vitamin B_2	Vitamin B_6
Niazin	Niazin	Vitamin B_{12}
Magnesium	Vitamin E	Vitamin A
Kalium	Biotin	Vitamin C
Chrom		Magnesium
		Zink

Viele Vitamine sind äußerst empfindlich gegen den Einfluss von Licht, Hitze, Luft oder Wasser. Transport, Weiterverarbeitung und Lagerung reduzieren bereits einen großen Anteil dieser wertvollen Biostoffe. Umso wichtiger ist die schonende Zubereitung im Haushalt, damit von den noch vorhandenen Vitaminen möglichst viele auf Ihrem Teller landen.

Vitamin A – das Augen- und Hautvitamin

Das ABC der Vitamine beginnt beim Vitamin A, das den Buchstaben A erhielt, weil es als Erstes der fettlöslichen Vitamine entdeckt wurde und weil es eine schwere Augenkrankheit zu heilen vermochte.

Eines der frühen Symptome von Vitamin-A-Mangel ist die Nachtblindheit. Dabei ist die

Sehkraft im Dunkeln geschwächt. Vitamin A ist in der Netzhaut des Auges am Hell-Dunkel-Sehvorgang beteiligt. Wer häufig am Bildschirm arbeitet oder nachts Auto fährt, muss besonders auf eine ausreichende Vitamin-A-Zufuhr achten. Lebenswichtig ist Vitamin A auch für die gesunde Funktion von Haut und Schleimhaut. Bei Vitamin-A-Mangel vertrocknen alle Schleimhäute im Körper, was deren Abwehrfunktion gegenüber Infektionen aufhebt. Vitamin A ist zur Aufrechterhaltung einer normalen Immunabwehr unentbehrlich, also auch ein wichtiges Gesundheitsschutzvitamin. Die besten Nahrungsquellen sind Milch (ausgenommen Magermilch), Käse, Butter, Eigelb und Leber. Als Vorstufe (Carotin) kommt Vitamin A in gelbrotem und grünem Gemüse, beispielsweise in Möhren, Paprika, Tomaten, Spinat, Brokkoli und Grünkohl vor. Aus gedünsteten Möhren ist Carotin gut verfügbar. Die Vitamin-A-Ausnutzung wird durch die gleichzeitige Aufnahme von Milch, Käse, Salatöl oder Sahne verbessert.

Vitamin D – der Kalziumträger

Vitamin D ist das Vitamin für gesunde Knochen. Bei Vitamin-D-Mangel können die Knochen nicht verkalken, und es entsteht das bekannte Bild der Rachitis. Fünf millionstel Gramm Vitamin D pro Tag genügen, um eine ausreichende Kalziumaufnahme zu gewährleisten. Gute Nahrungsquellen sind Meeresfische, Lebertran, Innereien, Eigelb, Milch, Käse, Butter und Margarine. In Pilzen kommt eine Vorstufe, also ein Provitamin D, vor. Da Vitamin D auch in der Haut unter Einfluss von UV-Licht gebildet wird, ist häufige Bewegung im Freien für alle Altersgruppen empfehlenswert.

Im Winter bekommen viele Menschen das zur Bildung von Vitamin D unerlässliche Tageslicht nur aus dem Fenster zu sehen. Unternehmen Sie so oft wie möglich einen kurzen Spaziergang an der frischen Luft, auch bei bedecktem Himmel ist die Einstrahlung ein guter Beitrag zur Vitaminsynthese!

Vitamin E – das Zellschutzvitamin

Aufgrund von Beobachtungen bei Tieren, die bei Vitamin-E-Mangel unfruchtbar wurden, erhielt es die Bezeichnung Tocopherol, Fruchtbarkeitsvitamin. Das griechische Wort »tocos« bedeutet Geburt. Die biologisch bedeutsamste Vitamin-E-Funktion ist die Schutzwirkung vor den negativen Auswirkungen des Sauerstoffs. Sauerstoff lässt Radikale entstehen, die unsere Zellen und Gewebe schädigen können. Besonders empfindlich reagieren die mehrfach ungesättigten Fettsäuren gegenüber sauerstoffhaltigen, aggressiven Verbindungen. Vitamin E schützt als Antioxidanz die mehrfach ungesättigten Fettsäuren vor Zerstörung durch Sauerstoff (Oxidation) und damit Zellwände und andere Wirkstoffe, an deren Aufbau diese Fettsäuren beteiligt sind. Übrigens: Auch die mehrfach ungesättigten Fettsäuren in einem hochwertigen Pflanzenöl brauchen Vitamin E als »Schutzmittel« vor einer Oxidation, die Nahrungsfette ranzig werden lässt. Vitamin E schützt auch Vitamin A vor einer unerwünschten Oxidation. Die besten Nahrungsquellen sind Keimöle, Margarine, Weizenkeime, Haferflocken, Vollkornprodukte, Eier, ölhaltige Samen (Sesam, Sonnenblumenkerne) und Nüsse.

Vitamin K für die Blutgerinnung

Ohne dieses im Vergleich zu den anderen fettlöslichen Vitaminen nicht so bekannte Vitamin würden wir bei Verletzungen an der entstandenen Wunde leicht verbluten. Damit das Blut gerinnen kann, müssen eine Reihe von Gerinnungsfaktoren in Aktion treten, die mit Hilfe von Vitamin K gebildet werden. Bei Mangel kommt es zu einer verlängerten Blutgerinnungszeit und Neigung zu Blutungen. Vitamin K ist reichlich in allem Gemüse enthalten, insbesondere in den verschiedenen Kohlsorten, in Spinat und Tomaten, und ebenso in tierischen Lebensmitteln wie Leber, Fleisch und Milch. Thrombosegefährdete Patienten erhalten zur Blutverdünnung Medikamente, die quasi als Gegenspieler zum Vitamin K die Blutgerinnung hemmen. Sie müssen dann aber nicht auf eine normale ausgewogene Kost verzichten und auf Vitamin-K-arme Ernährung umstellen. Im Prinzip wird die Medikamentenabgabe den normalen, möglichst konstanten Ernährungsgewohnheiten angepasst. In letzter Zeit mehren sich Hinweise, dass Vitamin K eine weitere wichtige Funktion hat: Es spielt eine aktive Rolle bei der Entwicklung der Knochenfestigkeit, sodass dieses fettlösliche Vitamin möglicherweise dazu beitragen kann, der Osteoporose vorzubeugen.

Wer im Zuge der Low-Fat-Welle auch noch das Pflanzenöl zum Salat weglässt, verzichtet auf den sichersten Beitrag zur Versorgung mit dem fettlöslichen Vitamin E. Außerdem verbessert etwas Öl zum Salat oder Gemüse die Aufnahme der fettlöslichen Vitamine aus diesen pflanzlichen Fitmachern.

B-Vitamine für den Stoffwechsel

Die große Gruppe der B-Vitamine gehört zusammen mit dem Vitamin C zu den wasserlöslichen Vitaminen. Die Faktoren der Vitamin-B-Gruppe greifen steuernd in den Stoffwechsel von Kohlenhydraten, Fetten und Proteinen ein.

- Das **Thiamin** war die erste Verbindung, die aus der Vitamin-B-Gruppe in reiner Form isoliert werden konnte. Daher gab man diesem Vitamin die Bezeichnung $\mathbf{B_1}$. Seine Hauptaufgabe hat es als Coenzym (Enzymbestandteil) im Kohlenhydrat- und damit Energiestoffwechsel von Muskel- und Nervenzellen. Vitamin B_1 ist entscheidend daran beteiligt, dass aus Glukose (Traubenzucker) Energie gewonnen werden kann. Ohne diese Energie funktionieren weder Muskeln noch Nerven richtig. Deshalb trifft die populäre Bezeichnung »Energie- und Nervenvitamin« zu. Beriberi galt als klassische Vitamin-B_1-Mangel-Krankheit in Verbindung mit allgemeiner Unterernährung. Symptome von Muskelschwäche über Lähmungen bis hin zu

Vollkorn ist reich an Vitamin B_1, das zum größten Teil in den Randschichten und im Getreidekeim enthalten ist. Der Verlust an Vitamin B_1 in Weißmehl gegenüber Vollkornmehl beträgt ca. 80 Prozent.

Nervenentzündungen traten auf, als in ostasiatischen Ländern der geschälte, polierte Reis als Volksnahrung eingeführt wurde. Im Vergleich zum Naturreis (Vollkornreis) ist im geschälten Reis kaum noch Vitamin B_1 enthalten. Die besten Nahrungsquellen für Vitamin B_1 sind Vollkornprodukte, Schweinefleisch und Hülsenfrüchte. Ein geringfügiger Vitamin-B_1-Mangel äußert sich in Müdigkeit, Gereiztheit und Konzentrationsmangel.

- **Vitamin B_2** (Riboflavin) ist das typische Milchvitamin, weil es in Milchprodukten (neben Fisch) reichlich vorkommt. Als Coenzym spielt es auch im Energiestoffwechsel eine wichtige Rolle und ist an der Sehleistung beteiligt.
- Das **Vitamin B_6** (Pyridoxin) aus Fleisch, Fisch, Vollkornprodukten, Käse und einigen Gemüsen ist dagegen das Schlüsselvitamin des Eiweißstoffwechsels. Es ist am Um-, Auf- und Abbau der Aminosäuren (Eiweißbausteine) beteiligt. Pro Gramm Nahrungseiweiß sollten etwa 0,02 Milligramm Vitamin B_6 aufgenommen werden. Kraftsportler mit vermehrter Eiweißaufnahme sowie Schwangere und Stillende haben einen entsprechend erhöhten Vitamin-B_6-Bedarf.
- Auch die nicht mit dem Buchstaben »B« bezeichneten Vitamine **Pantothensäure**, **Niacin** und **Biotin** spielen eine zentrale Rolle im Stoffwechsel der Energie liefernden Nährstoffe. Niacin und Pantothensäure sind neben Vitamin B_1 weitere unverzichtbare »Energievitamine« und wichtig für die gesunde Haut. Biotin kommt insbesondere eine Aufbaufunktion im Bereich der Fettsäuren und Aminosäuren zu. Bei Mangel leidet die Haut zuerst. Früher wurde Biotin auch als Vitamin H (Hautfaktor) bezeichnet. Während die genannten Faktoren der B-Gruppe in einer gemischten Ernährung mit Vollkornprodukten, Fleisch, Eiern, Milchprodukten und Fisch in ausreichender Menge vorkommen, gilt es beim Biotin eine Besonderheit zu beachten: Durch den Verzehr von rohem Hühnereiklar lässt sich ein Biotinmangel erzeugen. Rohes Hühnereiweiß enthält Avidin. Dieser Eiweißstoff verbindet sich so fest mit Biotin, dass unsere Verdauung das Biotin nicht mehr verwerten kann. Durch das Kochen oder Braten von Eiern lässt sich dies verhindern, weil durch das Erhitzen die nachteilige Eiweißwirkung aufgehoben wird.

Folsäure – Schutzvitamin mit Sonderstatus

Eine besondere Stellung innerhalb der B-Gruppe nehmen die **Folsäure** und das **Vitamin B_{12}** (Cobalamin) ein. Sie spielen bei Zellaufbau, Zellteilung und Blutbildung (Hämatopoese) eine wichtige Rolle. Bei einem Folsäuremangel während der

Schwangerschaft kann es zu schweren Störungen in der Entwicklung des Nervensystems, dem Neuralrohrdefekt (»offener Rücken«) beim Kind kommen. Deshalb sollten Frauen mit Kinderwunsch und Schwangere möglichst vier Wochen vor Beginn und während des ersten Drittels der Schwangerschaft vorbeugend zusätzlich zur Nahrung 400 Mikrogramm Folsäure täglich in Form eines Präparates aufnehmen.
Über die Vorbeugung von Komplikationen und Missbildungen während der Schwangerschaft hinaus trägt Folsäure auch dazu bei, Herz-Kreislauf-Erkrankungen vorzubeugen.

Die Folsäure kommt reichlich in Blattgemüsen vor. Sie ist zusammen mit Vitamin C das empfindlichste Vitamin bei der Lagerung und Zubereitung von Lebensmitteln. Tiefkühlgemüse, schonend zubereitet, sind ein wichtiger Beitrag zur Versorgung mit diesem besonders wichtigen Vitamin.

Die Rolle des Homocysteinspiegels

Neben den bekannten Risikofaktoren wie erhöhten Blutcholesterin- und Blutdruckwerten sowie Rauchen wird ein erhöhter Homocysteinspiegel im Blut heute als zusätzlicher eigenständiger Risikofaktor angesehen. Homocystein wird im menschlichen Organismus aus der schwefelhaltigen Aminosäure Methionin gebildet. Das Risiko koronarer Herzkerkrankungen steigt mit steigendem Homocysteinspiegel linear an.
Ein deutlich erhöhter Homocysteinspiegel im Blut ist vor allem bei jungen Patienten ohne sonstige Risikofaktoren verantwortlich für eine frühzeitige Arteriosklerose. Allerdings handelt es sich dabei um eine angeborene Stoffwechselkrankheit, bei der die Homocysteinwerte um das Vierfache der Norm erhöht sind. Ein genetisch bedingter deutlich erhöhter Homocysteinspiegel im Blut ist einer Hypercholesterinämie (erhöhte Blutkonzentration des Cholesterins) als Risikofaktor sicherlich gleichzusetzen.
Zurzeit wird von verschiedenen Arbeitsgruppen untersucht, ob auch eine leichte bis mittlere Erhöhung des Homocysteinspiegels im Blut bereits ein Risiko darstellt. Neben der Veranlagung kann auch eine Mangelernährung oder eine Kombination der beiden Umstände der Grund für zu viel Homocystein im Blut sein. So haben bereits junge Menschen mit einem Mangel an bestimmten B-Vitaminen erhöhten Homocysteinspiegel. Raucher weisen ebenfalls höhere Werte auf. Homocystein kann einerseits die nachteilige Oxidation von LDL-Cholesterin fördern, andererseits verstärkt es auch die Neigung zur Blutgerinnung.

B-Vitamine gegen zu viel Homocystein

Der Zusammenhang zwischen Homocystein und B-Vitaminen stellt sich wie folgt dar. Die drei B-Vitamine Folsäure, B_6 und B_{12} sind am Abbau der »toxischen Aminosäure«

Vitamin B_{12} oder Kobalamin ist ausschließlich in tierischer Nahrung enthalten, kann aber von unserem Körper auch selbst aus einigen Lebensmitteln wie Sauerkraut oder Joghurt hergestellt werden. Daher brauchen auch Vegetarier keine zusätzlichen Vitamin-B_{12}-Gaben.

Homocystein beteiligt. Daher liegt der Gedanke nahe, durch die Gabe der am Homocysteinabbau beteiligten B-Vitamine den Blutspiegel zu senken. Verschiedene Studien zeigen, dass dies möglich ist und sich mit den durchschnittlichen Zufuhrempfehlungen von 400 Mikrogramm Folsäure pro Tag ein messbarer Effekt erzielen lässt. Dabei ist im Wesentlichen die Folsäure für die Senkung des Homocysteinspiegels verantwortlich, während den Vitaminen B_6 und B_{12} eher eine zusätzlich verbessernde Wirkung zukommt.

Bei der gegenwärtig üblichen Durchschnittskost ist die Versorgung mit Folsäure nicht in jedem Fall sichergestellt. Schon die empfohlenen Mengen an B-Vitaminen senken jedoch den Homocysteinspiegel und beeinflussen dadurch einen wichtigen Risikofaktor positiv. Es lohnt sich daher, auf eine umfassende und sichere Nährstoffversorgung zu achten.

Die besten Nahrungsquellen für Folsäure

Wie Vitamin C sind Folsäureverbindungen aus der Nahrung – auch Folate genannt – besonders empfindlich gegenüber Wasser, Licht und Wärme. Bei der Lagerung und in der Küche sinkt der Folsäuregehalt in den Lebensmitteln deshalb schnell.

- Essen Sie deshalb täglich eine große Portion folatreicher Blattsalate und schonend gedünsteter Gemüse.
- Gute Folatquellen sind Spinat, Mangold, Brokkoli, Grünkohl, Rosenkohl, grüne Blattsalate (z. B. Feldsalat, Endivie), Tomaten, Hülsenfrüchte, Vollkornprodukte, Zitrusfrüchte, Erdbeeren, Kirschen und Orangensaft.

Vitamin C – das vielseitigste Vitamin

Vitamin C (Ascorbinsäure) ist wohl das bekannteste Vitamin überhaupt und hat ein äußerst vielfältiges Wirkungsspektrum. Es mobilisiert die Abwehr und stärkt das Immunsystem. Raucher benötigen deutlich mehr von diesem wasserlöslichen Vitamin, das sogar in der Prävention von Herz-Kreislauf-Erkrankungen und Krebs eine wichtige Aufgabe übernehmen kann.

Vitamin C fördert die Aufnahme von Eisen aus pflanzlichen Lebensmitteln (beispielsweise wenn wir Getreide zusammen mit Obst essen), ist am Aufbau und an der Regeneration des Bindegewebes sowie an der Stressbewältigung beteiligt und wird für den Aufbau des Fettsäurespediteurs Carnitin (siehe Seite 156f.) benötigt. Darüber hinaus hemmt dieser Tausendsassa unter den Vitaminen nicht zuletzt die Bildung krebserregender Nitrosamine aus Aminen und Nitrit im Magen und ist für Entgiftungsreaktionen zuständig.

Bis zu einem Gramm täglich

Wenn man die vielfältigen Eigenschaften von Vitamin C bedenkt, so ist es leicht verständlich, dass gerade für dieses Vitamin höhere Zufuhrempfehlungen diskutiert werden. Sie reichen von 100 Milligramm bis zu mehreren Gramm in der so genannten orthomolekularen Medizin. Experten haben vorsichtshalber als unbedenkliche und tolerierbare tägliche Aufnahme ein Gramm Vitamin C bei langfristiger regelmäßiger Einnahme veranschlagt. Die Verfügbarkeit nimmt bei Einzelgaben über 200 Milligramm rapide ab.

Der Bedarf an Vitamin C ist nicht so leicht festzulegen, weil er individuell und je nach Lebensumständen stark schwanken kann. Stress z. B. erhöht den Bedarf schlagartig, wobei Stress jede Art erhöhter geistiger oder körperlicher Aktivität sein kann, also auch sportliches Vergnügen.

Natürliche Quellen für Vitamin C

Reich an Vitamin C sind Obst, insbesondere Zitrusfrüchte und tropische Früchte sowie Beerenfrüchte, Paprika, Kohlgemüse, Schnittlauch und Petersilie und auch Fruchtsäfte. Die reichhaltigsten einheimischen Vitamin-C-Spender sind Hagebutten, Sanddorn und schwarze Johannisbeeren. Unterstützt wird Vitamin C aus Obst und Gemüse durch das gleichzeitige Vorkommen sekundärer Pflanzenstoffe, wie z. B. der Flavonoide. Zitrusfrüchte und Paprika sind eben mehr als nur große Vitamin-C-Tabletten, weil sie Vitamin C zusammen mit diesen Pflanzenstoffen enthalten.

Die Übersicht ab Seite 108 fasst alles Wissenswerte zum Thema »Nutzen, Quellen und empfohlener Tagesbedarf der einzelnen Vitamine« zusammen.

Vitaminzufuhrempfehlungen in der Diskussion

Häufig liest man die Begriffe »Nährstoffbedarf« und »Nährstoffzufuhrempfehlung«. Oft werden sie sogar gleichgesetzt. Gibt es da eigentlich einen Unterschied?

Ja, denn Empfehlung ist nicht gleich Bedarf. Der Vitamin- und Mineralstoffbedarf eines Menschen ist keine konstante Größe, sondern abhängig von Alter, Geschlecht, Gesundheitszustand, persönlichen Leistungen und Beanspruchungen. Die wünschenswerte Zufuhr eines Vitamins oder Mineralstoffs liegt immer über dem Mindestbedarf und berücksichtigt Sicherheitszuschläge.

Individuelle Anpassung der Mengen

Der Nährstoffbedarf kann individuell sehr unterschiedlich sein, das heißt von Mensch zu Mensch und von Tag zu Tag variieren. Experimentell lässt sich der jeweilige Bedarf nur bei definierten und kleinen Bevölkerungsgruppen ermitteln. Es handelt sich dabei um die Menge eines Nährstoffs, die zur Aufrechterhaltung aller Funktionen des Organismus und somit für Gesundheit und Leistungsfähigkeit benötigt wird.

Nährstoffzufuhrempfehlungen werden für bestimmte Bevölkerungsgruppen, z. B. für Kinder oder Erwachsene, ausgesprochen und berücksichtigen zusätzlich einen Mehrbedarf der jeweiligen Gruppe wie Wachstum bei Kindern und Jugendlichen sowie einen Sicherheitszuschlag. Eine empfohlene Menge soll somit den Bedarf fast aller Personen (98 Prozent) einer definierten Gruppe der gesunden Bevölkerung decken. Für den Einzelnen bedeutet dies: Wer den Empfehlungen entsprechend isst, wird mit hoher Wahrscheinlichkeit gut versorgt sein. Wer die empfohlene Zufuhr (geringfügig) unterschreitet, gerät jedoch nicht gleich in einen Mangel. Ohnehin reicht es, wenn der Wochendurchschnitt stimmt.

Vom Obstsaft bis zum Gummibärchen gibt es heute jede Menge Lebensmittel mit »extravielen Vitaminen für Ihre Gesundheit« oder dem Namenszusatz »Multivitamin«. Während die einen sich fragen, ob man damit nicht auch zu viel des Guten tun kann, weisen andere darauf hin, dass man mit Vitaminzusätzen nicht die Grundfehler einer insgesamt ungünstigen Lebensmittelauswahl kaschieren kann.

Insgesamt kommt den von Wissenschaftlern aufgestellten Werten vor allem eine Orientierungsfunktion zu. So nennen die Ernährungsgesellschaften Deutschlands, Österreichs und der Schweiz ihr aktuelles Gemeinschaftswerk (erschienen 2000) auch »Referenzwerte für die Nährstoffzufuhr«.

Der Oberbegriff »nutritive Referenzwerte« umfasst konkrete Nährstoffzufuhrempfehlungen (beispielsweise für Protein, die meisten B-Vitamine, Vitamine A, D und C sowie Kalzium, Magnesium, Eisen, Jod und Zink), Schätzwerte (noch ohne wünschenswerte Genauigkeit der Bedarfsbestimmung, wie etwa für Beta-Carotin, Vitamin E und Selen) sowie Richtwerte im Sinne von Orientierungshilfen (wie z. B. für Energie, Kohlenhydrate, Ballaststoffe und Fett). Die nutritiven Referenzwerte – gleich welcher Kategorie – sollen eine Erhaltung und Förderung der Gesundheit sowie die lebenswichtigen physischen und psychischen Funktionen sicherstellen.

Außerdem soll sowohl einem Nährstoffmangel als auch einer Überversorgung mit Energie, Fett und Alkohol vorgebeugt werden.

Präventive Aspekte von Vitaminen

Eine Konsensus-Konferenz hat 1995 eine tägliche präventive Zufuhr von 75 bis 150 Milligramm Vitamin C, 15 bis 30 Milligramm Vitamin E und zwei bis vier Milligramm

Beta-Carotin mit der Nahrung genannt. Dadurch sollen Blutkonzentrationen mit einem entsprechenden antioxidativen Schutzpotenzial erreicht werden. Diese Werte gehen über die nutritiven Empfehlungen hinaus, können aber noch durch eine bewusst zusammengestellte Ernährung erreicht werden.

Gefahr durch Überdosierung

Während die Verabreichung von Vitaminen und Mineralstoffen im physiologischen (nutritiven) und präventiven Bereich gesundheitlich sicher ist, muss im therapeutisch begründeten Megadosierungsbereich zum Teil mit Überdosierungserscheinungen gerechnet werden. Das Zwei- bis Dreifache der nutritiven Zufuhrmengen verursacht im Allgemeinen keine Probleme. Das betrifft sowohl die Nahrungsaufnahme als auch eine nahrungsergänzende Zufuhr über Präparate oder angereicherte Lebensmittel.

Vorsicht ist dagegen vor allem geboten bei den Vitaminen A, D, B_6 und Niacin, bei denen es bei sehr hoher Dosierung Hypervitaminosen geben kann. Insbesondere starken Rauchern wird angeraten, nicht mehr als die allgemein als sichere Dosierung bezeichnete Menge von zehn Milligramm Beta-Carotin pro Tag in Form von Nahrungsergänzungsmitteln aufzunehmen.

Im Zweifelsfall sollte ein Arzt befragt werden. Dies gilt grundsätzlich für alle hoch dosierten Präparate, weil nur ein erfahrener Therapeut Wechselwirkungen untereinander und mit anderen Arzneimitteln beurteilen kann und letztlich die richtige Dosierung festlegen muss.

Vor der Einnahme hoch dosierter Vitaminpräparate sollte stets ein Experte – in der Regel ein erfahrener Arzt – befragt werden. Es gibt sowohl sinnvolle Anwendungsgebiete als auch ernst zu nehmende Einschränkungen.

Referenzwerte für die tägliche Zufuhr von Vitaminen*) und besonders ergiebige Vitaminquellen

Vitamine fettlösliche	**Funktion**	**für Männer empfohlene Menge**[1]
A (Retinol)	■ Beteiligung am Sehvorgang ■ greift in Aufbau und Funktionserhaltung von Haut und Schleimhäuten ein ■ wichtig für ein intaktes Immunsystem	1,0 mg[2]
D (Calciferol)	■ wichtig im Calcium- und Phosphorstoffwechsel ■ beeinflusst die Mineralisierung von Knochen und Zähnen	5,0 µg
E (Tocopherol)	■ schützt ungesättigte Fettsäuren und Vitamin A im Körper vor Zerstörung durch Oxidation (natürliches Antioxidanz)	14 – 15 mg[3]
K	■ wichtig für das Blutgerinnungssystem	70 µg
wasserlösliche		
B_1 (Thiamin)	■ wichtig im Kohlenhydratstoffwechsel ■ wichtig für das Nervensystem	1,2 – 1,3 mg
B_2 (Riboflavin)	■ beteiligt am Fett-, Kohlenhydrat-, Eiweißstoffwechsel	1,4 – 1,5 mg
B_6 (Pyridoxin)	■ wichtig im Eiweißstoffwechsel ■ wichtig für das Nervensystem	1,5 mg

für Frauen empfohlene Menge	besonders ergiebige Vitaminquellen	Portion in Gramm	Deckung des Tagesbedarfs
0,8 mg[2)]	Kalbsleber	150	470 %
	Feldsalat	100	70 %
	Spinat	200	180 %
	Grünkohl	200	190 %
5,0 µg	Hering	100	540 %
	Sardine	100	220 %
	Aal	100	400 %
12 mg[3)]	Weizenkeimöl	15	200 %
	Sonnenblumenöl	15	70 %
	Grünkohl	150	20 %
	Margarine	20	27 %
60 µg	Spinat	200	950 %
	Kopfsalat	100	175 %
	Grünkohl	200	2500 %
1,0 mg	Schweinefleisch (Muskel)	150	120 %
	Vollkornbrot	100	22 %
	Kartoffeln	250	25 %
1,2 mg	Trinkmilch	200	28 %
	Buttermilch	200	24 %
	Schweineleber	150	365 %
	Rinderleber	150	330 %
1,2 mg	Sardinen	100	70 %
	Makrelen	100	45 %
	Bananen	150	40 %

Vitamine wasserlösliche	Funktion	für Männer empfohlene Menge[1]
B_{12} (Cobalamine)	■ trägt zur Bildung der roten Blutkörperchen bei ■ verhindert bestimmte Formen der Anämie (Blutarmut)	3,0 µg
Biotin	■ wichtig bei der Synthese von Kohlenhydraten und Fettsäuren	30 - 60 µg
Folsäure	■ wichtig für die Zellteilung und Zellneubildung, besonders für rote und weiße Blutkörperchen ■ verhindert gewisse Formen der Anämie (Blutarmut)	400 µg[4]
Niacin	■ wichtig für am Energieumsatz beteiligte Enzyme in den Zellen ■ wichtig für Herzfunktion und zentrales Nervensystem	16 - 17 mg[5]
Pantothensäure	■ wichtig beim Abbau von Fetten, Kohlenhydraten und Aminosäuren ■ wichtig beim Aufbau von Fettsäuren und bestimmten Hormonen ■ verbessert Hautfeuchtigkeit	6,0 mg
C (Ascorbinsäure)	■ verbessert die Eisenaufnahme aus der Nahrung ■ wichtig für die Bildung und Funktionserhaltung von Bindegewebe und Knochen ■ stimuliert die körpereigenen Abwehrkräfte	100 mg

*) Quelle: Deutsche Gesellschaft für Ernährung, Österreichische Gesellschaft für Ernährung, Schweizerische Gesellschaft für Ernährungsforschung, Schweizerische Vereinigung für Ernährung: Referenzwerte für die Nährstoffzufuhr. Umschau/Braus, Frankfurt am Main, 2000 . Die angegebenen Werte gelten für Erwachsene im Alter von 19 bis 50 Jahren. Für werdende und stillende Mütter gelten höhere Zufuhrempfehlungen.

1) mg = 1 Tausendstel Gramm / µg = 1 Millionstel Gramm ■ 2) Retinol-Äquivalent ■ 3) 1mg RRR-alpha-Tocopherol-Äquiva-

für Frauen empfohlene Menge	besonders ergiebige Vitaminquellen	Portion in Gramm	Deckung des Tagesbedarfs
3,0 µg	Kalbsleber	150	3000 %
	Trinkmilch	200	25 %
	Speisequark (20% Fett i. Tr.)	125	30 %
30 - 60 µg	Trinkmilch	200	15 %
	Sojabohnen	150	200 %
400 µg[4)]	Hühnerleber	125	120 %
	Blumenkohl	200	45 %
	Feldsalat	100	40 %
	Wirsingkohl	200	45 %
13 mg[5)]	Rindfleisch (Filet)	150	45 %
	Schweinefleisch (Muskel)	150	50 %
	Brathuhn	150	45 %
	Sardinen	100	65 %
6,0 mg	Ostseehering	100	155 %
	Steinpilze	200	90 %
	Wassermelone	150	40 %
	Erdnuss (geröstet)	100	35 %
100 mg[6)]	schwarze Johannisbeere	150	265 %
	rohe Paprika	200	240 %
	roher Weißkohl	150	70 %
	Kiwi	100	45 %
	Orange	100	50 %
	Erdbeeren	200	120 %

lent = 1 mg RRR-alpha-Tocopherol = 1,49 IE ▪ 4) Nahrungsfolat. Berechnet nach der Summe folatwirksamer Verbindungen in der üblichen Nahrung = Folat-Äquivalente. Frauen, die schwanger werden wollen oder könnten, sollten zusätzlich 400 µg synthetische Folsäure in Form von Supplementen aufnehmen, um Neuralrohrdefekten vorzubeugen. Diese erhöhte Folsäurezufuhr sollte spätestens 4 Wochen vor Beginn der Schwangerschaft erfolgen und während des ersten Drittels der Schwangerschaft beibehalten werden. ▪ 5) Niacin -Äquivalent. ▪ 6) Raucher: 150 mg pro Tag

Lebens- und Ernährungsgewohnheiten	Möglicher Nährstoffmangel
wenig frisches Obst	Vitamin C, Kalium
wenig Salat und Gemüse	Vitamin C, Beta-Carotin, Magnesium, Folsäure, Kalium
wenig Kohlenhydrate	B-Vitamine, Magnesium, Ballaststoffe
wenig Milch und Milchprodukte	Kalzium, Vitamin B_2
wenig Fisch	Jod, Vitamin B_2, Vitamin D, Zink, Selen
wenig Fleisch	B-Vitamine, Eisen, Zink, Selen
streng vegetarische Kost (ohne tierische Lebensmittel)	Kalzium, Eisen, Zink, Vitamin B_{12}, Selen, Jod, Vitamin D
Rauchen	Vitamin C, Vitamin E, Selen
häufig/regelmäßig Alkohol	Magnesium, B-Vitamine
viel schwarzer Tee/Kaffee	Eisen
häufig Schlankheitsdiäten	alle Vitamine und Mineralstoffe
Schwangerschaft/Stillen	B-Vitamine, Kalzium, Eisen
Leistungssport	Magnesium, Zink, Eisen, Chrom, B-Vitamine, Antioxidanzien, Omega-3-Fettsäuren
Medikamente	vielseitige Wechselwirkungen mit Vitaminen und Mineralstoffen möglich; fragen Sie Ihren Arzt oder Apotheker

Gesund essen statt pingelig rechnen

Insgesamt sind die wissenschaftlichen Daten eine wichtige Grundlage für die Ernährungsplanung und Beurteilung der Ernährungsversorgung. In der täglichen Ernährungspraxis sind jedoch lebensmittelbezogene Ernährungsempfehlungen in Form der Lebensmittelpyramide (siehe Seite 225 f.) und aktueller Kampagnen wie »Five a day« (fünf Portionen Obst und Gemüse täglich) sowie die Lebensmittelauswahl anhand der Nährstoffdichte wichtiger. Wer überwiegend pflanzliche Lebensmittel verzehrt, fördert seine Gesundheit und beugt Krankheiten vor. Auf diese Weise lassen sich auch höhere präventive Referenzwerte bei antioxidativen Nahrungsbestandteilen erreichen.

Wann drohen Vitamin- und Mineralstoffmangel?

Wie gut wir mit Vitaminen und Mineralstoffen versorgt sind, hängt natürlich von unserer Lebens- und Ernährungsweise ab. Bei einer vollwertigen Ernährung muss man sich keine Gedanken um seine Vitamin- und Mineralstoffversorgung machen. So heißt es in den Empfehlungen der Wissenschaftler.

Doch wie sieht es in der Praxis aus? Oft fallen die guten Vorsätze den persönlichen Lebens- und Ernährungsgewohnheiten zum Opfer. Auch können individuelle Belastungen und Anforderungen (intensiver Sport, Schwangerschaft und Stillzeit, Stress oder übermäßiger Alkoholkonsum und Zigarettenrauchen) den Bedarf an bestimmten Nährstoffen erhöhen. Die Übersicht im Kasten links zeigt den Zusammenhang zwischen Lebens- und Ernährungsweise und möglichen Mangelsituationen.

»Das Beste steckt in der Schale!« mahnte früher so manche Großmutter, wenn das Enkelkind Obst nur in zubereiteter Form haben wollte. Die moderne Wissenschaft gibt ihr Recht: In allen Teilen von pflanzlichen Lebensmitteln wurden zahlreiche Stoffe gefunden, die ihre positive Wirkung im Körper oft erst in Kombination entfalten.

Mit sekundären Pflanzenstoffen gesund genießen

Rund 50 Nährstoffe machen eine vollwertige Ernährung aus. Doch unsere Lebensmittel enthalten noch weit mehr Inhaltsstoffe, deren gesundheitsförderndes Potenzial erst zurzeit intensiv erforscht und zunehmend erkannt wird.

Jeder hat heute eine gewisse Vorstellung über die Bedeutung von Vitaminen und Mineralstoffen für die Gesundheit. Obst und Gemüse sind die wichtigsten Quellen für viele Vitamine und Mineralstoffe und gelten als Inbegriff einer gesunden Ernährung. Die gesundheitsfördernde Wirkung einer an pflanzlichen Lebensmitteln reichen Kost kann jedoch nicht nur mit dem Gehalt an Vitaminen, Mineralstoffen und Ballaststoffen erklärt werden. Das Interesse von Ernährungswissenschaft und Präventivmedizin richtet sich zunehmend auf die Gruppe der sekundären Pflanzenstoffe – kurz SPS.

Farbe, Duft und Geschmack

Sekundäre Pflanzenstoffe (SPS) kommen in Pflanzen nur in geringen Konzentrationen vor. Sie können als Farb- und Geschmacksstoffe Insekten anlocken und Tiere zum Fressen anregen, aber Pflanzen auch zur Abwehr von Schädlingen und Krankheiten sowie zum Schutz vor freien Radikalen oder UV-Licht dienen. So enthalten Pflanzen Carotinoide als natürlichen »Sonnenschutz«. Im Gartenbau werden die Duftstoffe bestimmter Gewürzpflanzen ebenfalls genutzt, um andere Nahrungspflanzen vor Schädlingsbefall zu schützen. Bekannt ist auch der Einsatz von Gewürzpflanzen mit antioxidativen sekundären Pflanzenstoffen, beispielsweise Rosmarin, in der Lebensmitteltechnologie. Der Zusatz von Rosmarinextrakt zu Lebensmitteln schützt die enthaltenen Fette vor Oxidation, das heißt Ranzigwerden. Für den Menschen tragen SPS zum Genuss- und Gesundheitswert eines Essens gleichermaßen bei. Alle Stoffe, die Augen, Nase und Gaumen erfreuen, nämlich Farb-, Duft- und Geschmacksstoffe, sind sekundäre Pflanzenstoffe. Sie bestimmen den typischen Geschmack von Kohl, Knoblauch, Senf und Meerrettich sowie die typischen Farbeigenschaften von Paprika, Brokkoli und Heidelbeeren. Es ist ihr Gehalt an sekundären Pflanzenstoffen, der Kräuter, Gemüse und Gewürze zu altbewährten und anerkannten Naturarzneien macht.

Ähnlich wie die Ballaststoffe haben auch die sekundären Pflanzenstoffe Karriere gemacht – von eher überflüssig bis zu erwünschten Gesundheitsförderern.

Neue Erkenntnisse über zweifelhafte Pflanzenstoffe

Bestimmte sekundäre Pflanzenstoffe wie die Protease-Inhibitoren (Hemmstoffe der Eiweißverdauung) aus rohen Hülsenfrüchten und das Phytin (verschlechtert die Verfügbarkeit einiger Mineralstoffe für den Körper) aus Getreide wurden bis vor wenigen Jahren hauptsächlich unter dem Gesichtspunkt der Gesundheitsschädlichkeit betrachtet und eher als unerwünscht – antinutritiv – angesehen. Aktuelle Forschungsergebnisse zeigen jedoch, dass diese Substanzen im Rahmen üblicher Verzehrgewohnheiten durchaus die Gesundheit fördern, denn sie wirken zum Teil antioxidativ. Dennoch sollten Hülsenfrüchte nur gegart verzehrt werden. Eindeutig negativ wird dagegen das Solanin aus den grünen Stellen von Kartoffeln eingestuft. Es kann Kopfschmerzen und Kreislaufstörungen auslösen.

Neun Substanzklassen

Mit einer gemischten Nahrung nehmen wir täglich rund 1,5 Gramm sekundärer Pflanzeninhaltsstoffe auf, wobei sich diese kleine Menge aus 5000 bis 10 000 verschiedenen Einzelsubstanzen zusammensetzt. Sekundäre Pflanzenstoffe lassen sich grob in neun Gruppen einteilen: Carotinoide, Saponine, Glucosinolate, Polyphenole, Proteaseinhibitoren, Terpene, Phytosterine, Phytoöstrogene und Sulfide. Hinzu kommt die Phytinsäure, die sich keiner dieser Gruppen zuordnen lässt. Die Flavonoide gehören zu den Polyphenolen und bilden zusammen mit den Carotinoiden die zahlenmäßig größten Gruppen.

Essen Sie bunt! Das intensive Grün verschiedener Blattsalate, das Feuerrot von Tomaten oder Kirschen, das leuchtende Gelborange von Paprika oder Aprikosen weisen schon äußerlich auf den hohen Gesundheitswert dieser Lebensmittel hin. Auch die Pflanzenfarben gehören zu den wertvollen sekundären Inhaltsstoffen.

Neuer Name gesucht!

Weder Wissenschaftler noch Verbraucher sind so recht zufrieden mit dem Begriff »sekundäre Pflanzenstoffe«. Das Adjektiv »sekundär« könnte tatsächlich den Eindruck einer untergeordneten Bedeutung vermitteln, ist aber sicherlich neutraler als der Begriff »antinutritive Inhaltsstoffe«.

In der englischsprachigen Literatur findet man die Bezeichnungen: »Secondary Plant Products« oder »Phytochemicals«. Im Gegensatz zu den primären Pflanzenstoffen (Kohlenhydrate, Fette und Proteine) könnte der Begriff »Schutzstoff« (Phytoprotectants) am ehesten das präventive Potenzial dieser pflanzlichen Nahrungsbestandteile verdeutlichen.

Bekannt im Sinne von populär sind sekundäre Pflanzenstoffe wohl am ehesten durch Schlagzeilen in der Presse geworden, die sich unter der Überschrift: »Die Rotwein-Grüner-Tee-Knoblauch-Diät« zusammenfassen lassen. Manchmal wird der Eindruck erweckt, dass der Verzehr dieser Produkte vor allen Zivilisationsleiden bewahren könne. Es geht jedoch beim Thema SPS nicht um einige wenige Einzelsubstanzen (wie z. B. Beta-Carotin), sondern um das Zusammenwirken von Nährstoffen und sekundären Pflanzenstoffen in Form einer abwechslungsreichen pflanzenbetonten Ernährung.

Die ganze Palette nutzen

Wegen der großen Anzahl und der unterschiedlichen Wirkungen der sekundären Pflanzenstoffe empfiehlt es sich, möglichst viel Abwechslung in den Speiseplan zu bringen. Sekundäre Pflanzenstoffe können möglicherweise vor Herz-Kreislauf-Erkrankungen, Krebs und mikrobiellen Infekten schützen sowie die Blutfett- und Blutzuckerwerte günstig beeinflussen. Welche protektive (schützende) Wirkung den einzelnen Substanzgruppen zugeschrieben wird, ist in der umseitigen Tabelle aufgeführt.

Männliche Singles und Senioren sind am ehesten gefährdet, sich einseitig zu ernähren und nicht ausreichend sekundäre Pflanzenstoffe zu bekommen. Beide Gruppen treiben möglichst wenig Aufwand mit Einkaufen und Kochen und folgen gern als praktisch befundenen Ernährungsgewohnheiten – und die sind oft alles andere als abwechslungsreich.

Protektive Pflanzenstoffe in Lebensmitteln

SPS	Vorbeugende Wirkung	Lebensmittel
Carotinoide	Krebsschutz Antioxidanz Immunstimulans	Gemüse Obst
Saponine	Krebsschutz Abwehrkräfte stärkend Cholesterin senkend	Hülsenfrüchte
Glucosinolate	Krebsschutz antimikrobiell Cholesterin senkend	Kohlarten Meerrettich Senf
Polyphenole	Krebsschutz Abwehrkräfte stärkend entzündungshemmend Antioxidanz	Gemüse Obst grüner Tee Rotwein
Protease-Inhibitoren	Krebsschutz Antioxidanz Blutzucker regulierend	Hülsenfrüchte
Terpene	Krebsschutz	Aromastoffe aus Pfefferminze und Zitrusöl
Phytosterine	Krebsschutz Cholesterin senkend	fettreiche Pflanzensamen Sonnenblumenkerne Sesamsaat
Phytoöstrogene	Krebsschutz Antioxidanz Osteoporoseschutz	Getreide Leinsamen Hülsenfrüchte
Sulfide	Krebsschutz Antioxidanz Abwehrkräfte steigernd Cholesterin senkend	Knoblauch Lauch Zwiebeln
Phytinsäure	Krebsschutz Antioxidanz Abwehrkräfte steigernd Cholesterin senkend	Getreide Hülsenfrüchte

Schutz vor Krebs und Herz-Kreislauf-Erkrankungen

Insgesamt werden der großen Gruppe der SPS vielfältige gesundheitsfördernde Eigenschaften zugeschrieben. Von den etwa 10 000 in Lebensmitteln vorkommenden SPS werden derzeit weniger als 100 Einzelsubstanzen genauer erforscht, sodass in Zukunft mit weiteren Ergebnissen – unter Umständen auch zu Wechselwirkungen – gerechnet werden kann. Sicher ist jedoch, dass die verschiedenen pflanzlichen Stoffe vielfältige physiologische und protektive Wirkungen entfalten können. Im Vordergrund stehen die antioxidativen Eigenschaften vieler sekundärer Pflanzenstoffe.

Seit einiger Zeit sorgen Schlagzeilen wie »Rotwein schützt vor Herzinfarkt« immer wieder für Aufmerksamkeit. Schließlich ist die Empfehlung, täglich ein Glas Rotwein zu trinken, leichter in die Tat umzusetzen, als beispielsweise auf fettes Fleisch zu verzichten oder mehr Sport zu treiben. Viele Wissenschaftler sehen im regelmäßigen Genuss von Rotwein eine Erklärung für das so genannte Französische Paradoxon. Dieser Begriff beschreibt das Phänomen, dass Franzosen seltener an Herz-Kreislauf-Erkrankungen leiden als Amerikaner, Engländer oder Deutsche, obwohl sie genauso viel oder sogar mehr Fett essen.

Über die herzschützende Wirkung von Rotwein wird gerne berichtet. Schließlich erfreut der Ratschlag, sich diesem Genuss in moderater Weise zu gönnen, jeden Genießer eher als die Mahnung, sich beim Fettverzehr zu mäßigen.

In wissenschaftlichen Studien wurde teilweise geklärt, was für den schützenden Effekt von Rotwein verantwortlich sein könnte. Vieles deutet auf bestimmte sekundäre Pflanzenstoffe aus roten Trauben hin, vor allem die zur Gruppe der Polyphenole gehörenden Flavonoide (siehe auch Stichwort »Wein« auf Seite 326).

Radikalfänger gegen Arterienverkalkung

Um zu verstehen, warum Flavonoide vor Herzinfarkt & Co. schützen können, muss man zuerst wissen, welche Rolle die so genannten freien Radikale spielen. Freie Radikale sind aggressive Sauerstoffteilchen, die maßgeblich an der Entstehung von Herz-Kreislauf-Erkrankungen beteiligt sind. Einem Herzinfarkt oder einem Schlaganfall geht meist eine schleichende Verkalkung der Blutgefäße voraus. Einer der Übeltäter heißt Cholesterin. Heute ist allerdings bekannt, dass sich Cholesterin, genauer LDL-Cholesterin, dann an den Wänden der Blutgefäße ablagert, wenn es zuvor durch freie Radikale verändert (oxidiert) wurde.

Die Vitamine C, E und Beta-Carotin – und eben bestimmte sekundäre Pflanzenstoffe – unterbrechen diesen Teufelskreis, indem sie die freien Radikale im Blut entschärfen. Sie werden daher auch als »Radikalfänger« oder Antioxidanzien bezeichnet.

Wer bewusst auf Alkohol verzichten möchte, kann auch von den gesundheitsfördernden Inhaltsstoffen alkoholfreier Säfte wie Trauben- und Kirschsaft sowie vom grünen Tee profitieren.

Laborversuche haben gezeigt, dass die Flavonoide aus roten Trauben sogar bessere Radikalfänger sein können als Vitamine. Wie Rotwein enthält auch roter Traubensaft herz- und gefäßschützende Flavonoide. Sie stammen vor allem aus den Schalen der Früchte. Beim Traubensaft entfallen allerdings die negativen Eigenschaften, die Alkohol auf die Gesundheit ausüben kann. Mehr über freie Radikale lesen Sie ab Seite 120.

Gerinnungshemmende Wirkung

Außerdem scheinen die sekundären Pflanzenstoffe im Traubensaft die Blutgerinnung zu vermindern, wodurch das Risiko für eine lebensgefährliche Gefäßverstopfung sinkt. Das ergab eine aktuelle Studie aus den USA: Bei den Versuchspersonen, die regelmäßig Traubensaft tranken, verringerte sich die Blutgerinnung um mehr als 40 Prozent. Schon ein bis zwei Gläser Traubensaft am Tag reichten aus, um diesen Effekt zu erzielen. Nach diesen Erkenntnissen nimmt roter Traubensaft heute einen festen Platz nicht nur in einer gesunden, sondern vor allem in einer herzgesunden Ernährung ein. Am besten gesellt er sich zu einem ausgewogenen Speiseplan mit viel pflanzlichen Lebensmitteln, maßvollem Fettverzehr und einer sportlich aktiven Lebensweise.

Das gesunde Rot von Tomaten

Neben den Farbstoffen roter Trauben gewinnt auch der rote Farbstoff der Tomaten zunehmend an Bedeutung für den Gesundheitsschutz des Körpers. Es handelt sich um das »Tomatencarotin« mit dem Fachnamen Lykopin. Das rote Lykopin aus der Tomate diente schon lange als natürlicher Lebensmittelfarbstoff, bis man erkannte, dass die bioaktive Substanz ein hervorragender Radikalfänger ist. Lykopin zählt zwar zu den Carotinoiden, wird jedoch nicht wie Beta-Carotin bei Bedarf in Vitamin A umgewandelt. Dafür soll es eine acht- bis zehnfach stärkere antioxidative Zellschutzwirkung als Beta-Carotin entfalten. Sogar Tomatenketchup enthält eine Prise »Gesundheit«, denn der leuchtendrote Tomatenfarbstoff Lykopin kann nach Hitzebehandlung und Zubereitung sogar besser vom Körper aufgenommen werden als aus rohen Tomaten.
Verschiedene aktuelle Studien bescheinigen dem Superantioxidanz aus Tomaten sogar, das Risiko einer Erkrankung an Prostata-, Lungen- und Magenkrebs zu senken. Insofern ist es erfreulich, dass Tomaten nicht nur in der Mittelmeerküche, sondern auch in Deutschland zu den beliebtesten Gemüsearten zählen. Genießen Sie also öfter Tomatensaft und Tomatensuppe oder Spaghetti mit herzhafter Tomatensauce.

Pflanzenhormone gegen Krebs

Phytoöstrogene sind in Pflanzen vorkommende Verbindungen, die ähnliche Wirkungen ausüben wie die im menschlichen Organismus gebildeten Östrogene. Sie können zur Prävention hormonabhängiger Tumore wie Brust- oder Prostatakrebs beitragen und hormongesteuerte Beschwerden (z. B. in der Menopause) lindern. Die in pflanzlichen Lebensmitteln vorkommenden Pflanzenhormone werden von den Darmbakterien in eine für den Menschen verwertbare Form umgewandelt. An diesem Beispiel zeigt sich auch, wie wichtig die Darmflora und der Einfluss der Ballaststoffe für die Gesunderhaltung sind.

Krebsschutz aus Vollkorn und Sojabohnen

Zu den wichtigsten Phytoöstrogenen mit antikanzerogener Wirkung zählt man die Isoflavone und die Lignane. Isoflavone sind vor allem in Sojabohnen enthalten. Lignane bilden die Ausgangssubstanz für den Zellwandbestandteil Lignin und sind im Pflanzenreich weit verbreitet. Als Bestandteil der Getreideballaststoffe finden sich Lignane vor allem in Vollkornprodukten. Der höchste Lignangehalt wurde in Leinsamen nachgewiesen. Es konnte auch gezeigt werden, dass der Lignangehalt durch den Backvorgang nicht beeinflusst wird, also auch Roggenvollkornbrot und Roggenvollkornknäckebrot in der täglichen Ernährung gute Quellen für diesen speziellen Getreideschutzstoff sind.

Die vorbeugende Wirkung auf Prostata-Erkrankungen wird durch die traditionelle asiatische Ernährungsweise bestätigt, die dazu beiträgt, dass es – verglichen mit Männern in der westlichen Welt – bei Männern in China und Japan seltener zu Prostata-Erkrankungen kommt. Die traditionelle japanische Nahrung ist fettarm und reich an Reis, Sojaprodukten und Kohlgemüsen.

Zu den phytoöstrogenhaltigen Lebensmitteln zählen neben Hülsenfrüchten und Getreiden auch Leinsamen, Weizenkeime, Kürbiskerne, Haferkleie und einige Gemüse. Da Asiaten im Vergleich zu uns auch mehr rotes, gelbes und grünes Gemüse essen, kommt ein weiterer Schutzfaktor dazu: eine gute Versorgung mit den Schutzvitaminen C und E sowie verschiedenen Carotinoiden.

Der hohe und umfassende Gesundheitsschutzwert einer pflanzenbetonten Ernährung ergibt sich aus dem optimalen Gehalt an Vitaminen und den genannten sekundären Pflanzenstoffen, zu denen neben den Phytoöstrogenen auch gefäßschützende Flavonoide zählen.

Sojabohnen und die daraus gewonnenen Produkte stellen nicht nur für viele asiatische Länder eine wichtige Eiweißquelle dar, man hat auch einige sehr interessante Schutzstoffe darin entdeckt. In unseren Küchen tritt die wertvolle Pflanze allerdings immer noch vorwiegend als Randerscheinung in Form von Sojasauce oder Tofu auf.

Japanische Küche ist mehr als Sushi vom Edel-Imbiss! Dass diese vom gesundheitlichen und kulinarischen Aspekt hochgerühmte Kochkunst sich trotzdem bei uns nur schwer etablieren kann, liegt sicher auch daran, dass viele typische Zutaten schwer zu beschaffen und ziemlich kostspielig sind.

Gesund essen wie Italiener und Japaner

Die Grundzutaten für eine herzgesunde und krebsvorbeugende Ernährung sind Gemüse, Obst, Getreide und Hülsenfrüchte. Entsprechende Kostformen, die statistisch das Risiko von Herz-Kreislauf-Erkrankungen verringern, stellen demzufolge auch diese Lebensmittel in ihren Mittelpunkt, wie etwa die mediterrane Ernährung, die japanische Küche und natürlich auch die verschiedenen vegetarischen Kostformen.

Wer sich so ernährt, isst nicht nur fettbewusst, sondern fördert seine Gesundheit auch durch den hohen Gehalt der Nahrung an Ballaststoffen, antioxidativen Vitaminen und sekundären Pflanzenstoffen.

Freie Radikale: Moleküle auf Partnersuche

Seit wissenschaftlich bestätigt wurde, dass freie Radikale bei der Entstehung von Arteriosklerose und bestimmten Krebsarten eine Rolle spielen, sind diese Moleküle verstärkt in den Blickpunkt des öffentlichen Interesses gerückt. Man kann sich ein freies Radikal am besten als unvollständiges, gewissermaßen »unzufriedenes« und deshalb sehr reaktionsfreudiges Molekül mit einem einzelnen freien Sauerstoffatom vorstellen. Es befindet sich – chemisch gesehen – in einem äußerst instabilen Zustand und muss sich zur eigenen Vervollständigung eines anderen Moleküls bedienen.

Aggressive Angreifer

Luftsauerstoff besteht aus einem Molekül mit zwei Atomen und ist dadurch recht stabil. Auch im Wasser liegt Sauerstoff in einer festen und stabilen Verbindung vor. Auf Partnersuche geht der Sauerstoff erst, wenn diese molekularen Verbände auseinander brechen.

Freie Radikale sind also Bruchstücke von sauerstoffhaltigen Molekülen, denen ein Bindungspartner entrissen wurde. Im ungepaarten Zustand ist das Sauerstoffradikal bestrebt, schnellstmöglich wieder einen Reaktionspartner zu finden, mit dem es sich zu einem stabilen Molekül zusammenlagern kann. Bei ihrer Suche nach einer neuen Bindungsmöglichkeit gehen freie Radikale rücksichtslos vor. Aggressiv entreißen sie intakten Strukturen den benötigten Teil. Nun bleibt ein neues unvollständiges Molekül zurück, das jetzt das gleiche Problem hat – nämlich nach Bindungspartnern Ausschau halten zu müssen.

Kettenreaktion mit schlimmen Folgen

Freie Radikale zerstören nicht nur Bindungen zwischen anderen Atomen, sie entfachen eine regelrechte Kettenreaktion, die eine Spur der Zerstörung bei allen an der Reaktion beteiligten Molekülen zurücklässt. Die eigentliche Gefahr liegt also darin, dass aus einem einzigen freien Radikal zahlreiche neue Radikale entstehen können, die im Übermaß schließlich krank machen.

Sauerstoffabhängige Lebewesen wie wir Menschen sind freien Radikalen jedoch nicht schutzlos ausgeliefert. Die Schutzsysteme, die am Abwehrkampf gegen freie Radikale beteiligt sind, nennt man Antioxidanzien oder Radikalfänger. Zu dieser Gruppe gehören sowohl körpereigene Substanzen (z. B. Enzyme) als auch solche aus der Nahrung wie das wichtige kettenbrechende Antioxidanz Vitamin E, die Schutzstoffe Vitamin C, Selen sowie bioaktive Pflanzenstoffe (vgl. Seite 113 f.) wie Carotinoide und Polyphenole. Gemeinsam – am besten in Form einer an Gemüse und Früchten reichen Ernährung – können diese Substanzen die radikalen Verbindungen in einen stabilen Zustand überführen oder sie einfach an sich binden.

Sauerstoff ist lebensnotwendig und sehr reaktionsfreudig. Durch Verbrennung mit Sauerstoff gewinnen wir Energie aus Nährstoffen. Unerwünschte Sauerstoffreaktionen sind dagegen das Ranzigwerden von Fett, das Braunwerden von Schnittflächen beim Apfel oder auch das Rosten von Eisen.

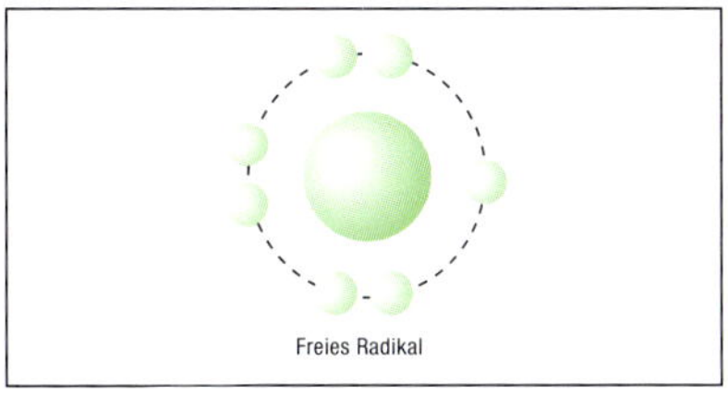

Freies Radikal im instabilen Zustand

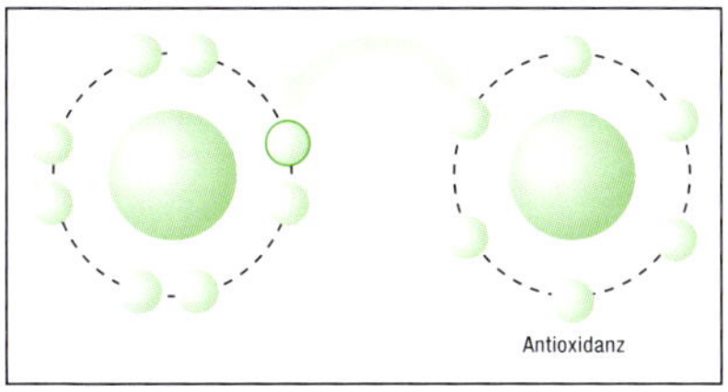

Schutzwirkung eines Antioxidanz gegenüber einem freien Radikal

Woher stammen freie Radikale?

Alle Organismen, die Sauerstoff zur Energiegewinnung durch Verbrennung (Oxidation) benötigen, erzeugen dabei zwangsläufig auch freie Radikale. Von spezialisierten Zellen des Immunsystems werden ebenfalls freie Radikale quasi als chemische Waffen gegenüber Eindringlingen von außen (z. B. Bakterien) produziert. Hinzu kommen äußere Faktoren der Radikalbildung wie Zigarettenrauch, Smog, Autoabgase, Umweltschadstoffe, Wohngifte, Sonnenlicht, Röntgenstrahlen, Alkohol, bestimmte Medikamente und vieles mehr. Wenn der Ansturm freier Radikale vom Körper nicht mehr kontrolliert werden kann, droht schließlich Gefahr für die Gesundheit.

Allen Warnungen von Hautärzten zum Trotz gilt Sonnenbräune immer noch als beneidenswert attraktives Attribut. Obwohl der Ansturm freier Radikale die Haut hohem oxidativen Stress aussetzt, sind die schlimmen Folgen – frühzeitige Hautalterung bis hin zum bösartigen Krebs – eben erst nach vielen Jahren bemerkbar.

Oxidativer Stress

Die äußerst reaktionsfreudigen Sauerstoffverbindungen greifen Körperstrukturen und Biomoleküle in den Zellen an, beispielsweise mehrfach ungesättigte Fettsäuren in den Zellmembranen, Proteine oder die Erbinformationen DNS. Ja, man spricht sogar von »Free Radical Diseases« und meint damit Krankheiten, die auf unerwünschte oder über das normale Maß ablaufende Oxidationsprozesse zurückzuführen sind und dann auftreten, wenn das Gleichgewicht zwischen Entstehung und Inaktivierung freier Radikale im Körper gestört ist.

Wenn freie Radikale überhand nehmen und nicht durch körpereigene oder aus der Nahrung stammende antioxidative Schutzmechanismen in Schach gehalten werden können, kommt es zu oxidativem Stress, der den Organismus auf Dauer empfindlich schädigt. Recht gut erforscht ist die Beteiligung der freien Radikale an der Entwicklung der Arteriosklerose. Auch bei der Entstehung bestimmter Tumorarten spielen die aggressiven Sauerstoffverbindungen eine Rolle. Umgekehrt kann die richtige Ernährung mit viel Gemüse und Obst den Anfängen dieser Erkrankungen vorbeugen. Natürlich sollte man sich auch keiner unnötig hohen Belastung von außen – etwa durch Rauchen und übermäßiges Sonnenbaden – aussetzen.

Medikamente und Nährstoffbilanz

Bei vielen Erkrankungen bildet die medikamentöse Behandlung den Grundpfeiler aller therapeutischer Maßnahmen. Ältere Menschen müssen zum Teil verschiedene Arzneimittel gleichzeitig einnehmen. Chronisch Kranke, beispielsweise Patienten mit Bluthochdruck, Fettstoffwechselstörungen und Rheuma, benötigen über viele Jahre regelmäßig Medikamente.

Die Einnahme von Pharmaka mag in vielen Fällen unerlässlich sein, sie wirkt sich auf den Nährstoffhaushalt jedoch vielfältig aus: So können Medikamente Anzeichen für einen Nährstoffmangel hervorrufen, zu leichten Beschwerden führen und das Wohlbefinden einschränken. Zum Teil sind aber auch ernsthafte Folgen damit verbunden. So führt beispielsweise die Behandlung rheumatischer Erkrankungen mit Glukokortikoiden zu einem Kalziumverlust, dem durch eine vermehrte Zufuhr begegnet werden muss, um einer Osteoporose vorzubeugen. Wer über einen längeren Zeitraum Medikamente einnimmt, sollte unbedingt regelmäßig seine Blutwerte prüfen lassen, um eventuellen Nährstoffdefiziten frühzeitig entgegenwirken zu können.

Vielfältige Wechselwirkungen

Arzneistoffe und Nährstoffe können sich im Körper wechselseitig beeinflussen. So kann beispielsweise die Aufnahme von Nährstoffen durch Medikamente behindert werden. Andere Substanzen können über Stoffwechselvorgänge den Bedarf an Nährstoffen erhöhen; ebenso ist es möglich, dass durch Arzneimittel Nährstoffe vermehrt über Darm und Nieren ausgeschieden werden. Schließlich können Medikamente auch den Appetit verändern, was wiederum die Nahrungsaufnahme beeinflusst. Achten Sie deshalb auf entsprechende Hinweise in der Gebrauchsinformation zu Arzneimitteln.

Von diesen Einflüssen können folgende Nährstoffe betroffen sein:

- Thiamin (Vitamin B_1)
- Folsäure
- Pyridoxin (Vitamin B_6)
- Cobalamin (Vitamin B_{12})
- Ascorbinsäure (Vitamin C)
- die fettlöslichen Vitamine A, D, E, K
- die Mineralstoffe Kalzium, Kalium, Magnesium und Eisen sowie andere Spurenelemente

In Verbindung mit längerfristiger Medikamenteneinnahme kann die zusätzliche Gabe eines Vitaminpräparates durchaus sinnvoll sein. Ihr Arzt kann Sie beraten, welcher Nährstoff ergänzt werden sollte.

Risikogruppen für eine Arzneimittel-Nährstoff-Wechselwirkung

Mögliche Wechselwirkungen sind von verschiedenen Faktoren abhängig. Dazu zählen der allgemeine Ernährungszustand des Patienten sowie die Art, Dosierung und Einnahmedauer des Medikaments.

Weitere Risikofaktoren, insbesondere Rauchen, regelmäßiger Alkoholkonsum und der Einfluss von Schadstoffen aus der Umwelt, können ebenfalls den Nährstoffbedarf erhöhen.

- Chronisch kranke Menschen (Diabetiker, Hypertoniker, Patienten mit Fettstoffwechselstörungen, Rheumatiker, psychisch Kranke, HIV-Infizierte etc.) sind über viele Jahre, mitunter lebenslang, auf Medikamente angewiesen und zählen damit zur Risikogruppe für einen Vitamin- und Mineralstoffmangel.
- Aber auch wer ständig Säurehemmer, Abführmittel und besonders Schmerzmittel (z. B. Acetylsalicylsäure) oder orale Kontrazeptiva (Östrogen-Progesteron-Kombinationen zur Empfängnisverhütung) einnimmt, benötigt mehr Vitamine, vor allem Vitamin C, Vitamin B_6 und Folsäure.

Da zahlreiche Arzneimittel eine negative Wirkung auf die Nährstoffbilanz haben, ist es umso wichtiger, die Notwendigkeit der Einnahme kritisch zu prüfen. Dies gilt besonders für Mittel, die allzu unbesorgt gegen Alltagsbeschwerden eingenommen werden.

- Abführmittel und Entwässerungstabletten führen in erster Linie zu Kalium- und Magnesiumverlusten.
- Kortison gegen Entzündungen entzieht dem Körper Kalzium und Kalium, während Mittel gegen Übersäuerung des Magens (Antazida) die Aufnahme von Eisen und anderen Mengen- und Spurenelementen vermindern können.
- Die meisten Wechselwirkungen mit Medikamenten betreffen aber die Vitamine. Eine Übersicht zeigt die folgende Tabelle.

Was zu Vitaminmangel führen kann

Vitamine	Wichtige Faktoren, die die Versorgung beeinträchtigen können
Vitamin B_1 (Thiamin)	Chronischer Alkoholmissbrauch Antazida (Magensäure bindende Mittel) Diuretika (Harn treibende Mittel)
Vitamin B_2 (Riboflavin)	Chronischer Alkoholmissbrauch Diuretika (Harn treibende Mittel) Trizyklische Antidepressiva
Folsäure	Orale Kontrazeptiva (»Pille«) Chronischer Alkoholmissbrauch Antikonvulsiva (Krampf lösende Mittel) Antibiotika, Acetylsalicylsäure (Schmerzmittel) Cholestyramin (zur Senkung hohen Cholesterinspiegels)
Biotin (Vitamin H)	Chronischer Alkoholmissbrauch Übermäßiger Verzehr von rohen Eiern
Vitamin C (Ascorbinsäure)	Rauchen, orale Kontrazeptiva (»Pille«) Acetylsalicylsäure (Schmerzmittel) Stress, chronischer Alkoholkonsum Glukokortikoide (entzündungshemmende Hormone), Fenfluramin (Appetitzügler)

Vitamin B_6 (Pyridoxin)	Orale Kontrazeptiva (»Pille«), verschiedene Antibiotika, chronischer Alkoholkonsum
Vitamin B12 (Cobalamin)	Verschiedene Magenerkrankungen Cimetidin (Magensäure hemmendes Mittel) Neomycin (Antibiotikum)
Vitamin A (Retinol)	Chronischer Alkoholmissbrauch Antazida (Magensäure bindende Mittel) Paraffinölhaltige Laxantia (Abführmittel) Blutfett senkende Arzneimittel, Antibiotika
Vitamin D (Calciferol)	Antikonvulsiva (krampflösende Mittel) Blutfett senkende Arzneimittel Glukokortikoide (entzündungshemmende Hormone) Paraffinölhaltige Laxantia (Abführmittel)
Vitamin E (Tocopherol)	Blutfett senkende Arzneimittel Paraffinölhaltige Laxantia (Abführmittel)
Vitamin K (Phyllochinon)	Antibiotika, Antikonvulsiva (Krampf lösende Mittel), paraffinölhaltige Laxantia (Abführmittel), Blutfett senkende Arzneimittel
Niacin (Nikotinsäure)	Chronischer Alkoholmissbrauch
B-Vitamine	Antibiotika

Die langfristige Einnahme von Abführmitteln ist gefährlich, weil der Organismus dabei in kurzer Zeit langfristige Mineralstoffverluste erleiden kann. Wer dauernd »nicht kann« sollte für mehr Bewegung sorgen und seine Ernährung umstellen auf ballaststoffreichere Kost und reichliche Flüssigkeitszufuhr.

Bedeutung für die Praxis

Nicht jedes der genannten Medikamente führt gleich zu einem Nährstoffmangel. In Abhängigkeit von der Dosis und der Einnahmedauer empfiehlt es sich jedoch, auf Lebensmittel (und eventuell Vitaminpräparate) zurückzugreifen, die eine sichere Quelle für die betreffenden Vitamine darstellen. Im Zweifelsfall fragen Sie Ihren Arzt oder Apotheker. Eine unkontrollierte Selbstmedikation ist nicht zu empfehlen, beachten Sie deshalb unbedingt die folgenden Ratschläge:

- Nehmen Sie Arzneimittel nur nach ärztlicher Verordnung und in der vorgeschriebenen Dosierung ein.
- Leiden Sie an einer Krankheit, die durch die Ernährung wesentlich beeinflusst werden kann, wie etwa Diabetes mellitus, Fettstoffwechselstörungen oder Blut-

hochdruck, so sollten Sie sich konsequent an die vorgeschriebenen Diätprinzipien halten. Dies ist für den Behandlungserfolg von entscheidender Bedeutung. Bei richtiger Ernährung können Medikamente mitunter stark eingeschränkt oder sogar ganz weggelassen werden.

- Lesen Sie Arzneimittelinformationen sorgfältig durch und fragen Sie im Zweifelsfall Ihren Arzt oder Apotheker um Rat, vor allem nach einer sinnvollen Nahrungsergänzung (beispielsweise mit Kalzium oder Folsäure). Aufgrund der gegenwärtigen Ernährungssituation werden einige Vitamine nicht mehr in ausreichender Menge aufgenommen, und bereits geringfügige Defizite können zu Befindlichkeitsstörungen führen.
- Eine falsche Ernährungsweise macht dagegen die Arzneimittelwirkung unsicher. Die Dosierung der Medikamente wird individuell von Ihrem Arzt festgelegt und kontrolliert.
- Achten Sie grundsätzlich auf eine vitamin- und mineralstoffreiche Ernährung, nehmen Sie genügend Flüssigkeit – vor allem Wasser – zu sich und schränken Sie den Alkoholkonsum ein.
- Lassen Sie sich von Ihrem Arzt ausführlich erklären, warum er das jeweilige Medikament verordnet, wie es wirkt und wie viel davon Sie wie oft und wann einnehmen sollen. Gerade der Zeitpunkt der Einnahme ist wichtig: Ob man die Arznei vor dem Essen, während der Mahlzeit oder danach einnehmen soll, hat auf die Verträglichkeit des Medikaments und seine Verfügbarkeit im Körper oft großen Einfluss.

Bei chronischen oder Mehrfacherkrankungen müssen oft mehrere Medikamente eingenommen werden. Allzu rasch vergisst oder verwechselt man Einnahmezeiten und -mengen. Legen Sie sich eine Tablettendose mit Tages- und Tageszeiteneinteilung als Gedächtnisstütze zu.

Trennkost & Co.: Kostformen und Diäten

Menschen benötigen Nähr- und Schutzstoffe, essen Lebensmittel und genießen Speisen und Getränke. Es bestehen eindeutige Unterschiede zwischen Ernährung (kopfgesteuert, vernunftbetont) und Essen (bauchgesteuert, lustbetont). Die heutige Lebensmittelvielfalt erlaubt dem Menschen mehr als je zuvor, Genuss und Gesundheit beim Essen in Einklang zu bringen.

Bis vor nicht allzu langer Zeit war die Menschheitsgeschichte von der Sorge um ausreichende Nahrung geprägt. Das hat sich radikal geändert: Inzwischen kämpfen die Menschen der Industrieländer gegen überflüssige Pfunde statt gegen den Hunger. Doch wer die Wahl hat, hat bekanntlich auch die Qual. Fehlernährung im Wohlstand und Mangel im Überfluss werden zum Dilemma des modernen Essers im lang ersehnten Schlaraffenland. Längst wurden die stets gut gefüllten Speisekammern für den bewegungsarmen Sitzmenschen von heute zum gefürchteten Kalorienalptraum. Neue Sorgen belasten zusätzlich, so etwa die Frage nach Lebensmittelqualität und -sicherheit.

»Esskapaden«

Verständlich ist auch der Wunsch des Einzelnen nach stärker individuell ausgerichteten Ernährungsratschlägen anstelle vermeintlich allgemeingültiger Ernährungsempfehlungen. So suchen nicht wenige ihr Heil in alternativen Ernährungskonzepten wie den verschiedenen vegetarischen Kostformen, Trennkost-Prinzipien oder Blutgruppendiäten sowie in der Beantwortung der Frage, was denn nun die »artgerechte Urnahrung« des Menschen sei. Manchmal wird die vermeintliche Uniformität der abgelehnten konservativen Ernährungslehre jedoch auch nur gegen noch starrere und strengere Ernährungsdogmen eingetauscht.

Es ist nicht leicht, sich in der Fülle von Ernährungsratgebern und Diäten zurechtzufinden. Die gute Nachricht: Es gibt mehr als eine Möglichkeit, sich richtig zu ernähren. Die schlechte: Es werden auch zahlreiche gesundheitsschädigende Kostformen propagiert.

Wie lässt sich die Spreu vom Weizen trennen? Wer führt aus dem Wirrwarr der Diäten und angeblichen Heilslehren heraus? Dabei ist zunächst nur richtig: Der Mensch ist ein vielseitiger Esser. Und was für den einen gilt, muss nicht für alle zutreffen. Umgekehrt gilt auch: Was dem einen von Nutzen ist, kann dem anderen durchaus schaden. Es gibt viele Möglichkeiten, sich richtig zu ernähren. Die Gegensätze zwischen den Meinungen mancher »Ernährungsexperten« sind nicht weniger groß als die Unterschiede in der Zusammensetzung von Mahlzeiten auf dieser Welt. Die Vielfalt der Ernährungsweisen hat einen tieferen Sinn: Nur weil der Mensch ein Alles-

Die einzig richtige Auswahl an Lebensmitteln gibt es nicht. Nur durch die Vielfalt der für unseren Organismus geeigneten Nahrung kann der Mensch in fast jeder Klimazone der Erde leben.

esser ist, konnte er die ganze Erde besiedeln und überall aus den vorhandenen Nahrungsquellen eine ihm zuträgliche Kost entwickeln.

Bewusst ernähren und gesund genießen

Die Vielseitigkeit im Speiseplan ist das Grundprinzip einer vollwertigen und schmackhaften Ernährung. Wir dürfen alles essen, aber von allem das persönlich richtige Maß. Eine leichte Frischeküche entspricht am besten den Ansprüchen eines gesundheits- und fitnessbewussten Genießers.

Einen Vorteil haben die verschiedenen alternativen Ernährungskonzepte jedoch: Sie führen oft zu einer bewussteren Ernährung. Angeregt durch die verschiedenen Konzepte überdenkt man eingefahrene Ernährungsmuster, trennt sich von ungünstigen Ernährungsgewohnheiten und verlässt eingefahrene Gleise.

Gute und schlechte Futterverwerter

Bei der Erforschung der Ursachen von Übergewicht und den so genannten Zivilisationskrankheiten stellt sich die Frage: »Ist unser Stoffwechsel noch auf das Leben in der Steinzeit eingestellt?«

Sie kennen alle die Diskussion um den »guten« und »schlechten« Futterverwerter. Tatsächlich gibt es diese beiden Konstitutionstypen – die Ausrede mancher Übergewichtiger, sie nehmen schon vom Zugucken zu, ist also gar nicht so falsch. Die Stoffwechselsituation des »guten Futterverwerters«, der die Energie effizient speichert, ist an sich sinnvoll. Von seiner genetischen Ausstattung war der Mensch eher auf eine karge Lebensweise programmiert. Ein ökonomischer Stoffwechsel sollte dafür sorgen, dass er auch in Phasen des Nährstoffmangels überleben konnte. Der Organismus nutzte die Nahrung äußerst effizient und legte darüber hinaus Energiereserven für schlechte Zeiten an.

Anders sehen diese Verhältnisse beim »schlechten Futterverwerter« aus. Er nutzt die zugeführten Kalorien nicht so effizient für die Bildung von Fettpolstern aus; vielmehr »verpuffen« 300 bis 400 Kilokalorien täglich ungenutzt, überwiegend als Wärme. Die Erbanlagen können also eine unterschiedliche Wärmebildung nach Nahrungsaufnahme – Wissenschaftler sprechen von Thermogenese – ausmachen. Schlechte Futterverwerter gehen mit der aufgenommenen Nahrungsenergie verschwenderischer um, indem sie einen Teil davon in Wärme umwandeln.

»Sparsamkeitsgen« sorgt für Polster

»Einfach beneidenswert«, mögen Sie nun denken. Früher war solch ein energieverschwenderischer Luxusverbrauch eher von Nachteil und ein Sparsamkeitsgen sinnvoll. Heute sind verständlicherweise besonders jene benachteiligt, die aufgrund ihrer genetischen Ausstattung einen besonders ökonomischen Stoffwechsel haben. In unserer Wohlstandsgesellschaft mit der überreichen Auswahl an verlockenden Speisen und Getränken haben es diese Menschen im wahrsten Sinne des Wortes deutlich schwerer.

Gefährdet sind vor allem Menschen, die mit dem »Thrifty-Gen«, also dem Sparsamkeitsgen der guten Futterverwerter ausgestattet sind. Die amerikanischen Diätspezialisten Rachel und Richard Heller stellten fest, dass dieses »Höhlenmenschenerbe« mit dem Bonus einer Extraportion Insulin verbunden ist, die dafür sorgt, dass Hunger, Nahrungsaufnahme und (Fett-)Energiespeicherung besonders ausgeprägt sind. Insulin ist ganz allgemein als das »Hormon der Speicherung« zu betrachten. Und es veranlasst, quasi als Voraussetzung zur Energiespeicherung, auch die Nahrungsaufnahme.

Gute Futterverwerter haben in Notzeiten einen Überlebensvorteil. In unserem mit Nahrung reichlich versorgten Alltag legen sie dagegen besonders leicht unerwünschte Fettpolster an und haben es schwerer als andere, diese wieder loszuwerden.

Die Gene sind kein Schicksal

In kargen Zeiten ist der Stoffwechsel des guten Futterverwerters im wahrsten Sinne des Wortes lebenserhaltend, in guten Zeiten macht er aber eher dick und krank. Die erbliche Veranlagung kann aber nur zum Tragen kommen, wenn die Lebensumstände es möglich machen und stets übermäßig gegessen wird. Wer seine Lebensweise bewusst gestaltet, hat zudem die Chance, die ungünstigen Voraussetzungen zu kompensieren.

Wer zu Übergewicht neigt, sollte nach Kenntnis dieser Stoffwechselzusammenhänge seine überflüssigen Pfunde nicht länger auf die Erbanlagen schieben und resignieren, sondern das Problem aktiv angehen. Menschen, die einen »steinzeitlichen« Stoffwechsel geerbt haben, können es sich – ungerecht oder nicht – nur durch mehr Bewegung öfter einmal leisten, die kulinarischen Vorzüge der Neuzeit zu genießen.

Essen nach dem Speiseplan der Natur

Immer wieder wird die Entwicklungsgeschichte der Ernährung des Menschen strapaziert, um herauszufinden, ob der Mensch in erster Linie ein Pflanzen- oder Fleischesser (gewesen) sei. Dabei kann man durchaus davon ausgehen, dass der Mensch

Nicht einzelne Lebensmittel machen gesund oder krank. Es kommt immer auf die richtige Mischung und das persönlich zuträgliche Maß an: von allem etwas, von keinem zu viel.

und seine Vorfahren während der gesamten Evolution Allesesser (Omnivoren) waren. Eine artgerechte Ernährung ist im Wesentlichen von der jeweiligen Region und unterschiedlichen Nahrungsverfügbarkeit abhängig. Bevor der Mensch hungert oder verhungert, verzehrt er alles für ihn Essbare. Das zur natürlichen Ausrüstung und Überlebensfähigkeit des Menschen gehörende Genmaterial erlaubt eine vielseitige Anpassung. Er kann sich sowohl rein pflanzlich als auch weitgehend tierisch ernähren. Pflanzliche und tierische Produkte können unterschiedliche Anteile ausmachen. Auch heute noch gibt es Naturvölker, von denen manche ausschließlich pflanzliche, andere fast ausschließlich tierische Nahrung verzehren. Die Gattung Mensch erschien vor etwa zwei Millionen Jahren auf der Erde. Sobald die ersten selbst angefertigten Steinwerkzeuge bei der Jagd eingesetzt wurden, stieg der Fleischverzehr an.
Die pflanzliche Ernährungsgrundlage aus Blättern, Beeren, Samen und Wurzeln, die zwar zuvor schon gelegentlich durch Insekten, Eier und Kleinlebewesen ergänzt wurde, stand immer noch im Vordergrund.

Stärkekohlenhydrate auf dem Vormarsch

Der systematische Anbau von Nahrungspflanzen und damit das Ackerbauzeitalter begann vor etwa 10 000 Jahren. Diese Entwicklung bahnte sich allmählich an, denn schon vorher hatten die Menschen stärkehaltige Nahrungsmittel gesammelt und gegessen. Als jedoch Gewächse gezielt angebaut wurden, verschob sich das pflanzliche Nahrungsspektrum in Richtung der Pflanzen mit konzentrierter Kohlenhydratenergie – vor allem Getreide. Erst sehr viel später kamen die Kartoffeln hinzu. Kartoffeln sind wirklich eine Novität im menschlichen Speiseplan.
Die Einführung von Stärke im Speiseplan des Menschen brachte vor allem eine höhere Energiedichte mit sich, während die pflanzliche Nahrung zuvor weniger konzentriert und stattdessen sehr voluminös war.
So sollen unsere frühen Vorfahren täglich immerhin etwa zwei Kilogramm Pflanzenkost mit einem niedrigen glykämischen Index (vgl. Seite 53) und einem hohen Sättigungswert verspeist haben. Getreide wurde schließlich als »Komfort-Lebensmittel« immer beliebter – nicht zuletzt aufgrund seiner geschmacklichen Vorzüge, die sich durch Kochen, Rösten und Backen noch steigern ließen. So gaben Menschen schließlich ihr Nomadenleben auf, um sich in der Nähe von Getreidefeldern niederzulassen. Bis heute liegen Lebensmittel auf Getreidebasis mit an der Spitze der konsumierten Nahrungsmittel überhaupt.

Entwicklungshelfer Fisch

Ein europäischer Workshop über die ursprüngliche Ernährung und ihre Bedeutung für die Entwicklung des Menschen förderte 1998 noch ein anderes äußerst wichtiges Ergebnis zutage. Was vor Urzeiten Gültigkeit hatte, ist offenbar auch für die optimale Entwicklung des Menschen von heute unverzichtbar: eine an Omega-3-Fettsäuren reiche Ernährung.

Professor Michael Crawford vom Institute of Brain Chemistry an der University of London berichtete, frühgeschichtliche Funde hätten gezeigt, dass die ersten Menschen in Ostafrika an den Seeufern des Rift Valley lebten. Sie ernährten sich von Fisch aus den großen Kaltwasserseen, der reich an lebenswichtigen langkettigen, mehrfach ungesättigten Omega-3-Fettsäuren war. Diese Fettsäuren waren mitverantwortlich dafür, dass sich vor etwa 50 000 Jahren der moderne »wissende« Mensch entwickelte, der so genannte »Homo sapiens«. Die Leistungsfähigkeit seines Gehirns nahm zu, weil sich seine Nahrungsqualität durch den hohen Gehalt an Omega-3-Fettsäuren verbesserte.

Darin sind sich (fast) alle einig:

Neben reichlich Gemüse und Obst im Sinne der aktuellen Kampagne »Five a Day« (fünf Portionen Gemüse und Obst täglich) sollte zweimal wöchentlich Meeresfisch auf den Tisch kommen.

Mehr Zurückhaltung ist dagegen geboten bei den allgegenwärtigen Zucker-Stärke-Fettkombinationen in Form diverser Backwaren wie Croissants und ähnlichen Snacks, Pizza, Pommes frites, Chips, Schokoriegeln und weiteren Knabbereien sowie fetthaltigen Süßigkeiten.

»Fisch essen macht schlau!« – damit können Sie Kindern das hochwertige Lebensmittel schmackhafter machen. Forschungstheorien besagen, dass vor allem der Verzehr von Kaltwasserfisch die Entwicklung des Gehirns vom Urmenschen zum Homo sapiens förderte.

Die Industrialisierung änderte den Speisezettel

Die einschneidendste Änderung unserer Ernährungsgewohnheiten brachte allerdings die Industrialisierung Mitte des 19. Jahrhunderts mit sich. Davon waren neben den veränderten Arbeits- und Lebensbedingungen natürlich auch die Lebensmittelproduktion und das Nahrungsangebot betroffen.

Völlig unabhängig von einer wie auch immer gearteten ideologisch gefärbten Vorstellung steht fest, dass an die Stelle einer voluminösen und wenig verarbeiteten, ballaststoffreichen Kost rasch eine konzentrierte und energiedichte, stark verarbeitete

Nahrung trat. Das betrifft auch die höheren und zum Teil isolierten Fett-, Zucker- und Stärkeanteile in unserer Ernährung. Für die genetische Anpassung an eine solche Ernährungsänderung ist die relativ kurze Zeitspanne bis heute entwicklungsgeschichtlich tatsächlich unbedeutend.

Zurück zu den Wurzeln: die Steinzeitdiät

Diese so genannte Steinzeitdiät positiv herauszustellen heißt nicht, die Bedingungen und Gefahren zu verkennen, die unseren Urahnen das (Über-) Leben schwer machten.

Die Gegner von reichlich Kohlenhydraten auf dem Speiseplan entwerfen ein geradezu romantisches Bild der Ernährungsbedingungen in der Steinzeit. Für die weitaus längste Zeit seiner Ernährungsgeschichte standen dem Menschen als Jäger und Sammler abgesehen von Blättern, Wurzeln und Beerenfrüchten für seine Ernährung in erster Linie Fleisch (Protein) und Fett zur Verfügung.

An diese Kost hat sich der menschliche Stoffwechsel nach und nach angepasst. Die verhältnismäßig kurze Zeit, seit mehr und mehr kohlenhydratreiche Kost auf den Teller kam, reichte nicht aus, um den Stoffwechsel auf diese Veränderung in der Ernährung einzustellen.

Unsere Urahnen aßen eine Diät, die ihr Insulin in Schach und den Blutzuckerspiegel stabil hielt und die – da ohne Getreide und Zucker – niedrig im Kohlenhydratgehalt war. Sie hatte, wie wir heute sagen würden, einen entsprechend niedrigen glykämischen Index. Die Steinzeitmenschen lebten aktiv, hatten aber auch Zeit zu Rast und gelegentlichem Gelage. Alles in allem beugte ihr Lebensstil genau den insulinbedingten Gesundheitsproblemen vor, mit denen wir heute zu tun haben. Außerdem nahmen die Menschen jener Zeit viele vor freien Radikalen schützende Antioxidanzien aus Beeren, Samen und Nüssen auf. Bedingt durch die günstige Fettsäuren-Zusammensetzung bei Wildfleisch und Fisch war auch die Fettqualität der Steinzeitdiät der unserer heutigen Ernährung überlegen.

Fest steht: Dem Stoffwechsel und der Fettqualität kommt eine viel größere Bedeutung zu, als es sich heute in der stark vereinfachten Botschaft »viel Kohlenhydrate, wenig Fett« ausdrücken lässt. In der Steinzeit lag vor allem ein ideales Verhältnis von Omega-6- zu Omega-3-Fettsäuren vor (vgl. Seite 131).

Der Blick nach Osten: Makrobiotik und Ayurveda

Wer auf der Suche nach seinem persönlich richtigen Ernährungskonzept ist, wird mit großer Wahrscheinlichkeit auch mit der makrobiotischen Ernährung und der

Ernährung in der Ayurveda konfrontiert. Beide Ansätze haben eine etwa 5000 Jahre alte Tradition und sind Teil eines ganzheitlichen Lebenskonzepts, das zum einen auf der fernöstlichen Religion des Zen-Buddhismus und zum anderen auf der indischen Heil- und Gesundheitskunde beruht.

Das (nicht einfache) Verständnis beider Ernährungslehren erschließt sich verständlicherweise erst demjenigen, der bereit ist, sich näher mit der jeweiligen fachspezifischen Literatur zur Makrobiotik und zur Ayurveda auseinander zu setzen. Wer sich darauf einlässt, fördert ganz sicher sein Bewusstsein für eine ganzheitliche Betrachtung von Ernährung und Gesundheit. Diese positive Einschätzung gegenüber alternativen Ernährungsansätzen lässt sich dagegen auf das Dauerthema Schlankheitsdiäten nicht oder nur in Ausnahmefällen übertragen.

An fernöstlichen Ernährungslehren fasziniert der ganzheitliche Ansatz. Das bedeutet aber auch, dass man nicht einfach ein paar konkrete Tipps für die Zusammenstellung der Mahlzeiten erwarten darf, sondern sich auch mit dem weltanschaulichen Kontext beschäftigen sollte.

Makrobiotik

Makrobiotik bedeutet langes Leben. Voraussetzung dafür ist das Gleichgewicht zwischen Yin und Yang, den beiden entgegengesetzten Energietendenzen, die auch im Menschen und in der Nahrung wirken. Abgesehen davon, dass die Ernährungsempfehlungen für Menschen in der westlichen Welt nur schwer verständlich und nachvollziehbar sind, eignet sich die ursprüngliche Makrobiotik nach dem japanischen Naturphilosophen George Ohsawa wegen der sehr beschränkten Lebensmittelauswahl nicht als Dauerkost.

Die gemäßigteren – zeitgemäßen – Folgekonzepte von Mishio Kushi und Steven Acuff werden zwar ernährungswissenschaftlich besser bewertet, sind aber aufgrund der nahezu veganen Ausrichtung (vgl. Seite 134f.) für Kinder, Jugendliche, Schwangere und Stillende nicht zu empfehlen.

Mit ganzheitlichem Ansatz

Grundsätzlich stellt sich aber die Frage, welche Vorteile eine speziell nach der fernöstlichen Lebens- und Denkweise entstandene Ernährung mit ihren typischen Nahrungsprodukten für beispielsweise Europäer hierzulande haben könnte. Sicherlich wird die Begeisterung für die Makrobiotik durch das große Interesse an fernöstlichen Meditationstechniken, Philosophien, Bewegungs- und Lebensstilkonzepten unterstützt. Zu den Vorteilen dieser Kostform gehört unbestritten, dass sie die Ernährung nicht völlig isoliert betrachtet, sondern in einen ganzheitlichen Zusammenhang stellt.

Ayurveda

Ayurveda gilt als »Mutter der Medizin« und ist die Wissenschaft vom langen und gesunden Leben, das man erreichen soll, indem man das Gleichgewicht von Körper, Geist und Seele aufrechterhält oder wiederherstellt. Auch im Ayurveda ist die Ernährung Teil eines ganzheitlichen Konzepts, wobei jeder Mensch nach seinem Konstitutionstyp ganz individuell betrachtet wird.
Grundlage der Konstitutionslehre sind fünf Elemente: Raum, Luft, Feuer, Wasser und Erde. Einheitliche Ernährungsregeln hinsichtlich der Lebensmittelauswahl kennt die ayurvedische Ernährungslehre nicht. Dementsprechend stellt sie auch keine Dogmen auf, sondern gibt Orientierungshilfen, anhand derer jeder Einzelne wieder ein Gespür für seine individuellen Ernährungsbedürfnisse entwickeln soll. Die für die einzelnen Konstitutionstypen vorgeschlagenen Ernährungsempfehlungen entsprechen im Großen und Ganzen einer laktovegetabilen Ernährung, die als Dauerkost empfohlen werden kann, wenn auch genügend rohes, frisches Obst und Gemüse gegessen wird.

Vegetarische Ernährung – gesund oder riskant?

Allein der Verzicht auf Fleischverzehr bedeutet noch nicht, dass Sie sich besser ernähren. Dass Vegetarier im Schnitt tatsächlich gesünder sind, liegt vermutlich auch an einem in vielen Aspekten bewussteren Lebensstil.

Die Beweggründe für eine vegetarische Ernährung können gesundheitlicher, religiöser, weltanschaulicher, ethisch-moralischer und ökologisch-ökonomischer Art sein. Oft ist diese Ernährung integriert in einen bewussten Lebensstil (Verzicht auf Rauchen, vermehrte körperliche Aktivität), der wohl insgesamt den gesundheitlichen Vorteil ausmacht. Gemeinsam ist den alternativen Ernährungsformen eine freiwillige Einschränkung in der Nahrungsauswahl mit unterschiedlicher Ausprägung. Meist betrifft dies Fleisch und Fleischwaren, Weißmehlerzeugnisse und Zucker sowie so genannte Convenience-Produkte, das heißt bequemer zubereitbar gemachte Erzeugnisse der modernen Lebensmitteltechnologie.

Die vegetarischen Kostformen

Bei den vegetarischen Kostformen unterscheiden wir im Wesentlichen drei Varianten:

- die rein **vegane Kost**, die jegliche Nahrung tierischer Herkunft ausschließt;
- die **laktovegetabile Kost**, bei der Milch und Milchprodukte die pflanzliche Ernährungsgrundlage ergänzen;
- die **ovolaktovegetabile Kost**: Zu den pflanzlichen Lebensmitteln werden Milch, Milchprodukte und Eier verzehrt.

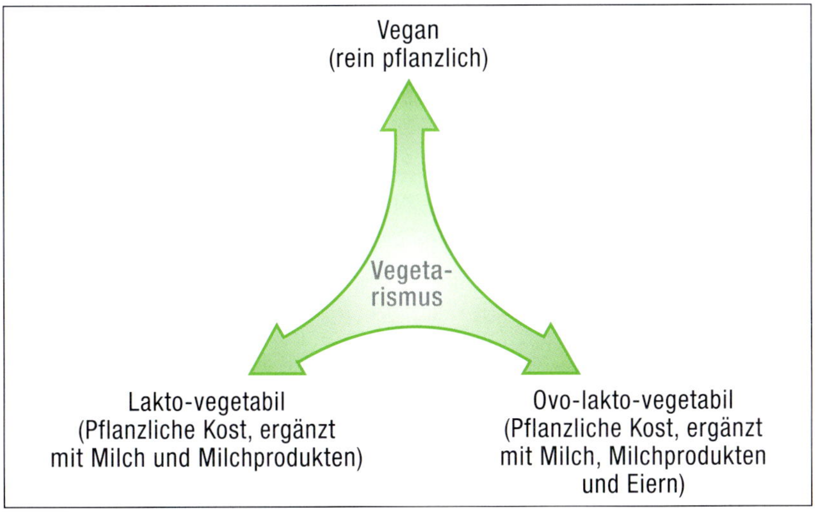

Der größte Teil der Vegetarier hierzulande ernährt sich ovolaktovegetabil. Die vegane Ernährung, die auf alle tierischen Lebensmittel verzichtet, kann zu Mangelerscheinungen – insbesondere in der Ernährung von Kindern und Jugendlichen, Senioren und Leistungssportlern sowie von schwangeren und stillenden Frauen – führen. Davon betroffen sind vor allem die Nährstoffe Eiweiß, Vitamin B_{12}, Vitamin D, Kalzium, Eisen, Zink, Selen und Jod. Erwachsene können zwar durch die Kombination von Getreide und Hülsenfrüchten ihre Eiweißversorgung einigermaßen sichern, doch Veganern, die sich zudem hauptsächlich durch Rohkost ernähren, gelingt es nicht einmal, diesen Mindeststandard zu erfüllen, da man Hülsenfrüchte nicht roh verzehren kann. Eine ausschließliche Rohkosternährung kann auf Dauer auch die energetischen Bedürfnisse (Kalorienbedarf) eines Menschen im Wachstum und bei körperlicher Arbeit nicht decken. Rohkost – oder besser Frischkost – sollte die täglichen Mahlzeiten mitgestalten und aufwerten, aber nicht die einzige Nahrung überhaupt darstellen. Übrigens: Die Nutzung des Feuers erweiterte das Nahrungsspektrum und die Nährstoffverfügbarkeit für den Menschen ganz erheblich und gilt nicht zuletzt als die entscheidende Voraussetzung für die Entwicklung der menschlichen Esskultur überhaupt.

Die (ovo-)laktovegetabile Kost, die neben pflanzlichen Lebensmitteln Milch, Milchprodukte und Eier mit einbezieht, ist vollwertig. Wer sich so ernährt, führt seinem Körper genügend Kalorien und lebenswichtige Nährstoffe zu.

Reichlich Rohkost zu genießen, ist gesund, wenn es sich hauptsächlich um Frischkost handelt. Letztlich aber alles nur noch roh zu verzehren, schließt den Genuss wichtiger Grundnahrungsmittel wie Kartoffeln und Hülsenfrüchte aus. Beide müssen gegart werden, damit sie für uns verträglich sind.

Pro und Kontra Verzicht auf tierisches Eiweiß

Pro

- Wer überwiegend pflanzliche Proteinquellen wie Getreide, Kartoffeln und Hülsenfrüchte auf seinen Speiseplan setzt, nimmt dadurch automatisch mehr Kohlenhydrate, Vitamine, Mineralstoffe und Ballaststoffe auf. Gemüse und Obst sind zudem reich an gesundheitsfördernden sekundären Pflanzenstoffen.
- Die Ernährung kann insgesamt kohlenhydratreich und fettarm gestaltet werden.
- Aufgrund des größeren Nahrungsvolumens wird die Sättigungswirkung erhöht und Übergewicht vorgebeugt.

Kontra

- Der Verzicht auf Milch und Milchprodukte gefährdet die Versorgung mit Kalzium, Vitamin D und Vitamin B_2.
- Wer Fleisch und Fisch völlig aus seiner Ernährung streicht, verzichtet auf die sichersten Eisen-, Zink-, Selen- und Jodlieferanten.
- Die Nährstoffe aus tierischen Lebensmitteln sind für den Stoffwechsel oft besser verfügbar als die aus pflanzlichen Produkten.
- Vitamin B_{12} ist in ausreichender Menge nur in tierischen Lebensmitteln vorhanden.

Es ist oft schwer, die Gewichtung der Anteile verschiedener Lebensmittel in der eigenen Ernährung realistisch einzuschätzen. Das Führen eines Ernährungstagebuchs über ein bis zwei Wochen kann hier sehr aufschlussreich sein.

Das finden alle wichtig

Der gemeinsame Nenner in der gegenwärtigen Ernährungsdiskussion heißt:
Mehr pflanzliche Lebensmittel, insbesondere Gemüse, viel Frischkost, Hülsenfrüchte, Vollkornprodukte und Kartoffeln, weniger fettreiche und verarbeitete Lebensmittel auf den Speisezettel.
Übrigens: Unsere südeuropäischen Nachbarn essen zwei- bis dreimal so viel Gemüse und leben damit gesünder als wir. Gemüse hat als natürlich leichte Kost auch in der anspruchsvollen Küche einen Spitzenplatz verdient. Rohkost fördert das Kauen, sättigt gut und vermindert die Kalorienaufnahme, besonders wenn sie als Vorspeise vor den erhitzten Speisen gegessen wird.

Vollwert-Ernährung: so natürlich wie möglich

So frisch, so einfach, so natürlich wie möglich. Dies ist der Qualitätsanspruch der Vollwert-Ernährung. Auch Feinschmecker und Spitzenköche stellen diese Forderung an gutes Essen. Die Wahrscheinlichkeit, dass die Nahrung alle lebensnotwendigen Bestandteile enthält, ist nach Ansicht der Vollwert-Verfechter um so größer, je weniger behandelt, also je »naturbelassener« Lebensmittel sind.

Lebensmittel sollten (neben dem Rohverzehr) möglichst frisch und unverarbeitet zubereitet werden, um zusätzliche Nährwert- und Geschmackseinbußen zu vermeiden. Pflanzliche Lebensmittel sollen bevorzugt, der Fleischverzehr soll reduziert werden. Die verwendeten Lebensmittel sollen möglichst wenig verarbeitet sein. Empfehlenswerte Gartechniken in der Vollwert-Küche sind das Dünsten oder Garen mit ganz wenig Flüssigkeit, das Garen im Tontopf oder Wok und das Backen.

Das Konzept der Vollwert-Ernährung hat rasch viele Anhänger gefunden: Die Forderung nach möglichst frischen und unverarbeiteten Lebensmitteln ist überzeugend, und durch das Fehlen rigider Einschränkungen bleibt ein weiter Spielraum für den individuellen Geschmack.

Frisch und vielseitig

Die Vollwert-Ernährung setzt sich zusammen aus Getreide und Getreideerzeugnissen, aus möglichst frischem Gemüse und Obst, aus Kartoffeln, Hülsenfrüchten und Nüssen, aus Milch und Milchprodukten, aus Pflanzensamen, Keimen und schonend daraus hergestellten Pflanzenölen, aus Gewürzen und Küchenkräutern sowie geringen Mengen von Süßungsmitteln. Fleisch und Eier ergänzen den wöchentlichen Speiseplan gelegentlich. Eine wöchentliche Seefischmahlzeit ist empfehlenswert. Auf Zucker und Weißmehlprodukte sollte möglichst verzichtet werden. Starre Verbote gibt es jedoch nicht. Die Vollwert-Ernährung verfolgt auch ökologische Ziele und stellt einen besonderen Qualitätsanspruch an die »Umweltfreundlichkeit« der Lebensmittelproduktion vom Rohstoff bis zur Verpackungsfrage. Die Verfechter der Vollwertkost setzen sich für eine artgerechte Tierhaltung ein und bevorzugen Obst und Gemüse der jeweiligen Jahreszeit und Region.

Weitgehend ohne Zusatzstoffe

Weil in der Vollwert-Ernährung die Lebensmittel vorwiegend unverarbeitet eingesetzt werden, lassen sich unerwünschte oder unverträgliche Zutaten und Zusatzstoffe in Fertigprodukten – vom Kochsalz über Zucker bis zum Konservierungs- oder Farbstoff – leicht meiden. Das ist vor allem auch für Allergiker von Bedeutung. Wer seine Nahrung mit unverarbeiteten Rohstoffen zubereitet, weiß was er isst! Nachteilig kann

sich dagegen auswirken, dass in vielen Rezepten größere Mengen an Eiern, Butter, Sahne und Nüssen empfohlen werden, denn unter unseren heutigen Lebensbedingungen gilt vor allem eine Ernährungsempfehlung: sparsamer Umgang mit Fett!
Bedenken bestehen auch gegen die Zuordnung vieler Lebensmittel in einer vierstufigen Werteskala, wobei beispielsweise stark verarbeitete und haltbar gemachte Lebensmittel als weniger empfehlenswert bezeichnet werden. Angesichts der modernen technologischen Möglichkeiten ist diese Einteilung nicht in jedem Fall gerechtfertigt. Sofort nach der Ernte tiefgefrorenes Gemüse ist längere Zeit im Supermarkt und anschließend im Kühlschrank gelagertem in Bezug auf Geschmack, Frische und Vitaminerhaltung deutlich überlegen.

Milch ist ein hochwertiges Lebensmittel. Manche vertragen aber den Milchzucker aufgrund eines Enzymmangels nicht. Dann sollten Sie Joghurt, Kefir oder Dickmilch ausprobieren, die ebenso gute Eiweiß- und Kalziumquellen sind wie Trinkmilch. Auch Käse wird bei Milchzuckerunverträglichkeit meistens gut vertragen.

Vieles wird roh verzehrt

Der Anteil an unerhitzter Frischkost (der bessere Ausdruck für Rohkost) ist durch die Empfehlung, zusätzlich zum Rohverzehr von Gemüse und Obst Frischkornbrei und Vorzugsmilch (Rohmilch) zu trinken, im Vergleich zur gewohnten Kost und anderen Ernährungsempfehlungen sehr hoch. Als Orientierungshilfe gilt: »Etwa die Hälfte der täglichen Nahrungsmenge als unerhitzte Frischkost.« Dabei sind ultrahocherhitzte H-Milch sowie pasteurisierte Frischmilch ebenso gute Kalziumquellen wie Rohmilch, die allerdings für Kinder und alte Menschen aufgrund bestimmter Bakterien unter Umständen gesundheitlich riskant sein kann.
Probieren Sie jedoch stets aus, was und wie viel davon Ihnen persönlich bekommt! Innerhalb einer vollwertigen, schmackhaften und persönlich gut verträglichen Kost ergänzen sich gekochte und rohe Lebensmittel in idealer Weise, etwa ein Apfel oder eine Möhre zum Vollkornbrot oder ein Rohkostsalat zu gekochten Kartoffeln und gedünstetem Fisch.

Vorsicht vor einseitiger Sichtweise!

H-Milch und Konserven sind keinesfalls gesundheitsgefährdend und auch nicht nährstoffarm. Um zu entscheiden, ob eine Ernährung vollwertig ist, muss man ihre Gesamtqualität und nicht einzelne Lebensmittel isoliert betrachten. Eine Ernährungslehre, die in »lebendige« Nahrung (Rohkost) und »tote« Nahrung (Lebensmittel, die durch Erhitzung oder Konservierung verändert sind) einteilt, ist abzulehnen. Pauschale Ernährungsverbote und -gebote haben überdies einen ganz entscheidenden Nachteil: Sie können nicht auf die persönliche Situation zugeschnitten sein. Kritisch hinterfragt werden, müssen vor allem einseitige Ernährungsvorschriften, generalisierende Verbote, komplizierte und schwer begründbare Trennvorschriften, übertriebene Heilversprechen bei vorliegenden Erkrankungen, Personenkult um so genannte »Diäterfinder« und ein Mangel an Toleranz. All dies schreckt Personen, die sich bewusster ernähren wollen, eher ab. Ungünstige Auslegungen und Ausrichtungen vegetarischer Kostformen haben – wie etwa der »Puddingvegetarismus« (Stärkebrei, Gekochtes und Süßes) – nichts mehr mit einer vollwertigen Ernährung gemeinsam und führen leicht zu Mangelerscheinungen. Auch für die so genannten alternativen Kostformen gilt: Je einseitiger die Lebensmittelauswahl ist, desto eher besteht die Gefahr eines Nährstoffmangels.

Um ein Maximum an wertvollen Nährstoffen und ein Minimum an Schadstoffen mit der Nahrung aufzunehmen, ist möglichst viel Abwechslung bei der Auswahl der Lebensmittel sinnvoll. Auch die jahreszeitlich richtige Auswahl ist wichtig. So ist Freilandgemüse nitratärmer als Unterglas- bzw. Treibhausware.

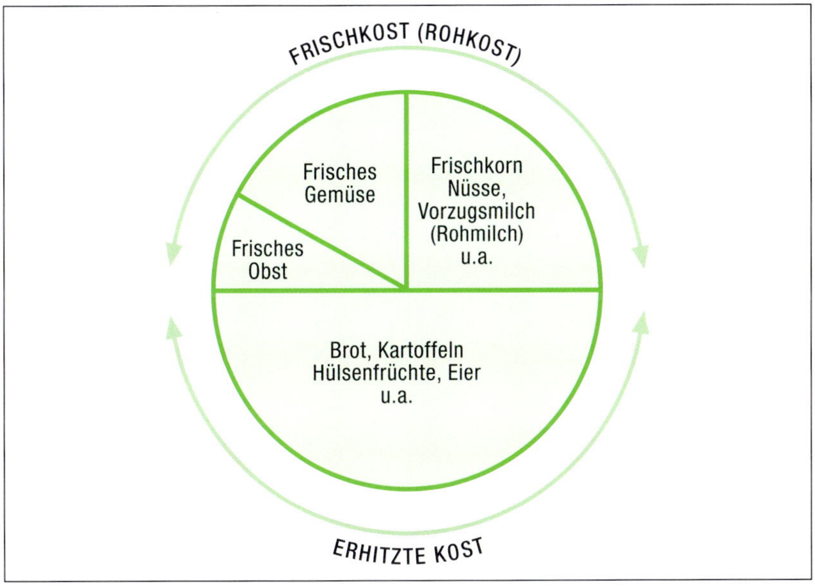

Der Lebensmittelkreis der Vollwert-Ernährung

Fit for Life?

Kaum ein Buchtitel ist so vielversprechend: »Fit fürs Leben« – wer wäre das nicht gerne? Die Basis von Fit for Life, die Hay'sche Trennkost (kohlenhydratreiche und eiweißreiche Lebensmittel werden nicht gemeinsam bei einer Mahlzeit verzehrt), ist

Trennkost ist auch in Form spezieller Abnahmediäten populär. Auch wenn die Behauptung, der Körper könne Eiweiß und Kohlenhydrate nicht gleichzeitig verdauen, nicht zutrifft, so kann durch den hohen Gemüse- und Obstanteil sowie dem veränderten Speiseplan durchaus ein Erfolg damit verbunden sein.

jedoch wissenschaftlich längst widerlegt. Unser Körper ist sehr wohl in der Lage, diese Nährstoffe gleichzeitig zu verdauen. Doch das konsequente Befolgen des Trennprinzips birgt einen entscheidenden Nachteil: Pflanzliche Eiweißträger (z. B. Brot) und tierische Proteinlieferanten (z. B. Käse) können einander nicht mehr positiv ergänzen. Diese Ergänzungswirkung ist aber gerade dann sehr wichtig, wenn man mit insgesamt weniger Protein und auch mit weniger Fleisch seinen Bedarf an lebenswichtigen Eiweißbausteinen decken möchte.

Mangelware: Mineralstoffe und Spurenelemente

Obst und Gemüse sind gesund. Das weiß jedes Kind. Zum Frühstück allerdings nur Obst zu essen, wie es die Verfechter von Fit for Life propagieren, widerspricht einem ausgewogenen und abwechslungsreichen Start in den Tag. Überhaupt kommt bei den praktischen Empfehlungen der Verzehr an kalziumreichen Milchprodukten und für die Energieversorgung so wichtigen Stärketrägern (Getreideprodukte) zu kurz. Die Empfehlungen von Fit for Life sind insgesamt wissenschaftlich unbegründet (z. B. der Rat, destilliertes Wasser zu trinken) und widersprüchlich. Je stärker im wöchentlichen Speiseplan Käse, Fleisch und Fisch reduziert werden, desto größer wird die Gefahr einer Mangelernährung, insbesondere an Kalzium, Eisen, Jod, Zink und Selen.

Erfolgreich abnehmen – mehrgleisig und in kleinen Schritten

Trotz immer neuer Diäten scheint das Problem Übergewicht nicht geringer zu werden, denn bereits rund die Hälfte der Bevölkerung in Deutschland ist zu dick. Besonders schwer fällt beim Abnehmen wohl die unbedingt erforderliche dauerhafte Umstellung liebgewonnener Ernährungsgewohnheiten.

Die Therapie der Adipositas, der Fettleibigkeit, ist bekanntlich schwierig, da es sich um ein chronisches Leiden handelt und oft eine ererbte Veranlagung dafür vorliegt. Vor allem haben aber die modernen Lebensbedingungen mit ihrem veränderten und allgegenwärtig verfügbaren Lebensmittelangebot sowie dem weit verbreiteten Bewegungsmangel entscheidenden Einfluss auf die positive Energiebilanz und die daraus resultierenden Fettpölsterchen. Dauererfolge beim Abnehmen, auf die es eigentlich ankommt, sind eher selten.

Trotz oder gerade wegen jahrzehntelanger (falscher) Bemühungen seitens der Betroffenen und ihrer Therapeuten sind in Deutschland – mit steigender Tendenz – etwa 40 Prozent der Bevölkerung übergewichtig (BMI > 25), 20 Prozent adipös (BMI > 30) und ein Prozent extrem adipös (BMI > 40).

BMI statt Broca

Das einfach zu errechnende Normalgewichtsmaß nach Broca (Körperlänge in Zentimetern minus 100 = Kilogramm Normalgewicht) wurde in der Zwischenzeit durch eine genauere Formel – den Body-Mass-Index (BMI) – abgelöst.

Dafür muss eine etwas kompliziertere Berechnung angestellt werden, wie die folgende Formel zeigt.

Der Body-Mass-Index

$$\text{BMI} = \frac{\text{Körpergewicht in kg}}{(\text{Körperlänge in m})^2}$$

Beispiel für einen Mann mit 1,80 m Körperlänge und einem Gewicht von 78 kg:

$$\frac{78}{1{,}80 \times 1{,}80} = 24{,}07$$; dieses Gewicht ist in Ordnung.

Wer nicht rechnen möchte, kann seinen BMI auch recht genau aus einem so genannten Nomogramm ablesen (siehe Seite 143).

Das Lebensalter erlaubt einen kleinen Spielraum: Während Jüngere eher im unteren bis mittleren Bereich des für sie optimalen BMI-Werts liegen sollten, dürfen ältere Menschen auch noch einen BMI-Wert bis zu 28 tolerieren.

Was bedeuten die BMI-Werte?

Aus gesundheitlicher Sicht werden (neben dem Untergewicht: BMI < 19) drei Gewichtsbereiche unterschieden:

1. Persönliches Wohlfühlgewicht

Es wird definiert als das Gewicht, bei dem Sie sich fit und wohl fühlen und auch Ihren Anblick im Spiegel leiden mögen. Dieser gesundheitlich akzeptable Gewichtsbereich liegt etwa bei ± 10 Prozent um das Broca-Normalgewicht. Das entspricht einem BMI zwischen 19 und 25.

2. Vorsichtsbereich

Ein Überschreiten des Wohlfühllimits oder ein BMI über 25 kann bereits zu Beeinträchtigungen von Fitness, Wohlbefinden und Gesundheit führen. Bekanntlich ist Übergewicht Wegbereiter verschiedener ernährungsbedingter Krankheiten – allen voran des Wohlstandssyndroms, das schwerwiegende Folgen für Herz und Kreislauf hat. Wer leichtes bis mittleres Übergewicht und gleichzeitig erhöhte Blutfett-, Blutzucker- und/oder Blutdruckwerte hat, sollte in jedem Fall abnehmen und den gesundheitlich sicheren Gewichtsbereich anstreben. Ziel ist ein BMI unter 25, wobei allerdings im höheren Lebensalter auch ein BMI von 26 bis 28 noch akzeptabel sein kann. Fragen Sie im Zweifelsfall Ihren Arzt, und lassen Sie die weiteren Risikofaktoren für Herz und Kreislauf kontrollieren.

3. Adipositas = erhebliches gesundheitsgefährdendes Übergewicht

Bei einem BMI über 30 ist die Sachlage eindeutig: Sie sollten Ihrer Gesundheit und Ihrem Herzen zuliebe abnehmen. Dies ist auch beim Übergewicht von mehr als 20 Prozent des Broca-Normalgewichts notwendig (Broca-Normalgewicht: Körpergröße in Zentimetern minus 100). So viele Pfunde sind ein eigenständiges und im wahrsten Sinne des Wortes schweres Gesundheitsrisiko.

BMI-Nomogramm

Um Ihren BMI zu ermitteln, verbinden Sie mit einem Lineal Ihre Größe (erste Linie ganz links) mit Ihrem Gewicht (zweite Linie von links). Am Schnittpunkt mit der dritten Linie (Mitte) können Sie Ihren BMI ablesen. Wenn Sie zusätzlich Ihren Körperfettanteil abschätzen wollen, dann verbinden Sie Ihren BMI mit Ihrem Alter (Linie rechts außen). Am Schnittpunkt mit der vierten Linie (zweite von rechts) finden Sie den ungefähren Körperfettanteil in Prozent (Geschlecht beachten!).

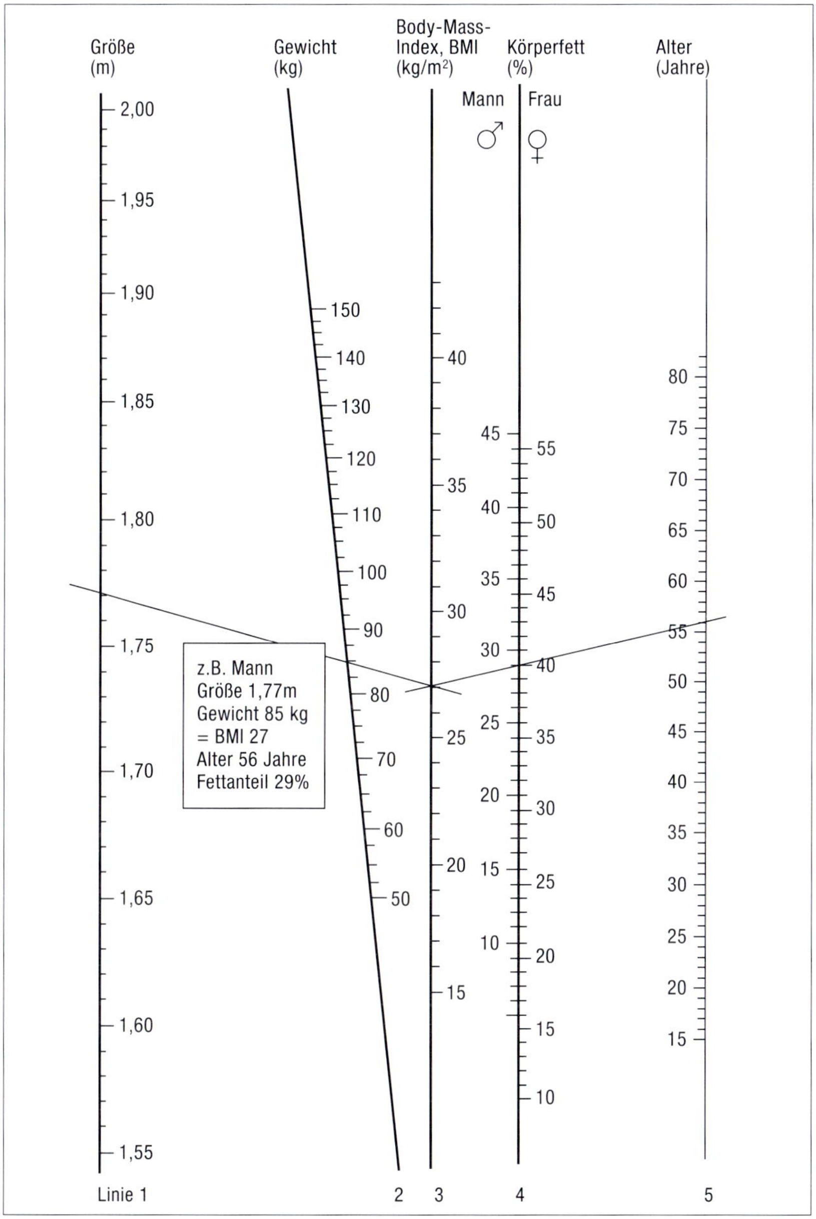

Quelle: Hamm, M.; Gohlke, H; Merklin, A.: Vitalkost für Ihr Herz, Trias, Stuttgart 1998

Ob sich das Gewicht von Kindern angemessen entwickelt, muss anders (z. B. vom Arzt) bestimmt werden. Kleine »Dickerchen« sollten zwar unbedingt abnehmen, aber keinesfalls mit strengen Diäten, sondern nach Rücksprache mit dem Kinderarzt und mit liebevoller familiärer Unterstützung.

Das gesundheitliche »Idealgewicht« hat nichts zu tun mit der modischen »Traumfigur«, die in der Regel nur durch permanente Unterernährung und auf Kosten des Wohlbefindens zu erreichen ist. Lösen Sie sich von diesem Diktat und streben Sie nach Ihrem persönlichen »Wohlfühlgewicht«.

Gesundheitsrisiko Übergewicht

Wie ungesund ist Übergewicht aber nun eigentlich? Diese Frage kann man nicht pauschal beantworten. Übergewicht belastet. Doch nicht jedes Pfund »über normal« ist gleich ungesund. Auch muss man strikt trennen zwischen gesundheitlichen und durch ein falsches Schlankheitsideal ausgelösten Beweggründen für eine Gewichtsabnahme. Oft wollen ja gerade diejenigen abnehmen, die es gesundheitlich eigentlich gar nicht nötig haben. So war das früher propagierte »Idealgewicht« gesundheitlich gar nicht ideal – vor allem dann nicht, wenn Mangelernährung und einseitige Diäten zu diesem Ziel führen sollten.

Durch Übergewicht drohen ungünstige Stoffwechselveränderungen, die als metabolisches Syndrom bezeichnet werden. Dazu gehören verminderte Glukosetoleranz, Insulinresistenz, Typ-2-Diabetes mellitus sowie erhöhte Blutfett- und Blutdruckwerte. Das Risiko dafür steigt bereits ab einem BMI über 27 deutlich an. Besonders bei ausgeprägter Adipositas (BMI > 30) kommen weitere Komplikationen wie degenerative Gelenkerkrankungen und Störungen der Atemmechanik hinzu.

In den Ernährungsempfehlungen fast aller industrialisierten Länder werden deshalb Prävention und Therapie der Adipositas als vorrangige Ziele bezeichnet. Bei einem BMI von 25 bis 30 müssen die genannten Folgerisiken beobachtet werden. Gegebenenfalls sollte der Arzt dem Patienten nahe legen, einige Kilogramm abzunehmen. Unbedingt erforderlich ist eine Gewichtsabnahme bei einem BMI über 30.

Dicke Kinder werden dicke Erwachsene

Aufgrund von Bewegungsarmut, Bequemlichkeit und ungesunder Esskultur (unregelmäßiges Essen, fehlende gemeinsame Mahlzeiten, Taschengeld statt Pausenbrot etc.) sind auch immer mehr Kinder und Jugendliche übergewichtig, in Hamburg beispielsweise 20 bis 30 Prozent. Leider geben in Sachen Ernährung und Bewegung Eltern oft ein denkbar schlechtes Vorbild, und aus trägen, dicken Kindern werden meistens wieder adipöse Erwachsene.

Übergewicht bei Kindern und Jugendlichen stellt zurzeit das größte gesundheitliche Problem in diesem Lebensalter dar. Der Typ-2-Diabetes, jene früher nur bei älteren Menschen diagnostizierte Stoffwechselstörung (»Altersdiabetes«), zeigt sich zunehmend unter adipösen Jugendlichen. Soziale und psychische Folgeprobleme kommen hinzu.

Umso wichtiger ist die Prävention. Es ist ungleich leichter, einer Adipositas vorzubeugen als einmal bestehendes massives Übergewicht abzubauen. Kinder, Jugendliche und junge Erwachsene sollten deshalb lernen, durch eine ausgewogene Ernährung und regelmäßige Bewegung schlank zu bleiben und ihren Stoffwechsel gesund zu erhalten. Adipositas im Erwachsenenalter gilt als Wegbereiter verschiedener ernährungsbedingter Stoffwechselerkrankungen.

Birnenfigur und Apfelbauch

Übergewicht ist jedoch nicht gleich Übergewicht. Eine »birnenförmige« Fettverteilung, wie sie vor allem bei Frauen an Hüften, Gesäß und Oberschenkeln vorkommt, gilt als weniger gesundheitsschädlich als der »apfelförmige« Männerbauch. Wenn ein ausgeprägtes Übergewicht mit einer so genannten abdominalen Fettverteilung (»apfelförmiger« Männerbauch) und einem damit verbundenen erhöhten Risiko für Herz-Kreislauf-Erkrankungen einhergeht, sollte in jedem Fall »abgespeckt« und durch körperliche Aktivität das Verhältnis von passiver Körpermasse (Fettgewebe) zugunsten aktiver Körpermasse (Muskulatur) verbessert werden. Das Resultat zeigt sich nicht unbedingt auf der Waage, sondern vor allem im Spiegel, der eigentlich (neben der Körperfettmessung) das bessere Instrument zur Beurteilung gesunder Körpermaße ist.
Der Wunsch nach einem flachen Bauch und einer straffen Körpermitte ist keineswegs nur ein Modediktat. Bei Frauen und Männern ist zu viel Bauch auch ungesund. Das Fettdepot in der Körpermitte ist stoffwechselaktiver als das Hüftfett, sodass leichter Fettsäuren ins Blut freigesetzt werden. Daraus können hohe Blutfettwerte resultieren, die den Stoffwechsel belasten und das Risiko für Herz-Kreislauf-Erkrankungen erhöhen. Männer, deren Leibesmitte in der Gürtelgegend 102 Zentimeter und mehr umfasst, und Frauen ab 88 Zentimetern Bauchweite sollten unbedingt abnehmen, denn diese Umfänge sind aus gesundheitlicher Sicht deutlich zu groß.

Ein ausgeprägter Bauch erhöht nicht nur das Risiko einer Herz-Kreislauf-Erkrankung, sondern verlagert auch den Körperschwerpunkt auf eine für die Wirbelsäule sehr schädliche Weise. Bandscheibenschäden können die Folge sein.

In kleinen Schritten zum Langzeiterfolg

Schon wer sein Gewicht nur um einige Kilogramm oder ein bis zwei BMI-Einheiten reduziert, kann bereits Stoffwechselverbesserungen erreichen; beispielsweise sinkt der Blutdruck, oder ein erhöhter Blutfettspiegel normalisiert sich.

Wichtiger noch als die Höhe des Gewichtsverlustes ist der Langzeiterfolg. Das erreichte Gewicht sollte mindestens sechs Monate stabil bleiben. Erst dann kann man davon ausgehen, dass das neue Gewicht zum »Dauerzustand« und das neue Essverhalten zur guten Gewohnheit geworden sind.
Setzen Sie sich also realistische (kleine) Ziele, und planen Sie gegebenenfalls Zwischenschritte ein.

Es klingt frustrierend, ist aber nicht zu ändern: Dauerhaft Abnehmen funktioniert nur sehr langsam und in kleinen Schritten. Wenn die Pfunde rasch purzeln, hat man fast nur Wasser verloren und außerdem den Stoffwechsel so durcheinander gebracht, dass das verlorene Gewicht garantiert schnell wieder auf den Rippen ist.

Abnehmen mit der richtigen Strategie

Damit weder das Übergewicht noch die unzähligen frustrierenden Diätversuche zu einem Risiko für Körper und Seele werden, müssen die bisherigen Abnahmestrategien gründlich überdacht werden. Beim Thema Abnehmen hört die Vernunft bekanntlich auf, und alles scheint erlaubt zu sein – von obskuren Schlankheitsmitteln bis hin zu gesundheitsschädlichen Radikalkuren.
Entgegen anders lautenden Behauptungen lässt sich das chronische Gesundheitsproblem Adipositas eben nicht durch eine Kurzzeitdiät (»Sieben Kilo in sieben Tagen«) und schon gar nicht durch geheimnisvolle fettzehrende Diätpillen oder asiatische Schlankheitstees beheben. Im Gegenteil: »Crash-Diäten«, also rigorose Gewichtsreduktionsmaßnahmen, und ein ständiges Auf und Ab des Gewichts (»Jo-Jo-Effekt«) können die Gesundheit mehr gefährden als ein moderates Übergewicht, das mit genussvollem ausgewogenem Essen und dem richtigen Maß an körperlicher Bewegung einhergeht. Außerdem sollten wir uns damit abfinden, mit den Jahren ein wenig zuzunehmen. Wichtiger als die Konzentration auf die Waage ist, dass Beweglichkeit und körperliche Aktivität auch im fortschreitenden Alter erhalten bleiben.

Ein neuer Lebensstil tut not

Zunächst glaubte man, Übergewicht allein durch Kalorieneinschränkung kurieren zu können. Inzwischen hat die Wissenschaft jedoch durch experimentelle Grundlagenforschung und angewandte klinische Forschung neue Erkenntnisse gewonnen, die dazu beitragen, die Zusammenhänge bei der Entstehung von Übergewicht aufzuklären. Auch eine medikamentöse Unterstützung der Adipositasbehandlung ist letztendlich nur dann sinnvoll, wenn der Übergewichtige bereit ist, seine Lebensgewohnheiten konsequent zu ändern und so das Zielgewicht auf Dauer zu halten. Die drei Grundvoraussetzungen dafür sind Ernährungs-, Verhaltens- und Bewegungstherapie.

Prävention ist unerlässlich

Allem voran steht allerdings die Prävention des Übergewichts von Anfang an, also bereits bei Kindern und Jugendlichen. Dabei ist viel Fingerspitzengefühl nötig, denn wenn dem Körpergewicht allzu viel Bedeutung im täglichen Leben eingeräumt wird, können daraus neue Probleme wie frühzeitiger Diätmissbrauch und Essstörungen entstehen. Vor diesem Hintergrund sind zwei Tatsachen zu begrüßen: Die schlanke (aber nicht magere) sportliche Figur ist heute eindeutig das Attraktivitätsideal in der Bevölkerung.

Dies gilt für Frauen und Männer gleichermaßen. Besonders erfreulich ist darüber hinaus, dass gerade junge Menschen (»Fit-for-Fun-Generation«) häufig auch sportlich aktiver sind, um ihre Figur zu halten, also nicht (nur) auf Kalorientabellen und ständige Schlankheitsdiäten setzen. Models mit einem BMI an der Grenze zum Untergewicht und zur Unterernährung sind dagegen kein gutes Vorbild. Amerikanische Ernährungs- und Gesundheitsexperten fordern bereits ein Zulassungsverbot bei entsprechenden Veranstaltungen.

Mehr Bewegung macht Abnehmen leichter

Fazit: Die Gewichtsfrage bewegt sich im Spannungsfeld zwischen ernährungsmedizinischer Notwendigkeit einer Gewichtsreduktion bei gesundheitsbelastender Adipositas einerseits und ebenfalls gesundheitsabträglicher Orientierung an einem falschen Schlankheitsideal und dem damit verbundenen kollektiven Diäthalten andererseits. Die letztgenannte Problematik macht deutlich, dass vor allem Aufklärungsbedarf über die unterschiedliche Bedeutung von Bewegung und Ernährung für die schlanke Linie besteht.

Für den Langzeiterfolg (Gewichtsstabilisierung) ist die körperliche Aktivität vielleicht sogar die entscheidende Komponente. Schließlich erhöht mehr Bewegung den Spielraum für Essen-Können und Genießen-Dürfen. Damit wird nicht zuletzt auch die Versorgung mit lebenswichtigen Nährstoffen verbessert, während viele Schlankheitsdiäten bekanntlich Mangeldiäten sind.

Winston Churchill gab als Geheimnis seines hohen Lebensalters die Devise »No sports!« bekannt. Damit hatte er nicht völlig unrecht, was kräftezehrenden Hochleistungssport angeht. Freizeitsport und viel Bewegung im Alltag dagegen wirken mit Sicherheit positiv auf Gesundheit und Wohlbefinden.

Für jeden das richtige Konzept

Vorbeugen ist bekanntlich besser, als behandeln zu müssen. Bei Normalgewichtigen und leicht Übergewichtigen reichen Präventionsstrategien (»rechtzeitiges Einhalten«) aus. Dazu gehört die Verhaltensänderung in Bezug auf die Ernährung und

Bewegung. Wer große Muskelgruppen mit Ausdauer bewegt (auch Alltagsaktivitäten gehören dazu) und sich fettgesund (Orientierungsmodell: Mittelmeerkost, siehe Seite 169) sowie kohlenhydratbewusst unter Beachtung des glykämischen Index (Blutzuckerwirksamkeit von Lebensmitteln und Mahlzeiten, siehe Seite 159) ernährt, ist sowohl gesundheitlich als auch gewichtsmäßig bestens beraten. Aus ärztlicher Sicht hat diese Strategie einen weiteren entscheidenden Vorteil: Gerade die südländische Ernährungsweise ist so schmackhaft, dass Übergewichtige leichter davon zu überzeugen sind als von Appellen zu dauerndem Verzicht, und zudem konsequenter durchhalten. Die Wissenschaftler sprechen dabei von besserer Compliance (Mitmachbereitschaft).

Solidarität ist gefragt, wenn ein Familienmitglied aus gesundheitlichen Gründen abnehmen muss. Es stärkt die Motivation und vereinfacht das Kochen, wenn alle das gleiche Grundgericht essen – mit zusätzlichen Aufwertungen und Beilagen für die Esser am Familientisch, die kein Gewicht zu verlieren brauchen.

Entscheidend: die eigene Motivation

Bei massivem Übergewicht muss der Therapeut zunächst das individuelle Gesundheitsrisiko beurteilen und feststellen, wie stark der Betroffene motiviert ist abzunehmen. Anschließend wird er ein Verhaltenstraining ausarbeiten, durch das der übergewichtige Patient lernen soll, sein Essverhalten flexibel zu kontrollieren, und regelmäßige Gruppensitzungen vorschlagen. Gegebenenfalls wird er darüber hinaus unterstützende Medikamente und Medizinprodukte verordnen. Von großer Bedeutung für Erfolg oder Misserfolg einer solchen medizinisch notwendigen Gewichtsreduktion ist das soziale Umfeld. Partner, Familie, Freundeskreis, Kollegen und Abnehmgruppe können in entscheidender Weise motivieren und helfen. Eine langfristig angelegte Therapie, ihre Nachhaltigkeit und die begleitende Erfolgsdokumentation werden als unerlässliche Qualitätskriterien für seriöse Programme angesehen. Eine abgestimmte Zusammenarbeit von Arzt, Ernährungsfachkraft (Diätassistent oder Oecotrophologe), Psychologe und Physiotherapeut (Bewegungstherapeut) ist eine weitere Voraussetzung für den Erfolg.

Entscheidend ist aber letztendlich die Eigenmotivation des Betroffenen, denn der Weg vom starken Übergewicht zum Normalgewicht gestaltet sich in den meisten Fällen langwierig und entbehrungsreich. Die Motivation muss jedoch losgelöst werden vom modischen strengen Schlankheitsideal und sektiererischen Gesundheitsappellen mit erhobenem Zeigefinger. Erstrebenswerte und motivierende Ziele eines sinnvollen Gewichtsmanagements sind vielmehr Fitness in Beruf, Freizeit und beim Sport, persönliches Wohlbefinden (Wellness), gesundes Aussehen, Lebensfreude und Selbstbewusstsein.

Sinn und Unsinn von Schlankheitsdiäten

Den »Dauerdiätern« ist im ewigen Auf und Ab durch dick und dünn kein Erfolg beschert. Wer die Schlankheitsdiäten als beliebig einsetzbares Werkzeug ansieht, um damit ständig sein Körpergewicht zu manipulieren, darf sich über die Folgen nicht wundern. Zu viel Diät kann Stoffwechselregulatoren und Stoffwechselgleichgewicht durcheinander bringen. Dies und der fehlende Lernerfolg herkömmlicher Diäten führen zum bekannten Jo-Jo-Effekt und zur besonders fatalen Folge »dick durch Diät«.

Über Zeitschriftentitel wie »Fünf Pfund verlieren in einer Woche«, »Blitzdiät für Eilige« oder »Crashkurs für die Bikinifigur« sollten Sie ganz schnell hinwegblättern. Solche Ernährungskonzepte können einfach nicht seriös sein und steigern bestimmt nicht Ihren Abnahmeerfolg, sondern höchstens den Frust bei den Lesern.

Schnell oder dauerhaft abnehmen?

Hauptfehler ist die Fixierung auf die möglichst rasche und hohe Gewichtsabnahme, die schon deshalb kein allgemeingültiges Gütekriterium für die Adipositas-Therapie sein darf, weil sie nicht langfristig gehalten werden kann. Nur wenn die Gesundheit akut bedroht ist oder eine Operation bevorsteht, kann der Arzt bei extremem Übergewicht ausnahmsweise über eine kurzfristig notwendige, hohe Abnahme entscheiden.
»Diät« hieß für Übergewichtige und Menschen, die sich für übergewichtig hielten, bisher im Allgemeinen: für eine bestimmte Zeit weniger essen. Erfolg versprachen sich die Abnehmwilligen oft von rigorosen Maßnahmen, strichen angebliche Dickmacher vom Speiseplan, verzichteten auf Lieblingsgerichte und hielten starr vorgeschriebene Diätpläne ein. Bei solch strengen Vorgaben ist der Misserfolg – im schlimmsten Fall sogar eine Essstörung – vorprogrammiert. Stattdessen muss schon während der Abnehmphase gelernt werden, so einzukaufen, zu kochen und zu essen, wie es auf Dauer sinnvoll und empfehlenswert ist. Die beste Diät ist bekanntlich die, von der die wenigsten wieder abspringen. Wenn man den Begriff Diät also wieder im ursprünglichen Sinn des griechischen Wortes »díaita« (gesunde Lebensweise) versteht, so erhöhen sich die Chancen für einen andauernden Gewichtserfolg erheblich.

Ein buntes Spektrum von Versprechungen

Die Zahl der Diätprogramme, die Übergewichtigen erfolgreiches Abnehmen versprechen, ist kaum zu überblicken. Alljährlich, vorzugsweise im Frühjahr, kommen neue Diäten dazu, oft propagiert durch Frauenzeitschriften, die ihre Auflagen damit regelmäßig steigern. Von A wie Atkins-Diät bis Z wie Zitronensaftdiät reicht das Spektrum der Ernährungspläne, wobei bei einigen bestimmte »Dickmacher« konsequent gemieden werden sollen, während bei anderen Nahrungsmittel wie Ananas oder

Zitronensaft angeblich das Abnehmen beschleunigen. Was ist nun von derlei Versprechungen zu halten?
FdH (»Friss die Hälfte«) wird immer noch am häufigsten praktiziert, obwohl dabei die Erfolgsaussichten am geringsten sind und die Abbruchrate am höchsten ist. Konsequenterweise wurde deshalb der Slogan geändert in IdR (»Iss das Richtige«).

Einseitige Diäten

Diäten mit extremer Nährstoffrelation, die jeweils einen Makronährstoff – wie etwa die Kohlenhydrate bei der Atkins-Diät – als Dickmacher verteufeln, sind als »Patentrezepte« unbrauchbar.
Von wissenschaftlichem Interesse ist allerdings die Frage, ob es individuelle Unterschiede hinsichtlich Stoffwechsel- und Gewichtsregulation gibt, das heißt ob der eine mehr von einer kohlenhydratbetonten und der andere mehr von einer eiweiß- (und fett-)betonten Reduktionsdiät profitiert. Das Energiebilanzprinzip darf aber in beiden Fällen nicht außer Acht gelassen werden.

Vielen Diäten fehlt ganz einfach die Alltagstauglichkeit. Sie stimmen weder mit den Erfordernissen des Körpers noch des Zusammenlebens in der Gemeinschaft überein. Rigide Kontrollmaßnahmen und strenge Verbote bergen die meisten Gefahren und haben am wenigsten Erfolg.

Typgerecht heißt auch nicht ideal

Dem berechtigten Wunsch nach einer typgerechten Ernährung entspricht auch das zurzeit populäre Konzept der Blutgruppendiät. Je nach Blutgruppe gibt es Listen mit empfehlenswerten und nicht empfehlenswerten Lebensmitteln. Den zum Teil positiven Erfahrungen steht die Skepsis der kritischen Wissenschaftler gegenüber, vor allem was die einfach klingenden, aber ungesicherten gesundheitlichen Annahmen und Behauptungen betrifft. Allerdings wird am Beispiel der Blutgruppendiät wie auch der Trennkost deutlich, dass solche für den Laien plausiblen und attraktiven Konzepte eben viele Menschen ansprechen. Das führt dazu, die persönliche Ernährung zu überdenken und oft auch umzustellen. Wenn aus einer vorangegangenen Fehlernährung eine bewusstere Ernährung resultiert, ist das schließlich auch die Erklärung für einen Abnahmeerfolg. Nicht das Trennprinzip macht schlank, sondern die veränderte Lebensmittelauswahl (viel Gemüse und Obst).

Vor allem trendy soll es sein

Ernährungsprogramme, die von weiten Kreisen der Bevölkerung übernommen werden sollen, müssen demnach leicht verständlich sein und motivieren. Von dieser Erkenntnis können auch die Anbieter seriöser Programme profitieren, wenn sie ihre

Botschaften publikumswirksamer in Szene setzen. So wirkt die berechtigte Forderung nach ausgewogener Mischkost und mehr Bewegung gegenüber exklusiv klingenden Namen wie »Hollywood-Star-Diät« geradezu hausbacken und langweilig. Ein gutes Beispiel für eine zielgruppengerechte und motivierende Aktion ist die Fit-for-Fun-Diät, im Grunde ein ganz normales Ernährungsumstellungs- und körperliches Aktivierungsprogramm. Die Zeitschrift *Focus* setzte die Fit-for-Fun-Diät unter den 25 bekanntesten Diäten auf Platz 1, und die Stiftung Warentest lobt sie in ihrem Sonderheft »Diäten« als sehr sinnvoll.

»Lifestyle« heißt das Zauberwort, mit dem auch uralte, längst verworfene Diät-»Hüte« ihr Comeback erleben. Unter schickem neuen Titel zieht selbst ein einseitiges Ernährungsprogramm oft besser als eine schlicht ausgewogene Mischkost.

Mit Vorsicht zu genießen

Gegenüber vollmundigen Versprechungen wie »Endlich Schluss mit dem Jo-Jo-Effekt« wie bei der Markert-Diät sollte man jedoch generell lieber vorsichtig sein, zumal die für den besonderen Diäterfolg angeführte Begründung (»Erhöhung des aktiven Schilddrüsenhormons T3«) durchaus nicht so schlüssig und nachvollziehbar ist, wie es auf den ersten Blick scheint. Im Prinzip handelt es sich dabei um eine flüssige Fastenkur mit einem speziellen Eiweißdrink und Gemüsebrühe, ergänzt durch ein einfaches Bewegungsprogramm. Ein besonderer Vorteil gegenüber vergleichbaren Maßnahmen lässt sich nicht erkennen. Der Langzeiterfolg hängt auch hier ausschließlich davon ab, inwieweit es gelingt, im Alltag eine gesunde Ernährungs- und Lebensweise zu etablieren.

Daran schließt sich auch eine abschließende Bemerkung zum Fasten an. Als reine Reduktionsmaßnahme (mit Ausnahme des so genannten proteinmodifizierten Fastens mit dem Ziel der körpereigenen Proteinbestandswahrung) eher ungeeignet, kann es durchaus als Unterbrechung des gewohnten (Fehl-)Ernährungstrotts und als Einstieg in eine neue Gesundheitskarriere verstanden werden.

Fazit: Lernen kann man aus jeder Diät, wenn man seinen gesunden Menschenverstand nicht vergisst.

Oberstes Gebot für eine praktikable Diät: Es muss auch langfristig schmecken und es dürfen keine übermächtigen Hungergefühle entstehen. Ganz klar, dass sonst auch bei Abnahmeerfolg die Motivation zum Durchhalten ganz schnell im Keller ist.

Woran erkennt man eine gute Diät?

Zur Orientierung über eine persönlich richtige Diät (immer im Sinne von »díaita«, gesunde Lebensweise) hilft folgende Checkliste:

Gesundheitliche Unbedenklichkeit durch bedarfsgerechte Versorgung mit allen lebensnotwendigen Nährstoffen – vom Vitamin A bis zum Spurenelement Zink. Bei Diäten unter 1500 Kilokalorien ist das langfristig kaum möglich!

Stoffwechselphysiologisch sinnvolle Abnahmestrategie: weniger Fett, Alkohol und Kohlenhydrate mit einem hohen glykämischen Index, mehr Ballaststoffe und genügend Proteine, Vitamine und Mineralstoffe, viel Wasser.

Realistische Zielplanung: »Viele Kilos in wenigen Tagen« lassen sich nun einmal nicht verwirklichen!

Vereinbarkeit von Ernährungsprogramm und sportlichen Aktivitäten durch genügend hohen Kohlenhydratanteil.

Alltagstauglichkeit: keine aufwändigen Rezepte, exotischen Lebensmittel und komplizierten Trennkost-Vorschriften; Berücksichtigung von Berufstätigkeit, Einkaufsmöglichkeiten und Familiensituation.

Lerneffekt: Der Übergewichtige soll schon beim Abnehmen lernen, was er auf Dauer essen kann. Anstoß zur Änderung der Ernährungsgewohnheiten im Alltag.

Prävention von Zivilisationskrankheiten durch günstige Zufuhr von Schutznährstoffen (Ballaststoffe, Antioxidanzien, sekundäre Pflanzenstoffe, einfach und mehrfach ungesättigte Fettsäuren).

Abwechslungsreiche Lebensmittelauswahl und schmackhafte Speisenzubereitung sowie flexibler Umgang mit Lieblingsspeisen (»Man müsste Verbote verbieten«), damit Genuss und Schlankheit in einem gesunden Gleichgewicht bleiben.

Schlankmacher und Diäthilfen

Da die beiden vernünftigen Wege zu Schlankheit, Gesundheit und Fitness – nämlich bewusste Ernährung und mehr Bewegung – einen entsprechenden Aufwand und eigenes Zutun erfordern, setzen viele auf einen vermeintlich bequemeren Weg. Darauf spekulieren auch die so genannten Lightprodukte, die allerdings in der Gunst des Verbrauchers längst an Beliebtheit verloren haben. Bei einiger Kenntnis der Lebensmittel-Warenkunde wird nämlich schnell deutlich, dass man sich auch von Natur aus leicht genug ernähren kann, wenn man beispielsweise die Gemüseportion vergrößert, das Brot dicker schneidet und dünner belegt und den Saft mit Mineralwasser mischt.

Wunderpillen gibt es nicht

Wer so manche Werbeanzeige und Werbebehauptung liest, versteht, warum so viele auf Mittel setzen, die versprechen, ganz ohne Mühe und eigenes Zutun schlank zu werden.

Werbeversprechen für typische Schlankheitsmittel suggerieren, dass man nur das Produkt X oder das Mittel Y nehmen müsse, und schon werde man schlank ohne Mühe. Ja sogar seine Ernährungs- und Bewegungsgewohnheiten müsse man nicht ändern. Es ist schlicht und einfach unmöglich, eine Übersicht über alle Pillen, Tropfen, Tees, Pulver und Kapseln zu geben – ob rezeptpflichtig, rezeptfrei, unwirksam, überflüssig, schädlich, ärgerlich oder kurios.

Ärgerlich ist besonders die Werbung für bestimmte Enzympräparate, Entwässerungs- und Abführmittel sowie Fettvernichter aller Art, die physiologisch überhaupt nicht wirken können (vgl. Seite 158ff.). Der wirksamste Fettverbrenner ist und bleibt die körpereigene Muskulatur, wenn sie ausdauernd bewegt wird.

Bestenfalls wird der Start erleichtert

Versucht man, Verständnis für die vom Diätfrust geplagten Käufer zu finden, so kann man vielen Schlankmachern das Attribut »Motivationshilfe« zuschreiben. Formuladiäten und Medizinprodukte mit magenfüllenden Eigenschaften können Anfangserfolge sicherstellen und so den Konsumenten ermuntern, die hoffentlich gleichzeitig gegebenen Ernährungs- und Bewegungsempfehlungen weiter umzusetzen. Diesen Motivationseffekt können auch vom Arzt verschriebene Medikamente wie die Fettverdauung reduzierenden Lipasehemmer und spezifische appetithemmende Pharmaka wie hochselektive Noradrenalin- und Serotonin-Wiederaufnahme-Hemmer haben.

Dennoch bleibt die ernüchternde Feststellung: Kein Präparat führt ohne Änderung der Lebensgewohnheiten allein zum (Dauer-)Erfolg.

Was nützt überhaupt etwas?

Wie könnte nun eine Rangliste empfehlenswerter Produkte und Mittel aussehen, die den Erfolg beim Abnehmen unterstützen?

- An erster Stelle stünden verschreibungspflichtige Medikamente, die der Arzt bei entsprechender Indikation – also bei behandlungsbedürftigem Übergewicht – verordnet, denn der Therapeut wird dem Patienten gleichzeitig deutlich machen, dass er seine Lebensweise konsequent ändern muss, und ihn zur Ernährungsberatung überweisen.
- An zweiter Stelle könnten diätetische Lebensmittel (nach § 14a der Diätverordnung) genannt werden, meist so genannte Formuladiäten, das heißt standardisierte Diätprodukte zum Anrühren, die ganze Mahlzeiten ersetzen. Gleichzeitig ist es aber notwendig, abwechslungsreiche Rezeptpläne (flexibel) mitzuliefern und schrittweise zu einer Ernährung mit normalen Lebensmitteln hinzuführen, denn sonst besteht die Gefahr, dass der Übergewichtige die Diät abbricht, weil sie auf Dauer allzu einseitig ist. Außerdem bleibt der erwünschte Lernerfolg aus, ohne den das Zielgewicht auf die Dauer nicht gehalten werden kann.
- Schließlich folgen an dritter Stelle Medizinprodukte, die den Magen füllen und so die Hunger-Sättigungs-Regulation positiv beeinflussen.

Bei einem akuten Gesundheitsrisiko durch starkes Übergewicht (z. B. vor einer Operation) kann es durchaus sinnvoll sein, wenn der Arzt die Gewichtsabnahme unterstützende Mittel empfiehlt oder verschreibt. Das spart aber nicht den Lernprozess hin zu einer gesünderen Lebensführung.

Verbleibt festzustellen, dass keines dieser Mittel und Produkte wirklich zum Abnehmen notwendig ist. Für den Betroffenen haben sie jedoch motivierende und Convenience-Eigenschaften, erleichtern also das Durchhalten im Alltag. Bei besonders schwierigen Gewichtsproblemen muss ohnehin der Arzt darüber entscheiden, ob und gegebenenfalls welche Medikamente oder Medizinprodukte eingesetzt werden sollen.

Fatburner unter der Lupe

Verschiedenen Nahrungssubstanzen wird ein spezieller Fett verbrennender Effekt zugeschrieben. Unbestritten ist, dass die Kombination aus fettbewusster Ernährung und körperlicher Aktivität, die vermehrt auf Fettverbrennung abzielt, das beste Erfolgsrezept ist, um übermäßige Fettdepots im Körper abzubauen. Dazu gehören Konsequenz, Trainingsfleiß und Durchhaltevermögen. Es ist verständlich, dass so mancher auf zusätzliche Diäthilfen setzt, aber sich allein darauf zu verlassen bringt keinen Erfolg – schon gar nicht den von der Werbung versprochenen.

In Kombination mit vernünftiger Ernährung und gezieltem Sportprogramm können jedoch einzelne Maßnahmen (z. B. bei den Kohlenhydraten zusätzlich auf den glykämischen Index, das Maß für den Blutzuckeranstieg, achten) und bestimmte Substanzen wie Aminosäuren, Carnitin und MCT-Fette durchaus das letzte i-Tüpfelchen auf dem Weg zur schlanken und sportlichen Figur sein.

Wichtig: das Gleichgewicht der Nährstoffe

Grundvoraussetzung für einen aktiven Stoffwechsel ist zunächst eine lückenlose Versorgung mit allen benötigten Nährstoffen. In einem durch Mangelernährung erlahmten Stoffwechselbetrieb lässt sich auch die Fettverbrennung nur schlecht aktivieren. Bei der Synthese körpereigener Fatburner wie Carnitin, Hormone und Enzyme spielen Nahrungsbausteine wie Aminosäuren, Mengen- und Spurenelemente wie Magnesium, Jod und Chrom sowie Vitamin C und Faktoren der Vitamin-B-Gruppe eine ausschlaggebende Rolle. Alle genannten Nährstoffe werden als Fatburner angepriesen, obwohl sie nur indirekt wirken, indem sie beim Aufbau natürlicher körpereigener Fatburner mithelfen. Und diese Fatburner – das darf man nicht vergessen – wirken auch nur dann, wenn im Körper ein Bedarf für Fettverbrennung besteht, wobei wir wieder bei der körperlichen Aktivität sind. Beim TV-Sport wird man auch mit Fatburnern aus der Nahrung nicht schlank!

Im Folgenden erfahren Sie, welche Fatburner wie wirken sollen, was die Wissenschaft dazu sagt und was nichts bringt. Substanzen, beispielsweise Hormonpräparaten, die die Gesundheit gefährden, wird von vornherein eine klare Absage erteilt. Darüber hinaus können Sie die eine oder andere der nachfolgend beschriebenen Fatburner-Substanzen ruhig einmal ausprobieren – nicht als Ersatz, sondern als Unterstützung für das Fatburnertraining und die Fettkontrolle beim Essen. Wenn Sie dabei die richtige Reihenfolge einhalten, kann eine Nahrungsergänzung durchaus den Erfolg mit absichern. Probieren geht über Studieren – schließlich reagiert jeder Mensch anders.

Manche der angepriesenen Fatburner können tatsächlich dabei helfen, die Fettverbrennung des Körpers anzukurbeln – wenn ihre Wirkung durch reichlich sportliche Bewegung unterstützt wird.

Algen

Meeresalgen enthalten wesentlich mehr Jod als andere Lebensmittel. Jod ist unentbehrlich für den Aufbau der Schilddrüsenhormone, die wiederum für die Stoffwechselaktivität und damit die Verbrennungsrate entscheidend sind. Die richtige Menge an Schilddrüsenhormonen hält den Stoffwechsel in Schwung, deshalb sollten Sie einem Jodmangel unbedingt vorbeugen. Das heißt aber nicht, je mehr Jod, desto besser!

Tipp Genießen Sie ein- bis zweimal wöchentlich Meeresfisch, bevorzugen Sie Brot mit Jodsalz und essen Sie ab und zu Sushi.

Aminosäuren

Grundsätzlich unterscheidet man in der Sportlerernährung zwischen Aminosäuren als schnelle Bausubstanzen für Muskeln und funktionellen Aminosäuren mit einer Wirkung auf Körperfunktionen, z. B. die Ausschüttung von Hormonen.

Fleisch, Fisch, Käse, Eier und Soja liefern wertvolles Eiweiß, dessen Aminosäuren Bausteine verschiedener körpereigener Wirkstoffe sind. Diese spielen für einen schlanken Stoffwechsel eine große Rolle, beispielsweise Fett abbauende Enzyme, Hormone wie Glukagon – der Gegenspieler des Blutzucker senkenden Insulins –, Wachstumshormon und das Stresshormon Noradrenalin. Alles in allem soll Fett mobilisiert und der Verbrennung zugeführt werden. Nicht zuletzt besteht auch Carnitin (siehe unten) aus Aminosäuren. Beachten Sie aber, dass Stresshormone nur dann schlank machen, wenn die freigesetzte Energie, etwa in Form von Fettsäuren, auch durch körperliche Aktivität verbrannt wird.

Nun kann man mit mehr Eiweiß/Aminosäuren auf dem Speiseplan aber nicht einfach mehr Hormone bilden, denn körpereigene Regulationssysteme üben hierbei eine wichtige Kontrollfunktion aus. Hier gilt wieder die alte Regel: Ein Nahrungsmangel muss vermieden werden. Dies fällt bei der heute eher zu reichlichen als zu knappen Proteinversorgung allerdings nicht schwer.

Tipp Achten Sie bei tierischen Eiweißlieferanten wie Fleisch, Fisch, Käse und Milch auf fettarme Produkte. Unter den pflanzlichen Proteinträgern sind Sojaprodukte besonders zu empfehlen, da sie viele weitere gesundheitsfördernde Stoffe wie z. B. Isoflavone enthalten.

Carnitin

Carnitin (vom lateinischen Wort »carne«, Fleisch) ist wohl dank der Werbung die bekannteste Fatburner-Substanz überhaupt. Carnitin kommt also in Fleisch vor – vor allem im Schaf- und Lammfleisch.

Im Körper wird Carnitin aus Aminosäuren unter Mithilfe von Vitamin C, Vitamin B_6 und Eisen gebildet. Es wird für den Transport langkettiger Fettsäuren in die Mitochondrien, die Kraftwerke der Muskelzellen, benötigt.

Ob eine zusätzliche Zufuhr den Carnitingehalt in der Muskulatur erhöht und damit die Fettverbrennung zusätzlich ankurbelt, ist immer noch nicht eindeutig belegt. Trainierende im Sportstudio oder in anderen geschlossenen Räumen können aber von einem anderen Effekt profitieren. Da Carnitin die Durchblutung fördert und die

Gefäße erweitert, bekamen die meisten Anwender beim Training mehr Luft, schwitzten schneller, und das Training fiel leichter. Das könnte auch eine gesteigerte Fettverbrennung erklären, Voraussetzung Nummer eins ist allerdings ein entsprechendes Fatburnertraining.

Tipp Carnitin wird im Körper selbst gebildet und ist deshalb kein essenzieller Nahrungsfaktor. Eine Zufuhr bis zu einem Gramm pro Tag über mehrere Wochen schadet nicht und kann ausprobiert werden, wenn die entsprechenden Trainingsvoraussetzungen stimmen.

Besonders reich an Carnitin ist Lammfleisch, das auch in unserer Küche populärer geworden ist, seitdem es nach schmackhaften Rezepten aus dem Mittelmeerraum mit duftenden Kräutern und Gewürzen zubereitet wird.

Cholin

In amerikanischen Fatburner-Formeln taucht diese Substanz bisweilen auf. Cholin ist Bestandteil des Sojalecithins. Es muss allerdings nicht mit der Nahrung zugeführt werden, da der Körper Cholin selbst bilden kann. Cholin steht in enger Verbindung mit dem Fettstoffwechsel und beugt in erster Linie Fettablagerungen in der Leber und den Gefäßen vor. Das lässt sich aber nicht auf die Verhütung der Fettdepotbildung im Körper und auch nicht auf eine gesteigerte Fettverbrennung in den Muskeln übertragen. Cholin schützt zwar die Gesundheit, ist aber kein Fatburner im eigentlichen Sinn.

Chrom

Chrom ist ein lebensnotwendiges Spurenelement. Es spielt bei der Zuckerverwertung in den Zellen eine wichtige Rolle, indem es die Insulinwirkung optimiert. Spekuliert wird, ob eine ausreichende Chromversorgung auch dazu beiträgt, den Blutzuckerspiegel konstant zu halten. Während ein starkes Absinken die Gefahr erhöht, dass zur Energiegewinnung vermehrt Eiweiß abgebaut wird, regt ein hoher Blutzuckerspiegel die Ausschüttung von Insulin an, die wiederum dem Fettabbau entgegensteht. Da Insulin mit Hilfe von Chrom effizienter wird, kann möglicherweise die nachteilige Wirkung von zu viel Insulin auf die Fettfreisetzung verringert werden.

Tipp Menschen mit einer gestörten Glukoseverwertung und starken Blutzuckerschwankungen profitieren von einer ausreichenden Versorgung mit Chrom, das unter anderem in Fleisch, Eiern, Haferflocken und Pilzen enthalten ist, und einer bewussten Kohlenhydratauswahl nach dem Prinzip des glykämischen Index (siehe Seite 53 und 159). Dadurch werden die Weichen für gleich bleibende Leistung und anhaltende Sättigung gestellt, und der Fettabbau wird während eines Ausdauertrainings nicht unnötig erschwert.

Enzyme erfüllen viele wichtige Aufgaben im Stoffwechsel, so z. B. bei der Aufspaltung und Verwertung von Eiweiß. Aber schlanker machen – das können sie eben nicht. Enzyme können allenfalls die Nährstoffverdauung im Körper unterstützen.

Fatburner-Legenden

Ein Aperitif auf Artischockenbasis vor dem Essen, ein Verdauungsschnäpschen danach – beides gilt gemeinhin als »Fatburner«. Doch das ist eine Legende: Weder Alkohol noch Artischockenextrakte oder Enzyme verhindern tatsächlich, dass überschüssige Fettkalorien als Speckpölsterchen im Körper deponiert werden.

Alkohol

Alkohol nach einem fettreichen Essen verschafft Erleichterung, indem er die Fettverdauung unterstützt. Das führt aber nicht zur Fett-Kalorien-Neutralisierung, sondern sorgt dafür, dass Nahrungsfett leichter vom Körper verwertet werden kann. Das wiederum ist Voraussetzung dafür, dass Fett ins Blut und von dort in die Fettdepots gelangen kann. Aber: Alkohol wird vom Körper leichter verbrannt als Fett. Wenn Alkohol getrunken wird, steht also der Fettabbau erst einmal hinten an.

Bitterstoffe aus Artischocken

Auch die Bitterstoffe der Artischocke unterstützen nur die Fettverdauung und erleichtern über eine Stimulierung der Gallensäurenproduktion die Aufspaltung schwer verdaulicher Fette im Darm. Das führt ebenfalls nicht zur Fettverbrennung, sondern nur zur verbesserten Fettverwertung für den Körper.

Enzyme

Als Stoffwechselkatalysatoren sind Enzyme für alle Reaktionen im Körper zuständig, auch für die Aufspaltung von Fett im Darm. Das ist die eigentliche Fettverdauung als Voraussetzung für die Aufnahme von Fettsäuren in den Blutkreislauf. Deshalb ist es vom Prinzip eher sinnvoll, die Fettverdauung durch Enzymblocker (»Lipasehemmer«) zu verringern. So kann weniger Nahrungsfett verdaut werden und nachfolgend in den Körper gelangen.

Fettverdauungshemmer (Chitosan)

Einen ähnlichen Ansatz verfolgen Substanzen wie Chitosan, die Nahrungsfette noch im Darm binden, das heißt abfangen können, bevor sie überhaupt in den Blutkreislauf gelangen. Natürlich sind diese Hemmer der Fettverdauung keine Patentlösung. Wer langfristig abnehmen will, kommt nicht darum herum, seine Ernährungsgewohnheiten umzustellen, sich also auf Dauer fettbewusst zu ernähren, und sich mehr zu bewegen, um die Fettverbrennung zu steigern.

CLA

Mit dem Kürzel CLA werden die so genannten konjugierten Linolsäuren, also Varianten der lebensnotwendigen zweifach ungesättigten Fettsäure Linolsäure bezeichnet. Das ihnen zugeschriebene Wirkspektrum verspricht geradezu Wunderdinge: von der Krebsvorsorge bis zum verstärkten Körperfettabbau, wobei gleichzeitig die Muskelmasse erhöht werden soll. Studienergebnisse liegen bisher hauptsächlich aus Tierversuchen vor; die Forschung am Menschen läuft aber an.

Von Natur aus kommt CLA hauptsächlich in Rindfleisch, Vollmilch und fetthaltigen Milchprodukten einschließlich Butter vor. Mit der Nahrung lässt sich aber eine wirksame CLA-Menge ohne extrem viel Fett auf dem Teller nicht aufnehmen.

Tipp Eine allgemeine Empfehlung, CLA als Nahrungsergänzungsmittel einzunehmen, erscheint verfrüht. Offen sind noch Fragen nach der besten Wirkform und Variante sowie nach der exakten Dosierung. Warten Sie daher besser ab, bis die Wissenschaft weitere Erkenntnisse zu dieser vielversprechenden Substanz liefern kann.

GLYX

Der glykämische Index (GLYX) ist ein Maß dafür, wie hoch und stark der Blutzucker nach Mahlzeiten ansteigt. Je höher der glykämische Index (Glukose, Traubenzucker, hat den höchsten Wert von 100) ist, umso mehr Insulin wird ausgeschüttet, was zu einer Stoffwechselsituation führt, die dem Fettabbau entgegensteht. Ein niedriger Insulinlevel und ein gleichmäßiger Blutzuckerspiegel lassen sich am besten mit Kohlenhydraten erreichen, die einen niedrigen glykämischen Index aufweisen. Dazu zählen Gemüse, grobkörnige Vollkornprodukte, Hartweizenspaghetti, Basmatireis, Hülsenfrüchte und fruchtzuckerhaltiges Obst (z. B. Äpfel).

Tipp Wer beim Essen Fett einspart und dennoch mit einer generellen Kohlenhydratfreigabe nicht zufrieden stellend abnimmt, sollte auf eine kohlenhydratbewusste Ernährung mit günstigem GLYX achten. Beides zusammen führt zum Erfolg!

Lebensmittel mit einem niedrigen glykämischen Index bilden eine gute Basis für den Speisezettel, wenn Sie abnehmen wollen. Sie halten den Insulinlevel niedrig und den Blutzucker konstant – wichtige Voraussetzungen, um Fett abzubauen.

Koffein

Bekanntlich stimuliert Koffein das Zentralnervensystem und wirkt psychischen Ermüdungserscheinungen entgegen. Für abnahmewillige Sportler ist der zusätzliche Effekt interessant, dass Koffein die Lipolyse verstärkt, das heißt den Abbau von Fett zu freien Fettsäuren, die dann verbrannt werden können. Ein Anstieg der freien Fettsäuren nützt jedoch gar nichts, wenn das entsprechende Ausdauertraining fehlt!

Tipp Kreislaufstabile können versuchen, morgens mit einer Tasse schwarzen Kaffee vor dem so genannten Nüchterntraining dafür zu sorgen, ihre Fettreserven bestmöglich als Energiequelle zu nutzen. Doch Vorsicht: Das ist nicht für alle zuträglich!

Linolsäure

Mehrfach ungesättigte Fettsäuren sollen stoffwechselaktiver sein als gesättigte. Sie werden eher für den Aufbau von Zellmembranen benötigt, als dass sie in Fettdepots gespeichert werden. In Biochemiebüchern findet man den Hinweis, dass bei der Verbrennung von Linolsäure tatsächlich weniger Energie (vier ATP-Moleküle) entsteht als bei der Verbrennung gesättigter Fettsäuren. Man könnte daraus folgern, dass Linolsäure deshalb die weniger ökonomische Energiequelle ist.

Tipp Tatsächlich macht der Überhang an gesättigtem Fett dick. Die angemessene Zufuhr der lebensnotwendigen essenziellen Fettsäuren dient dazu, die Zellmembranen gesund und funktionsfähig zu erhalten. Spezielle schlank machende Effekte sind damit nicht verbunden.

Das Brot dicker schneiden und dünner, das heißt fettärmer belegen, ist die eine Empfehlung. Nicht geizen sollten Sie allerdings mit einem hochwertigen Öl zum Salat (z. B. Rapsöl oder Olivenöl).

Magnesium

Magnesium wird oft auch als Fatburner gepriesen. Magnesium aktiviert rund 300 Enzyme in unserem Körper und ist dadurch für eine normale Stoffwechselaktivität entscheidend. Ein Mangel muss unbedingt vermieden werden, eine Mehrzufuhr bewirkt aber keinen Extrakick für die Fettverbrennung. Wichtiger für sportlich Aktive ist die Eigenschaft von Magnesium, für ein reibungsloses Zusammenspiel von Nerven und Muskeln zu sorgen. So kann man optimal trainieren und damit auch Fett verbrennen.

Tipp Wenn Sie Sport treiben bzw. abnehmen möchten, sollten Sie ohnehin mehr trinken. Bevorzugen Sie dann ein magnesiumreiches Mineralwasser.

MCT-Fette

Diese mittelkettigen Triglyceride (Fette) erfahren zurzeit besondere Aufmerksamkeit. Ursprünglich wurden MCT-Fette als diätetische Lebensmittel für Patienten entwickelt, die aufgrund eines Gallensäuremangels Probleme mit der Fettverdauung haben, also normales Nahrungsfett nicht verwerten können.

MCT-Fette liefern wie die gängigen Nahrungsfette mehr als doppelt so viel Energie wie Kohlenhydrate (exakt 8,3 kcal/g), sollen aber im Unterschied zum normalen Fett ähnlich schnell Energie liefern wie Kohlenhydrate. Dadurch können bei Leistungssportlern die Glykogenreserven im Muskel geschont werden, und möglicherweise wird auch einem Proteinabbau zur Energiegewinnung vorgebeugt. MCT-Fette haben elf Prozent weniger Kalorien als normales Fett und sollen im Austausch dazu den Energieumsatz um bis zu zehn Prozent steigern. Diskutiert werden in diesem Zusammenhang eine verstärkte Fettverbrennung und Thermogenese, das heißt Wärmebildung.

Tipp Bei aller Euphorie sind kritische Wissenschaftler noch nicht vom Langzeiterfolg der MCT-Fette als Schlankmacher überzeugt. Gegen ein persönliches Ausprobieren besteht kein Einwand, allerdings muss MCT anfangs vorsichtig dosiert werden, da nicht jeder sie im Magen-Darm-Trakt gleich gut verträgt. Komplett kann man normales Fett ohnehin nicht durch MCT austauschen, da sonst die lebensnotwendigen mehrfach ungesättigten Fettsäuren zu kurz kommen würden.

Proteine

Eiweißstoffe haben im Vergleich zu Kohlenhydraten und Fetten eine höhere thermogenetische, das heißt wärmebildende Wirkung nach der Nahrungsaufnahme. Ein Teil der im Nahrungsprotein enthaltenen Energie verpufft also und wird als Wärme abgegeben. Dadurch ist Eiweiß eine unökonomischere Energiequelle als Kohlenhydrate und erst recht als Fette, die die geringste Thermogeneserate haben. Darüber hinaus wird spekuliert, dass eine proteinbetonte Mahlzeit am Abend die während der Nacht verstärkte Bildung des Wachstumshormons anregt. Dieses Hormon soll quasi im Schlaf Fett schmelzen und Muskelmasse erhöhen. Ein Kraftzuwachs lässt sich jedoch nur durch Training erzielen, ebenso erfordert der Fettabbau ein entsprechendes Training und fettbewusstes Ernährungsverhalten.

Tipp Essen Sie fettbewusst, eiweißhochwertig und kohlenhydratbetont nach dem GLYX-Prinzip (siehe Seite 159). Ob Ihnen eine leichte Eiweißbetonung beim Abendessen hilft, müssen Sie selbst ausprobieren.

Eine eiweißbetonte Kost kann dabei helfen, überflüssige Pfunde zu verlieren. Übertreiben darf man es aber nicht: Eine allzu hohe Zufuhr, vor allem in Form von Fleisch, belastet die Nieren und den gesamten Stoffwechsel.

Taurin

Das Aminosäureprodukt Taurin ist bekannt geworden durch seinen Zusatz zu so genannten koffeinhaltigen Energydrinks. Ein spezieller Fatburnereffekt lässt sich aus der bekannten Fachliteratur nicht ableiten. Taurin kann im Körper selbst gebildet werden und spielt eher in Bezug auf eine ökonomische Arbeitsleistung des Herzens unter Belastung eine Rolle.

Diäten im Vergleich: Der große Diät-Test

Maßnahmen zur Gewichtsreduktion	Prinzip	Beurteilung
FdH (»Friss die Hälfte«)	In der Praxis immer noch weit verbreitet. Oft wird einfach eine Mahlzeit gestrichen, z. B. das Mittagessen, oder die Portion halbiert.	Planlos, unsicher, Gefahr von Mangelerscheinungen; meist schnelle Aufgabe, kein Lern- und Dauererfolg.
Einseitige Diäten (»Monodiäten«)	Fast jedes Lebensmittel wurde schon einmal in den Mittelpunkt einer Schlankheitsdiät gestellt: Eier, Steaks, Fisch, Zitronensaft, Bananen, Kartoffeln oder Körner.	Je einseitiger die Lebensmittelauswahl, desto größer die Gefahr von Mangelerscheinungen und letztlich auch von Diätabbrüchen. Einzelne »schlank machende« Lebensmittel gibt es nicht.
Trennkost-Prinzipien	Zeitliche Trennung von Kohlenhydraten und Eiweißen bei den Mahlzeiten.	Praktisch schwer durchführbar. Stoffwechselphysiologisch nicht sinnvoll. Abnahmeerfolg nur bei Kalorieneinschränkung bzw. veränderter Ernährungsweise.
Diäten mit extremer Nährstoffrelation	Oft werden Kohlenhydrate wegen der Insulin stimulierenden Wirkung pauschal als Dickmacher verbannt. Man darf dann wie bei der Atkins-Diät hauptsächlich eiweiß- und fetthaltige Lebensmittel essen. Ebenfalls propagiert von Dr. Lutz (»Leben ohne Brot«).	Umstrittenes »Anti-Low-Fat«-Konzept: Gut sättigend und erfolgreiche Gewichtsreduktion möglich; Kontrolle der Blutfett- und Harnsäurewerte erforderlich. Gesündere Variante: Keine extreme Kohlenhydrateinschränkung, sondern Auswahl nach dem glykämischen Index.
Intervall-Methode	Nicht konstant weniger essen wie bei den üblichen Diäten, sondern zwischen Tagen mit einer Kalorieneinschränkung einen Tag mit normalem bis höherem Kaloriengehalt einschieben.	Falls insgesamt ausgewogen gegessen wird, keine Gefahr von Mangelerscheinungen. Diese Methode soll dem diätbedingten Stoffwechsel-Sparmechanismus entgegenwirken.

Maßnahmen zur Gewichtsreduktion	Prinzip	Beurteilung
Fasten (Null-Diät, Saft-Fasten, proteinergänztes Fasten)	Geringe bis keine Energiezufuhr, aber reichlich Trinkflüssigkeit (am besten Tee, verdünnte Säfte, Mineralwasser, Gemüsebrühen und -säfte, Trinkmolke oder proteinreiche Nährstoffkonzentrate). Fasten ist mehr als eine Schlankheitsmaßnahme, sollte deshalb mit einem Arzt abgestimmt werden.	Gewichtsverluste beim strengen Fasten beruhen zum großen Teil auf Wasserverlusten und Abbau von Körpereiweiß. Den Proteinabbau kann man geringer halten, falls Proteindrinks, Buttermilch oder Molke getrunken werden, und man körperlich aktiv ist.
Schalttage	Einzelne Tage im Wochenverlauf, an denen man bewusst anders isst, z. B. Safttage, Obsttage, Reistage, um kleinere »Kaloriensünden« auszugleichen.	Kaliumreiche und natriumarme Schalttage mit Säften, ungesalzenem Reis und Gemüse wirken entlastend und entwässernd. Auch zur Verfeinerung des Geschmacksempfindens empfehlenswert.
Crash-Diäten/ Blitz-Diäten	Egal wie – Hauptsache schnell nach dem Motto »7 Kilogramm in 7 Tagen«.	Je schneller abgenommen wird, desto höher ist der Wasseranteil am Gewichtsverlust und desto geringer der Fettabbau. Außerdem wird so der Jo-Jo-Effekt am stärksten provoziert.
Diätetische Lebensmittel und Schlankheitsmahlzeiten	Nach Diät-Verordnung standardisierte Produkte (z. B. Pulver oder Fertigmahlzeiten). Hoher Grad an Convenience (Bequemlichkeit).	Helfen Diätfehler vermeiden, beugen gezielt Mangelerscheinungen vor. Motivieren durch anfängliche Gewichtsverluste. Aber keine Dauerlösung! Geschmacklich oft einseitig; außerdem meistens nur als flüssige Mahlzeiten angeboten. Letztlich zählt nur die Änderung der Essgewohnheiten.

Maßnahmen zur Gewichtsreduktion	Prinzip	Beurteilung
Blutgruppendiät	Je nach Blutgruppe werden bestimmte Lebensmittel bevorzugt, z. B. bei Blutgruppe 0 in erster Linie Fleisch oder bei Blutgruppe A mehr pflanzliche Lebensmittel. Im Vordergrund steht der Einfluss auf die Gesundheit, Gewichtsreduzierung ist eher ein Nebeneffekt.	Wissenschaftliche Belege für die Gültigkeit der theoretischen Grundlagen fehlen. Die Einteilung der Lebensmittel ist nicht nachvollziehbar. Erfolge beruhen eher auf einer Bewusstmachung bzw. Umstellung der Ernährung und des Bewegungsverhaltens.
Fatburner (»Fettverbrenner«)	Vom Carnitin über Enzyme, Aminosäuren, Vitamin C bis zum Magnesium und Spurenelement Chrom sollen diese Substanzen die Fettverbrennung ankurbeln.	Spekulative Wirkung abgeleitet von biochemischen Stoffwechselzusammenhängen. Für einen aktiven Stoffwechsel werden zwar alle Substanzen benötigt, sie können aber zum Teil im Körper selbst hergestellt werden. Ein Nahrungsmangel an Vitaminen, Spurenelementen und Aminosäuren ist zu vermeiden. Eine erhöhte Zufuhr der einzelnen Substanzen macht nicht schlank!
Schlankheitsmittel und Medikamente	Hierzu zählen chemische Appetitzügler, Füll- und Quellstoffe mit sättigender Wirkung, Entwässerungs- und Abführmittel sowie Mittel, die die Fettverdauung hemmen.	Chemische Appetitzügler bergen erhebliche Nebenwirkungsgefahr. Abführ- und Entwässerungstabletten helfen nicht beim Fettabbau und können ebenfalls gefährliche Nebenwirkungen haben. Hemmstoffe der Fettverdauung sind physiologisch sinnvoll, versprechen aber nur in Kombination mit einer Ernährungsberatung Erfolg. Über die Einnahme von Arzneimitteln zur Gewichtsabnahme kann nur ein Arzt entscheiden.

Maßnahmen zur Gewichtsreduktion	Prinzip	Beurteilung
Ergänzende Maßnahmen		
Chirurgische Maßnahmen	Operationen, Fettabsaugen	Darüber kann und darf nur der Arzt entscheiden. Kein Dauererfolg ohne Änderung der Essgewohnheiten.
Physikalische Maßnahmen	Sauna, Massagen, Tiefenwärme	Wohltuend und unterstützend. Ohne Umstellung der Ernährung aber kein Erfolg.
Empfehlenswerte Strategien		
Energiereduzierte, fettbewusste Mischkost in Kombination mit vermehrter körperlicher Aktivität	Ausgewogene Ernährung. Etwa 500 bis 1000 kcal weniger essen, als man gewöhnt ist. Beispiele für erfolgreiche Zeitschriften-Diäten und Kampagnen: Brigitte-Diät, Pfundskur und Fit-for-Fun-Diät, Cooking-light-Konzept, GLYX-Diät.	Dauerhafter Lern- und Gewichtserfolg durch bewusstes Ernährungslernen und langsames Abnehmen. Man gewöhnt sich schon während der Diät an die Lebensmittel und Zubereitungen, die man auf Dauer beibehalten kann. Die zusätzliche körperliche Aktivierung sichert vor allem den Langzeiterfolg.
Ernährung nach dem Prinzip der Mittelmeerländerkost und dem glykämischen Index	Keine pauschale Kohlenhydratfreigabe, sondern Auswahl nach Blutzuckerwirksamkeit, fettgesunde Ernährung (z. B. Montignac-Methode).	Gute Sättigungseigenschaften, schmackhafte Rezepte, viel Gemüse. Als Dauerkost geeignet, zum Teil auch als Schlemmerdiät bezeichnet.
Verhaltenstherapie, Unterstützung in Selbsthilfegruppen	Psychologische Hilfestellung und Unterstützung durch Experten, Gleichgesinnte und Betroffene.	Gemeinsam ist man meistens erfolgreicher.

Der Begriff »Diät« wird heute meist im Sinn einer Nahrungsbeschränkung verstanden, weil zu hohes Körpergewicht oder eine Krankheit zum Verzicht auf bestimmte Lebensmittel zwingen. Ursprünglich verstand man darunter ganz allgemein eine gesunde Lebensführung.

Ernährung kann Krankheiten vorbeugen und sie lindern

»Die rechte Ernährung und Lebensweise vermag Großes: bei allen Kranken, dass sie gesund werden, bei den Gesunden, dass ihre Gesundheit erhalten bleibt.« Dieses Zitat des griechischen Arztes Hippokrates (460-375 v. Chr.) hat auch in der heutigen Zeit nichts von seiner Gültigkeit verloren und verdeutlicht am besten das umfassende Verständnis des Begriffs »díaita«. Unter Diätetik verstand man in der Medizin der Antike die Lehre von der gesunden und rechten Lebensführung, wobei die Ernährung eine besonders wichtige Rolle spielt. Erst im Laufe der Jahrhunderte hat man den Begriff immer enger gefasst und schließlich nur noch auf den Ernährungsaspekt bezogen.

Diätverständnis im Wandel

In der Bevölkerung wurde der Begriff Diät zum Modetrend und stark verkürzt mit Kalorienkontrolle, wenig essen oder gar hungern zwecks Gewichtsreduktion gleichgesetzt. Von diesem sehr einseitigen Diätverständnis muss man sich strikt abwenden. Im Sinne der bereits ausgeführten Zusammenhänge ist es vielmehr unumgänglich, die Schlankheitsdiätetik wieder zum ursprünglichen ganzheitlichen Verständnis von »díaita« zurückzuführen. Kein Schlankheitskonzept ist ohne die gleichzeitig notwendige Änderung von Lebensweise und -stil auf Dauer erfolgreich.

Im Diätabusus (Diätmissbrauch) kommt dagegen das ganze Dilemma des begrifflichen Missverständnisses zum Ausdruck. Was kann schlimmer sein, als dass Essstörungen wie Anorexie und Bulimie als Folgen von Diätmissbrauch auftreten? Häufiges Diäthalten macht krank und nicht schlank.

Gesundkost für Kranke

In der Ernährungsmedizin wird Diätetik heute als Lehre von definierten Ernährungsformen zur Vorbeugung, Linderung oder Heilung bestimmter Krankheiten verstanden. Während im angelsächsischen Sprachraum der Begriff »diet« noch umfassend für Diät im Sinne von richtiger Ernährung des gesunden und kranken Menschen steht und ganz allgemein sowohl Nahrung oder Kost als auch ausgewogene Ernährung bedeutet, ist das Diätverständnis hierzulande auf die spezifischen Bedürfnisse der Ernährung von Kranken einschließlich der krankheitsvorbeugenden Ernährung begrenzt.

Wissenschaftlich begründete Ernährungsempfehlungen werden zur Therapie ernährungsmitbedingter Erkrankungen eingesetzt, beispielsweise Diabetes mellitus und Fettstoffwechselstörungen. Die Diät besteht darin, dass die Ernährung an die jeweilige Krankheit oder Stoffwechselsituation des Patienten angepasst wird. Bei einer Nahrungsmittelunverträglichkeit gilt es, das auslösende Lebensmittel herauszufinden und zu meiden. Bei einer verminderten Organfunktion, beispielsweise einer Niereninsuffizienz, muss die Eiweiß- und Kochsalzzufuhr eingeschränkt werden. Bei anderen diätetischen Erfordernissen werden schließlich die Fettmenge und Fettzusammensetzung festgelegt. Diätetik betrifft ebenfalls besondere Aufgabenstellungen der Ernährung chronisch Kranker (z. B. Tumorpatienten), um einer krankheitsbedingten Fehl- oder Mangelernährung vorzubeugen und einen Beitrag zum Erhalt der Lebensqualität zu leisten.
Aufgrund der herausragenden Bedeutung der Ernährung für die Gesundheit einerseits und der enormen Belastung des Einzelnen und der Gemeinschaft durch ernährungsmitbedingte Erkrankungen andererseits kommt der Krankheitsvorbeugung ein immer größerer Stellenwert zu. Moderne Diätetik bezieht deshalb folgerichtig auch die Prävention ernährungsmitbedingter Stoffwechselerkrankungen mit ein.

Ernährung – Risiko- und Schutzfaktor zugleich

Die Ernährung ist neben der Bewegung einer der maßgeblichen Einflussfaktoren, die Krankheiten vorbeugen, sie aber auch mit verursachen können. So kann die Ernährung einmal ein wichtiger exogener Schutzfaktor und zum anderen auch ein bedeutsamer Risikofaktor für die Gesundheit sein.
Welche Krankheiten können durch die Ernährung mitbedingt sein? Dazu zählt eine Reihe chronischer Erkrankungen multifaktorieller Genese, die im Zusammenhang mit ungünstigen Ernährungsgewohnheiten und einer unkritischen Auswahl von Lebensmitteln stehen. Auswirkungen auf die Gesundheit haben dabei vor allem die zugeführte Nahrungsenergie – laienhaft ausgedrückt also die Kalorienmenge – und die quantitative und qualitative Nährstoffzusammensetzung der täglichen Nahrung. Epidemiologisch immer wieder belegt werden die Zusammenhänge zwischen bestimmten Ernährungsweisen und dem Auftreten von Herz-Kreislauf-Krankheiten, einigen häufigen Krebsarten, Diabetes mellitus sowie chronischen Krankheiten der Verdauungsorgane. Dabei ist es wichtig herauszustellen, dass die Ernährung nicht nur in gesicherter Beziehung zur Krankheitsentwicklung steht, sondern vor allem wesentliche

Trotz allgemein gestiegener Lebenserwartung steigt leider auch die Anzahl der so genannten »Zivilisationskrankheiten« – zum Teil sehr ernsten Beschwerden, die durch ungesunde Lebensführung und Fehlernährung verursacht werden.

Präventionsmöglichkeiten für diese Krankheiten bietet. Wer sich konsequent fettgesund ernährt, beim Alkohol Maß hält, Kohlenhydrate bewusst auswählt (ballaststoffreich, günstiger glykämischer Index, hohe Nährstoffdichte), beugt wahrscheinlich allen oben genannten Krankheiten vor. Ein konkretes Beispiel soll ausführlicher erläutert werden.

Auch unter dem Aspekt unserer hoffnungslos überlasteten Krankenkassen kommt der Prävention immer höhere Bedeutung zu. Sehr vielen Krankheiten könnte durch eine gesundheitsbewusste Ernährung vorgebeugt werden – und diese sollte möglichst schon im Kindesalter gelernt werden.

Die »weise Diät« bei Diabetes mellitus Typ 2

Eine solche fettgesunde und kohlenhydratbewusste Ernährung kann ganz in Übereinstimmung mit dem englischen Begriff »Prudent Diet« (»kluge« oder »weise« Kost) sowohl dem übergewichtigen Typ-2-Diabetiker als auch dem Gesunden zum Vorbeugen und Fitbleiben empfohlen werden. Der Diätplan ist reich an Kohlenhydraten mit hohem Ballaststoffanteil und niedrigem glykämischen Index. Lebensmittel mit niedrigem GLYX sind ganz besonders wichtig, da sie den Blutzuckerspiegel deutlich langsamer ansteigen lassen, als es beim Konsum von Nahrungsmitteln mit hohem GLYX der Fall wäre. Ein mäßiger Zuckerverzehr bis zu zehn Prozent der Gesamtenergie – allerdings in »verpackter« Form als Bestandteil von Lebensmitteln und Mahlzeiten – ist erlaubt. Die Fettzufuhr sollte auf 25 bis 30 Prozent des Kalorienanteils beschränkt werden. 10 bis 15 Prozent entfallen auf einfach ungesättigte Fettsäuren.

Vorhandenes Übergewicht sollte durch Umstellung der Ernährung und Bewegungsgewohnheiten reduziert werden, wobei es besonders darauf ankommt, das geringere Gewicht auch langfristig zu halten. Durch regelmäßige körperliche Aktivität verbessert sich zudem der gesamte Stoffwechsel; Kohlenhydrat-, Insulin- und Fettstoffwechsel werden günstig beeinflusst. Als ideal für Diabetiker haben sich Ausdauersportarten wie Schwimmen, Radfahren, Walken oder Skilanglauf erwiesen. Der Verzehr von Lebensmitteln, die reich an antioxidativen Vitaminen und sekundären Pflanzenstoffen sind, sollte im Sinne der »Fünf-am-Tag«-Kampagne (siehe Seite 113 ff.) gefördert werden, um Folgeschäden des Diabetes vorzubeugen. Ein Alkoholkonsum von maximal 15 Gramm pro Tag bei Frauen und höchstens 30 Gramm pro Tag bei Männern ist akzeptabel und der Gesundheit sogar zuträglich.

Bei diesen sinnvollen Empfehlungen, die auch Gesunden ans Herz gelegt werden können, kann von einseitiger und strenger Diät keine Rede sein. Im Gegenteil, dabei finden sich sogar viele Übereinstimmungen mit der für die Herz-Kreislauf-Gesundheit so positiven Mittelmeerküche.

Mediterrane Ernährung: Essen wie im Urlaub

Gesunde Ernährung, Diät und Prävention brauchen das richtige Marketing. Je besser die vorgeschlagenen Lebensmittel und Rezepte ankommen, desto eher werden die Ernährungsempfehlungen auch eingehalten. Die traditionelle Mittelmeerkost weckt Urlaubserinnerungen an farbenfrohe Märkte, fantasiereiches Würzen und schmackhafte Pasta- und Fischgerichte. Deshalb sollen abschließend die Grundprinzipien dieser attraktiven, gesundheitsfördernden Ernährungsweise aufgezeigt werden. Sie ist für die Bevölkerung der Mittelmeerländer eine jahrhundertelang erprobte Alltags-»Diät«.

Die traditionelle mediterrane Ernährungsweise ist durch eine Fülle an pflanzlichen Lebensmitteln wie Brot, Teigwaren, Gemüse, Salat, Hülsenfrüchte, Obst und Nüsse gekennzeichnet. Sie enthält Olivenöl als Hauptfettquelle, geringe bis mäßige Mengen an Fisch, Geflügel, Milchprodukten und Eiern, nur geringe Mengen an dunklem Fleisch, geringe bis mäßige Mengen Wein, der üblicherweise zu den Mahlzeiten getrunken wird.

Diese Nahrung enthält wenig gesättigte Fettsäuren, viele Kohlenhydrate und Ballaststoffe und hat einen hohen Gehalt an einfach ungesättigten Fettsäuren, die hauptsächlich aus Olivenöl stammen.

Aber auch andere traditionelle Kostformen bieten spezifische Vorteile im Hinblick auf die Prävention von Herz-Kreislauf-Erkrankungen wie die an Omega-3-Fettsäuren maritimen Ursprungs reiche Ernährung der Grönland-Eskimos sowie die asiatische – speziell japanische – Ernährung, die fettarm und ballaststoffreich ist und einen hohen Anteil an Fisch und Sojaprodukten aufweist.

Daraus lassen sich insgesamt folgende Empfehlungen und Eckpfeiler für eine gesundheitsfördernde Ernährung ableiten:

- Viel Gemüse und Obst
- Mehr Vollkornprodukte, weniger Weißmehl
- Öfter Hülsenfrüchte
- Vorrang für einfach ungesättigte Fettsäuren (aus Oliven- oder Rapsöl)
- Zweimal wöchentlich Meeresfisch
- Freude an einer schmackhaften und abwechslungsreichen Kost

Sie haben leider immer noch keinen Zweitwohnsitz in der Toskana? Macht nichts, denn ein italienisches Kochbuch können Sie sich bestimmt trotzdem leisten. Von unseren südlichen Nachbarn können wir nicht nur in punkto Genuss, sondern auch im Hinblick auf gesundes Essen einiges lernen.

Wenn Essen krank macht

Oft essen wir zu viel und zu fett. Die nachfolgende Übersicht der häufigsten ernährungsmitbedingten Krankheiten zeigt, worauf es im Einzelnen ankommt.

Krankheit	**Ursache**
Gesundheitsgefährdendes Übergewicht (Adipositas); ab wann die Pfunde gefährlich werden, lesen Sie auf Seite 141	Allgemeine Überernährung (zu viel, zu fett, zu viel Alkohol), in Verbindung mit Bewegungsmangel
Karies	An den Zähnen haftende, klebrige Süßigkeiten, Häufigkeit und Kontaktzeit der kariogenen Kohlenhydrate, mangelnde Zahnhygiene
Kropf (Struma)	Jodmangel
Bluthochdruck (Hypertonie)	Allgemeine Überernährung und Übergewicht Zu viel Alkohol und Kochsalz bei entsprechender Kochsalzempfindlichkeit
Diabetes mellitus (Zuckerkrankheit) Typ 2	Überernährung und Übergewicht Bewegungsmangel

Detaillierte und auf Ihre persönliche Situation bezogene Fragen besprechen Sie am besten mit Ihrem Arzt und einer Ernährungsberaterin.

Vorbeugung	Zusätzliche Empfehlung
Auf ausgewogene Ernährung achten; Normalgewicht anstreben; weniger Fett und Alkohol; Orientierung der Kohlenhydratauswahl am glykämischen Index; mehr Ballaststoffe und ausreichende Bewegung	Durch Kombination von Ausdauer- und Krafttraining Fett abbauen und Muskeln aufbauen
Weniger Süßigkeiten zwischen den Mahlzeiten; Zähneputzen nach den Mahlzeiten und nach dem Genuss von Süßem	Auf Fluoridversorgung achten; genügend Ballaststoffe fördern Kauen und Speichelfluss; evtl. Zahnpflegekaugummis
Ein- bis zweimal wöchentlich Seefisch; jodiertes Speisesalz verwenden	Brot mit Jodsalz essen
Normalgewicht anstreben; auf zusätzliches Salzen und kochsalzreiche Produkte verzichten; mehr kaliumreiche Lebensmittel (Obst und ungesalzene Gemüse) essen; nicht mehr als 0,5 Liter Bier oder 0,25 Liter Wein pro Tag; mehr Ausdaueraktivitäten	Rauchen aufgeben und auf eine gute Versorgung mit Magnesium, Kalzium und mehrfach ungesättigten Fettsäuren (Seefisch) achten; Ausdaueraktivitäten und Entspannungstechniken zum Stressabbau
Normalgewicht anstreben; fett- und kohlenhydratbewusste Ernährung, mehr Ballaststoffe	Regelmäßige körperliche Aktivität verbessert die Zuckeraufnahme in die Zellen (insulinsparender Effekt)

Krankheit	**Ursache**
Fettstoffwechselstörungen und Arteriosklerose	Zu viel Kalorien, zu viel Fett und Cholesterin
Metabolisches Syndrom (Wohlstandssyndrom)	Überernährung und Bewegungsmangel
Gicht	Allgemeine Überernährung
Darmträgheit und Verstopfung (Obstipation)	Ballaststoffmangel (in Verbindung mit Bewegungsmangel)
Magen-, Leber-, Gallen- und Bauchspeicheldrüsenerkrankungen	Allgemeine Überernährung; zu viel Alkohol; zu wenig Ballaststoffe

Vorbeugung	Zusätzliche Empfehlung
Normalgewicht anstreben; weniger fett- und cholesterinhaltige Lebensmittel (bei erhöhten Neutralfettwerten im Blut auch Einschränkung von Zucker und Alkohol); mehr Ballaststoffe und Bewegung (Ausdaueraktivitäten)	Positiv im Sinne von Schutzfaktoren wirken sich die Vitamine C, E, Beta-Carotin, Folsäure, B_6 und B_{12} sowie einfach und mehrfach ungesättigte Fettsäuren (Oliven-, Rapsöl, Meeresfisch) aus
Weniger Fett beim Essen; mehr Fett verbrennen durch Ausdaueraktivitäten; ballaststoffreiche Kost, günstiger glykämischer Index	Abnehmen entlastet den gesamten Stoffwechsel
Normalgewicht anstreben; purinreiche Lebensmittel einschränken; laktovegetabiler Ernährungstrend; wenig Alkohol trinken	Vorsicht vor strengen Schlankheitsdiäten und Fastenkuren; reichlich trinken (Wasser, verdünnte Säfte etc.)
Ballaststoffreiche Kost (Vollkornprodukte und Gemüse); ausreichend trinken und bewegen	Abführmittel schrittweise absetzen und in der Umstellungszeit Leinsamen oder Kleie sowie ggf. pre- und probiotische Lebensmittel verwenden
Auf gesunde Ernährung achten; Normalgewicht anstreben; öfter kleine Mahlzeiten; regelmäßig essen; gut kauen und langsam essen; auf persönlich schlecht verträgliche Lebensmittel, fettreiche Speisen und unter Umständen auf Alkohol verzichten	Hektik, Ärger und Stress beim Essen vermeiden, Wohlfühlatmosphäre beim Essen schaffen, genießen lernen

Eine sehr große Anzahl von Menschen leidet an Diabetes, ohne es zu wissen. Dabei können bei rechtzeitiger Diagnose viele schlimme Spätfolgen vermieden werden. Mit Urin-Test-Stäbchen aus der Apotheke können Sie völlig schmerzlos und unkompliziert feststellen, ob Sie eventuell betroffen sind.

Volkskrankheit Diabetes

Das Beispiel des Diabetes mellitus Typ 2 wurde vorangestellt, weil diese Stoffwechselerkrankung zu den großen Volkskrankheiten zählt. Wenigstens fünf Prozent der Gesamtbevölkerung oder vier Millionen Menschen leiden in Deutschland an einem bekannten Typ-2-Diabetes. Ähnlich hoch dürfte die Dunkelziffer der noch unerkannten Diabetiker sein. Betroffen sind vor allem Menschen in mittlerem und höherem Lebensalter, wobei aber auch stark übergewichtige Kinder und Jugendliche bereits an dieser Form des früher so genannten Erwachsenen- oder Altersdiabetes leiden. Der überwiegende Teil der Typ-2-Diabetiker ist übergewichtig. Dabei handelt es sich keineswegs um eine harmlose Stoffwechselstörung, sondern um eine äußerst gefährliche Konstellation auch für Begleiterkrankungen, die zum Tod durch Herzinfarkt führen kann.

Fett ist größeres Problem als Zucker

Während beim Typ-1-Diabetiker der Ersatz des fehlenden Blutzucker senkenden Hormons Insulin im Vordergrund steht, ist beim Typ-2-Diabetiker die Ernährungsumstellung und vor allem die Gewichtskontrolle der entscheidende Behandlungsansatz. Als nachteilig hat sich jedoch das von allen Diätempfehlungen am besten verinnerlichte Zuckerverbot erwiesen. So wurde das Hauptproblem in der Ernährung an den Rand gedrängt, nämlich die insbesondere bei Typ-2-Diabetikern zu hohe Fettaufnahme. Sie fördert nicht nur die Insulinresistenz (verminderte Insulinwirkung), sondern auch eine bestehende Adipositas und begleitende Fettstoffwechselstörungen. Bei der Auswahl der Kohlenhydrate sollten Lebensmittel mit hohem Gehalt an Ballaststoffen und niedrigem glykämischem Index bevorzugt werden, um das Diabetesrisiko zu verringern.

Spezielle diätetische Lebensmittel für Diabetiker haben dagegen aus wissenschaftlicher Sicht keine Vorteile, sondern können durch den zum Teil hohen Fettanteil sogar nachteilig sein. Internationale Fachgremien empfehlen, die Diabeteskost weitestgehend an den Ernährungsempfehlungen für Gesunde zu orientieren.

Wie entsteht Diabetes mellitus Typ 2?

Bei der Zuckerkrankheit wird entweder das Blutzucker senkende Hormon Insulin nicht in ausreichender Menge vom Körper gebildet, oder seine Wirkung ist unzureichend. Als Folge davon ist beim Diabetes mellitus der Blutzuckerspiegel krankhaft erhöht. Das von den Inselzellen der Bauchspeicheldrüse gebildete Hormon muss an Rezeptoren (Andockstellen) der Zellmembran gebunden werden, um seine Wirkung zu entfalten. Insulin aktiviert ein Carriersystem, das den Blutzucker Glukose in die Zelle einschleust.

Das Insulin verliert an Wirkung

Der übergewichtige Typ-2-Diabetiker hat zunächst eine ausreichende Insulinproduktion. Durch jahrelange Überernährung und Bewegungsmangel – auch in Verbindung mit einer erblichen Veranlagung – können sich jedoch die Stoffwechselverhältnisse in Bezug auf die Blutzuckerregulation allmählich verschlechtern. Wenn über viele Jahre hinweg dem Körper zu viel Nahrungsenergie zugeführt wird, muss gleichzeitig stets viel Insulin gebildet werden. Die Zellen werden schließlich wegen des ständigen hohen Insulinspiegels unempfindlich gegenüber Insulin.
Das bedeutet Insulinresistenz. Das Insulin kann seine volle Wirkung nicht mehr entfalten, und die Glukose kann nicht mehr vollständig in die Körperzellen aufgenommen werden. Freie Fettsäuren im Blut, die oft bei Übergewichtigen im Blut erhöht sind, blockieren zusätzlich den Zuckertransport in die Zellen, sodass sich die Stoffwechselsituation weiter verschlechtert.

Abnehmen und mehr Bewegung

Diese Entwicklung kann durch eine frühzeitige Ernährungsumstellung im Sinne einer fett- und kohlenhydratbewussten Diät aufgehalten und sogar rückgängig gemacht werden. Bewegungsmangel fördert die Insulinresistenz der Muskelzellen. Daher verbessern zwei Maßnahmen den gestörten Insulinhaushalt sowie den Kohlenhydrat- und Fettstoffwechsel: Abnehmen durch eine fettkontrollierte und am glykämischen Index orientierte Ernährung und vermehrte körperliche Aktivität.

Übergewicht infolge Überernährung und Bewegungsmangel ist der Wegbereiter sowohl der Diabeteserkrankung als auch des metabolischen Syndroms.

Metabolisches Syndrom: der Preis für gutes Leben

Der Typ-2-Diabetes des Übergewichtigen tritt auch im Zusammenhang mit anderen ernährungsbedingten Krankheiten auf, die mit dem Begriff »metabolisches Syndrom« zusammengefasst werden. Dieses weit verbreitete Wohlstandsleiden wird deshalb laienverständlich auch Wohlstandssyndrom genannt. Wegbereiter ist auch hier das energetische Ungleichgewicht von kalorischer – meist zu fettreicher – Überernährung und reduziertem Energieverbrauch durch Bewegungsmangel.

Das metabolische Syndrom umfasst häufig gemeinsam auftretende Krankheitsbilder wie androide Adipositas, Diabetes mellitus Typ 2, erhöhte Blutfettwerte und Bluthochdruck. Die Hyperurikämie, das heißt erhöhte Harnsäurespiegel im Blut, die zur Gicht führen, kann unter Umständen noch hinzukommen. Dieses gleichzeitige Vorhandensein mehrerer Risikofaktoren für koronare Herzerkrankungen wird manchmal auch Syndrom X oder »tödliches Quartett« genannt, was die Gefahren dieses Symptomenkomplexes besonders deutlich werden lässt.

So kommt der Stoffwechsel wieder ins Gleis

Um den gestörten Insulin-, Zucker- und Fettstoffwechsel in den Griff zu bekommen, können Diätempfehlungen ausgesprochen werden, die eine gesunde Synthese aus einer vernünftigen Gewichtsreduktion durch Ernährungsumstellung und den Prinzipien der Ernährungsempfehlungen bei Typ-2-Diabetes und Fettstoffwechselstörungen sind. Die Eckpfeiler einer solchen gemeinsamen Erfolgsstrategie sind eine bedarfsangepasste fettgesunde und ballaststoffreiche Ernährung sowie das richtige Maß an Bewegung, womit vor allem Ausdauersportarten wie Laufen, Wandern, Radfahren und Schwimmen, aber auch verschiedene Alltagsaktivitäten (z. B. Haus- und Gartenarbeit, Treppensteigen, Spazierengehen) gemeint sind.

Wer aus gesundheitlichen Gründen Sport treiben soll, greift am besten auf eine Bewegungsform zurück, die ihm früher schon einmal Spaß gemacht hat. Wandern, Radfahren oder Schwimmen sind Sportarten, die fast jeder kennt und die besonders älteren Patienten eher liegen. Lassen Sie sich aber auch anregen von den vielseitigen Angeboten im Fitnessstudio oder Sportverein.

Nahrungsmittelallergien und -intoleranzen

Fast alle Inhaltsstoffe von Lebensmitteln, ob sie von Natur aus vorhanden sind, bei der Lagerung und Verarbeitung entstehen oder hinzugesetzt werden, können nach dem Verzehr unterschiedliche unangenehme Befindlichkeitsstörungen bis hin zu krankhaften Erscheinungen auslösen. Doch nicht jede Reaktion ist eine Allergie. Man fasst derlei Reaktionen unter dem Begriff »Lebensmittelunverträglichkeiten« zusammen, zu denen die Allergien und die Nahrungsmittelintoleranzen zählen.

Nahrungsmittelallergien und -intoleranzen werden unterteilt in:

- allergische Reaktionen
- pseudoallergische Reaktionen (Reaktion auf Lebensmittelzusatzstoffe)
- Reaktionen auf biogene Amine (Abbauprodukte der Eiweiße)
- Reaktionen als Folge eines Enzymmangels (am häufigsten: Milchzuckerunverträglichkeit bei Mangel des Enzyms Laktase, das den Milchzucker, die Laktose, bei der Verdauung aufspaltet)

Alle diese unangenehmen bis krank machenden Reaktionen beruhen auf einer entsprechenden Veranlagung der Betroffenen.

Das Immunsystem löst Fehlalarm aus

Unter Allergie wird eine Überreaktion des menschlichen Abwehrsystems auf zumeist bestimmte Eiweiße (Allergene) verstanden. Diese Allergene werden im Körper als »nicht eigen« erkannt und lösen eine Immun- oder Abwehrreaktion aus. Zu den häufigsten Auslösern von Allergien bei Kindern gehören Kuhmilch, Hühnerei, Sojabohnen, Erdnüsse, Getreide und bei Erwachsenen Früchte, Gemüse, Gewürze und Kräuter, Nüsse, Fisch sowie Krusten- und Weichtiere.

Bei Pseudoallergien sind die Abwehrzellen nicht beteiligt, die Symptome gleichen jedoch denen einer Allergie. Häufige Auslöser sind Lebensmittelzusatzstoffe wie Konservierungsstoffe, Farbstoffe, Geschmacksverstärker und Süßstoffe.

Biogene Amine wie Histamin oder Tyramin sind Abbauprodukte der Eiweiße, die in tierischen und pflanzlichen Geweben gebildet werden können. Beträchtliche Mengen entstehen beim Lebensmittelverderb und bei mikrobiell hergestellten Lebensmitteln wie etwa Käse, Wein, Sauerkraut oder Hefeextrakten.

Nahrungsmittelallergien und andere Unverträglichkeitsreaktionen auf Nahrungsmittel gewinnen zunehmend an Bedeutung. Ihre Diagnose ist schwierig. Am wichtigsten ist das Meiden des nachgewiesenen Auslösers.

Symptome und die Suche nach den Ursachen

Das Spektrum der klinischen Erscheinungen reicht von Übelkeit, Juckreiz und/oder Schwellungen von Lippen, Zunge, Gaumen und Rachen, Erbrechen, Nesselsucht, Gesichtsschwellungen, asthmatischen Beschwerden, Heuschnupfen, Bindehautentzündung bis zu voll ausgeprägter Überempfindlichkeit mit Kreislaufstillstand, aber auch zur Verschlechterung oder Unterhaltung einer Neurodermitis.

Alle diese Erkrankungen können auch andere Ursachen als eine Lebensmittelunverträglichkeit haben. Für einen eindeutigen Nachweis und damit auch eine gezielte Therapie ist ein systematisches Vorgehen notwendig. Bewährt hat sich ein Ernährungs- und Symptom-Tagebuch, in dem alle verdächtigen Lebensmittel eingetragen werden. Es dient als Grundlage für das Gespräch mit dem Arzt. Die Hauttestung und die Laboruntersuchung können die Sensibilisierung bestätigen. Bei Nahrungsmittelallergien und -intoleranzen ist jedoch nur ein bestimmter Test aussagefähig: Die verdächtigen Lebensmittel sollten fünf bis sieben Tage strikt gemieden werden. Anschließend erfolgt die Testung mit dem betreffenden Lebensmittel. Der Test sollte möglichst in einer beschwerdefreien Zeit und die Diagnostik immer unter ärztlicher Kontrolle erfolgen.

Wer den Auslöser seiner Allergie oder Unverträglichkeit kennt, kann sich glücklich schätzen, denn die Suche nach dem oder den Übeltätern kann sich zu einem langwierigen Unternehmen ausweiten. Oft hilft nur eine strikte Ausschlussdiät, um den unverträglichen Nahrungsbestandteilen auf die Spur zu kommen.

Individuell richtig ernähren bei Unverträglichkeiten

Wer bestimmte Nahrungsmittel nicht verträgt, sollte seine Ernährung so zusammenstellen, dass die entsprechenden Produkte gemieden werden können und er dennoch mit Energie und lebensnotwendigen Nährstoffen bedarfsgerecht versorgt wird. Lassen Sie sich im Zweifelsfall professionell beraten. Allein auf Verdacht sollten keinem Patienten bestimmte Lebensmittel vorenthalten werden. Pauschale Diätvorschriften, strenge Verbote und starre Ernährungsregeln sind keine Hilfe, sondern erzeugen eher Angst und Schuldgefühle beim Essen. Schließlich kann eine Diät schlimmer als die Krankheit sein. Im Prinzip gilt:

- Meiden Sie individuelle Allergene oder »auslösende« Nahrungsbestandteile strikt.
- Informieren Sie sich genau über die Zusammensetzung der Nahrungsmittel.
- Eine allgemein gültige »Allergiediät« gibt es nicht.

Kreuzallergie als zusätzliche Komplikation

Praktische Bedeutung kommt auch den Kreuzallergien zwischen Pollen und Nahrungsmitteln, aber auch weiteren Allergengemeinschaften zu. Ein Beispiel ist die Kreuzallergie zwischen Naturkautschuk (Latex) und Nahrungsmitteln wie Banane, Avocado und Buchweizen. Die Reaktionen auf Nahrungsmittel können durch zusätzliche Einflüsse (Summationseffekte) verstärkt werden. Bedeutung haben dabei Stress, Infektionen und hormonelle Veränderungen, aber auch Alkohol, Kaffee und Gewürze. Wer Zusatzstoffe in Lebensmitteln ausschließen möchte, sollte frische Lebensmittel (so genannte unverarbeitete Rohware) selbst zubereiten. Bei Fertigprodukten gibt das Zutatenverzeichnis entsprechende – aber nicht immer ausreichende – Auskunft. Im Zweifelsfall müssen Sie beim Hersteller nachfragen!

Am wichtigsten ist jedoch die eindeutige Klärung, auf welche Substanz Sie allergisch reagieren oder was Ihnen nicht bekommt! Im Fall von Milchzuckerunverträglichkeit beispielsweise wird Käse oft vertragen, nicht aber Trinkmilch! Eine einschneidende Beschränkung in der Lebensmittelauswahl bedeutet dagegen die Zöliakie, bei der die Betroffenen das Getreideeiweiß Gluten nicht vertragen.

Gefahr bei unerkannter Zöliakie

Das Getreideeiweiß Gluten kann im Kindesalter zu einer Erkrankung des Dünndarms führen, die mit dem Begriff Zöliakie bezeichnet wird. Die Folge ist eine lebenslange Unverträglichkeit der Dünndarmschleimhaut gegenüber den Getreidesorten Weizen,

Grünkern, Dinkel, Roggen, Gerste und Hafer. Der Verzehr dieser Getreidesorten führt zu einer Abflachung der Dünndarmzotten und beeinträchtigt so die Verdauungsfunktion des Darms.
Die Zöliakie ist von Land zu Land unterschiedlich stark verbreitet, wobei nordeuropäische Länder häufiger betroffen sind. Für Deutschland liegen die Schätzungen für das Auftreten der Zöliakie bei 1 : 10 000. Die genaue Zahl der Erkrankten zu erfassen ist sehr schwierig, weil die Zöliakie in zwei Verlaufsformen auftritt. Eine davon wird als latente – also unbemerkte – Zöliakie bezeichnet, da sie nicht dem klassischen Bild der Zöliakie entspricht.

Symptome und Erkrankungsfolgen

Die Erkrankten leiden meist nur unter uncharakteristischen Beschwerden im Bauchraum, die nicht mit Zöliakie in Verbindung gebracht werden. Hinweise für das Vorliegen der Erkrankung kann der Nachweis von Antikörpern gegen Gluten und andere Produkte geben. Der eindeutige Nachweis der Zöliakie erfolgt durch die Probeentnahme von Dünndarmschleimhautzellen.
Die Abflachung der Dünndarmzotten durch die Erkrankung hat weit reichende Folgen für den Betroffenen. Es kommt zu einer ungenügenden Nährstoffaufnahme mit Gewichtsverlust, Durchfällen, Beschwerden im Bauchraum, Wachstumsstörungen, Pubertätsstörungen und zumeist Milchzuckerunverträglichkeit sowie zahlreichen Mangelerscheinungen. Dazu zählen Anämie (umgangssprachlich Blutarmut) durch Eisen-, Vitamin-B_{12}- und Folsäuremangel, Kalzium-, Selen- und Zinkmangel sowie die Beeinträchtigung der Aufnahme von fettlöslichen Vitaminen (Vitamin A, D, E, K).

Bei nachgewiesener Zöliakie ist die freie Nahrungswahl erheblich beeinträchtigt, da Brot und Getreide sowie Getreidebestandteile einerseits Grundnahrungsmittel und andererseits in vielen Produkten des täglichen Verzehrs verarbeitet sind.

Lebenslanger Verzicht auf Gluten

Die Therapie der Zöliakie besteht in dem lebenslangen Verzicht auf alle glutenhaltigen Lebensmittel in der Ernährung. Zöliakie-Patienten müssen dabei nicht nur glutenhaltige Getreidesorten (Hafer, Gerste, Roggen, Weizen, Dinkel/Grünkern) und deren Produkte vom Speisezettel streichen, sondern auch Fertigprodukte, die das Getreideeiweiß aus technologischen Gründen enthalten.
Leider ist die Zutatenkennzeichnung dieser Produkte ungenügend, sodass mit Hilfe der Zutatenliste glutenfreie Fertigprodukte nicht exakt bestimmt werden können. Vorsicht ist daher auch bei verarbeiteten Produkten wie etwa Wurstwaren, Fisch- und Milcherzeugnissen, Süßwaren sowie Light-Produkten geboten, da in ihnen durch Zu-

sätze Gluten enthalten sein kann. Die genannten Lebensmittel werden durch glutenfreie Lebensmittel und Produkte in der Ernährung ersetzt. Reis, Hirse, Mais, Buchweizen, Kastanienmehl und Soja zählen zu den Lebensmitteln, deren Verzehr für den an Zöliakie Erkrankten erlaubt ist. Daraus werden von der Industrie glutenfreie diätetische Produkte speziell für die Betroffenen hergestellt. Diese Lebensmittel sind mit dem Symbol einer durchgestrichenen Weizenähre oder durch den Aufdruck »glutenfrei« kenntlich gemacht.

Von Natur aus frei an Gluten sind unverarbeitete Lebensmittel wie Fleisch, Fisch, Eier, Milch und Milchprodukte, Obst, Gemüse, Fette und Öle, Säfte und Tees.

Richtig ernährt in jedem Alter

Eine vollwertige und dem persönlichen Bedarf entsprechende Ernährung ist in jedem Lebensalter eine der wichtigsten Grundlagen für Gesundheit, Leistungsfähigkeit und Wohlbefinden. Im Erwachsenenalter muss die Ernährung den beruflichen Anforderungen angepasst sein und zur Prävention von ernährungsbedingten Krankheiten beitragen.

Fehlernährung im Sinne von Überernährung ist nach wie vor das wichtigste Ernährungsproblem. Hinzu kommen Rauchen, Alkohol und Medikamente, Stress und Bewegungsmangel, die in Wechselwirkung mit quantitativer und qualitativer Fehlernährung zur Entwicklung und Manifestation so genannter Zivilisationskrankheiten führen. Hier folgen einige Ernährungsempfehlungen für verschiedene Lebensalter und Bevölkerungsgruppen.

In der Wachstumsphase ist es durchaus ein Erfolg, wenn übergewichtsgefährdete Kinder nicht weiter zunehmen, das heißt, wenn sie in die Länge und nicht in die Breite wachsen.

Kinder und Jugendliche

Die Ernährung von Kindern und Jugendlichen dient dem Wachstum und der Aufrechterhaltung der körperlichen sowie der geistigen Leistungsfähigkeit. Außerdem kann bereits im Kindesalter durch richtige Ernährung ernährungsmitbedingten Erkrankungen wie Herz-Kreislauf-Erkrankungen und gesundheitsgefährdendem Übergewicht vorgebeugt werden.

Der Bedarf an Energie und Nährstoffen ist in besonderem Maße abhängig von Wachstum und Aktivität. Zwischen dem zweiten und dem zehnten Lebensjahr wachsen Kinder relativ konstant, wohingegen mit dem Wachstumsschub des Jugendlichen der Bedarf an Energie und Nährstoffen ansteigt.

Kinder und Jugendliche im Wachstum reagieren in der sensiblen Phase der rasch ablaufenden körperlichen und geistigen Entwicklungsvorgänge empfindlicher auf einen Nährstoffmangel als Erwachsene. Besondere Beachtung erfordert eine ausreichende Aufnahme an Kalzium und Vitaminen der B-Gruppe. Ganz wichtig ist auch die Entwicklung gesunder Ernährungs- und Bewegungsgewohnheiten in diesem Lebensabschnitt. Erwachsene – Eltern wie Lehrer – müssen mit gutem Beispiel vorangehen.

Erwachsene und Berufstätige

In den Industrienationen haben sich innerhalb der letzten Jahrzehnte tief greifende Veränderungen in den Lebens- und Arbeitsbedingungen großer Bevölkerungsgruppen vollzogen. In der vorindustriellen Gesellschaft mit geringem Mechanisierungsgrad überwogen die körperlich schweren Arbeitsanforderungen – der weitaus größte Teil der Bevölkerung war in der Landwirtschaft sowie im Handwerk tätig – , sodass in erster Linie die Höhe der Energiezufuhr für eine ausreichende Ernährung ausschlaggebend war. Wer hingegen hauptsächlich nervlich-geistig beansprucht wird, muss vor allem auf eine günstige Nährstoffdichte der Nahrung achten. Jede Art von Muskelarbeit führt zu einem Leistungszuwachs, der über den individuellen Grundumsatz hinausgeht; Grund- und Leistungsumsatz zusammen bestimmen im Wesentlichen den persönlichen Gesamtenergiebedarf.

Der Energieumsatz überwiegt bei körperlichen Belastungen bei weitem den Energiebedarf bei Kopfarbeit. Je weniger Energie umgesetzt wird, desto mehr muss man beim Essen auf die Nährstoffdichte, das heißt ein optimales Vitamin-Mineralstoff-Kalorien-Verhältnis achten.

Der Grundumsatz stellt bei üblicher körperlicher Betätigung den größten Teil des Energieumsatzes dar. Unterschiede im Energieumsatz können sich je nach körperlicher Bewegung und muskulärer Belastung ergeben (vgl. Seite 48 f.). Während die Menschen sich früher bei ihrer Berufsarbeit körperlich verausgabten und in ihrer Freizeit ausruhten, stellt man heute bei manchen Personen mit Berufen, die vorwiegend sitzend ausgeübt werden, in der berufsfreien Zeit einen höheren Energieumsatz fest als bei der beruflichen Tätigkeit. Ein Mehrumsatz an Energie kann zugleich die Versorgung mit essenziellen Nährstoffen verbessern. Kritische Nährstoffe resultieren bekanntlich meistens aus einer niedrigkalorischen Ernährung. Wer sich mehr bewegt, darf mehr essen und nimmt damit automatisch mehr Vitamine und Mineralstoffe auf, vorausgesetzt die gewählte Kost ist nicht völlig einseitig zusammengestellt. Wenn dagegen wie bei Schwangeren und Stillenden der Bedarf an essenziellen Nährstoffen überproportional zum Energiebedarf steigt, ist ein besonderes Ernährungsbewusstsein erforderlich.

Abnehmen in der Schwangerschaft – das geht nicht. Es ist aber auch nicht nötig, für Zwei zu essen und nach der Geburt sich mit zahlreichen überflüssigen Speckrollen zu plagen. Qualität statt Quantität sollte eher die Devise lauten.

Schwangere und Stillende

Während der Schwangerschaft vollziehen sich im Körper beachtliche Veränderungen: Neues Körpergewebe muss gebildet und ein neues Leben mit Energie und Nährstoffen versorgt werden. Dem verhältnismäßig geringen Mehrbedarf an Energie ab dem vierten Monat steht ein deutlicher Mehrbedarf an essenziellen Nährstoffen gegenüber: insbesondere Kalzium, Jod, Eisen, Vitamin D, Vitamin B_6 und Folsäure. In der Stillzeit ist der zusätzliche Energiebedarf deutlich höher und der Bedarf an Vitamin A, Zink und Vitamin B_2 über die bereits genannten Nährstoffe hinaus ebenfalls erhöht. Schwangere und Stillende müssen besonders auf Lebensmittel mit einer hohen Nährstoffdichte achten, das heißt bewusst mehr Gemüse, Obst, fettarme Milchprodukte und Vollkornprodukte essen.

Da die Qualität der Ernährung eindeutig Vorrang vor der Quantität hat, das heißt ein deutlicher Mehrbedarf an Vitaminen und Mineralstoffen mit relativ wenig zusätzlicher Nahrungsenergie gedeckt werden muss, kann es bei den genannten Nährstoffen während Schwangerschaft und Stillzeit zu einer kritischen Versorgung kommen. Folsäure ist ein wichtiges Schutzvitamin während der Schwangerschaft und kann Fehlgeburten und Missbildungen vorbeugen. Eine entsprechende Nahrungsergänzung ist empfehlenswert. Besonders wichtig ist auch eine ausreichende Versorgung der Mutter mit Omega-3-Fettsäuren maritimen Ursprungs, weil insbesondere die Docosahexaensäure (DHA) entscheidend zur Entwicklung der Gehirn- und Sehleistung beim Neugeborenen beiträgt. Omega-3-Fettsäuren sind wichtige Bestandteile der Gehirn- und Nervenzellen sowie der Augennetzhaut.

Senioren

Grundsätzlich gibt es keine besondere »Schonkost« oder gar »Altersdiät«. Dennoch sollten ältere Menschen ihre Ernährung einigen funktionellen und strukturellen Veränderungen individuell anpassen. Wenn Geschmacks- und Geruchssinn abnehmen und das Kauen oder Schlucken Beschwerden bereitet, macht das Essen nicht mehr so viel Spaß wie früher, und deshalb essen manche Senioren nicht mehr ausreichend.

Im Alter wird es für den Stoffwechsel immer schwieriger, die Blutzucker- und Blutfettwerte im Anschluss an die Mahlzeit zu regulieren; deshalb sollten mehrere kleinere Mahlzeiten über den Tag verteilt werden, um »Stoßbelastungen« der Stoffwechselwege zu vermeiden, wie sie bei wenigen üppigen Portionen leicht auftreten. Der

Energiebedarf alter Menschen ist geringer als in jüngeren Jahren, der Bedarf an Vitaminen und Mineralstoffen bleibt hingegen unverändert. Folgerichtig muss es heißen: »Qualität statt Quantität«. Die Nährstoffdichte der Nahrung muss sich steigern.

Viel Trinken beugt Verstopfung vor

Da das Durstgefühl im höheren Alter oft abnimmt, dürfen Senioren nicht warten, bis sie Durst bekommen, sondern müssen sich ganz bewusst den Tag über mit genügend Getränken versorgen. Reichliches Trinken in Verbindung mit einer ausreichenden Ballaststoffaufnahme beugt zudem einer Obstipation (Darmträgheit) vor. Von besonderem Interesse ist schließlich der Stellenwert der antioxidativen Nahrungsbestandteile (siehe Seite 117 f.). Außerdem müssen Wechselwirkungen von Medikamenten und Nährstoffen beachtet werden, da Senioren besonders häufig Arzneimittel einnehmen. Allgemein gelten die Empfehlungen einer präventiven Ernährung zur Vorbeugung von Herz-Kreislauf-Erkrankungen: viel Gemüse und Obst, ergänzt durch Vollkornprodukte und Meeresfisch sowie fettarme Milcherzeugnisse. Bei Laktasemangel können aufgrund der Bedeutung von Milch und Milchprodukten für eine ausreichende Kalziumversorgung gereifte Käse gegessen und Sauermilchprodukte – insbesondere solche mit probiotischen Kulturen – ausprobiert werden. Ansonsten sind mit Kalzium angereicherte Sojaprodukte zu empfehlen, deren Isoflavone sich zusätzlich positiv bei klimakterischen Beschwerden und zur Osteoporoseprophylaxe auswirken können.

Flüssigkeitsdefizite kommen bei älteren Menschen sehr häufig vor, weil sie nur selten Durst empfinden. Aber schon ein relativ geringer Austrocknungsgrad kann bis hin zu Verwirrtheitszuständen führen, die dann leicht fälschlich als Zeichen einer beginnenden Demenz bewertet werden.

Zu guter Letzt: stets den Durchblick bewahren

Altersbedingte degenerative Augenerkrankungen bzw. Beeinträchtigungen der Sehleistung wie Makuladegeneration, Katarakt (grauer Star) und trockene Augen werden unter anderem mit durch Licht- und Sauerstoffeinwirkung entstehenden freien Radikalen in Verbindung gebracht. Brillenträger sind zusätzlich gefährdet. Makule lutea ist der »gelbe Fleck« in der Netzhautmitte, die Stelle des schärfsten Sehens. Antioxidative Schutzstoffe aus der Nahrung helfen dem Selbstschutzmechanismus des Auges und senken das Risiko bzw. verzögern den Verlauf einer Erkrankung.
Der Verlust der Sehkraft kann auch eine Folge von vermehrtem oxidativem Stress bei Diabetikern sein. Auch diese Gruppe kann ganz wesentlich von einer antioxidativen Schutzstoffkombination profitieren. Herkömmliche Augen-Vitamin-Nahrungsergänzungen enthalten Vitamin A allein oder in Kombination mit Beta-Carotin als Provitamin A. Die bekannte Funktion des Vitamin A beim Sehvorgang (Aufbau des Sehpurpurs)

haben das fettlösliche Vitamin im Volksmund zum Augenvitamin werden lassen. Bei Mangel tritt bekanntlich Nachtblindheit auf. Erinnern Sie sich auch an den Ratschlag, Möhren zu essen, um im Dunkeln besser sehen zu können.
Essen Sie im Sinne der Kampagne »Fünf am Tag« reichlich Obst und Gemüse, um die Sehkraft zu erhalten. Bedeutend sind die antioxidativen Komponenten, das heißt verschiedene Carotinoide, unter anderem die im Auge (Makula) in höherer Konzentration vorhandenen Lutein und Zeaxanthin aus grünen Gemüsen sowie Kürbis und Mais, die Vitamine E und C sowie Bioflavonoide aus Heidelbeerextrakt, der traditionell aufgrund seiner antioxidativen Eigenschaften die Sehleistung unterstützt.

Ein starkes Immunsystem durch Genuss und Freude

Für gesunde Abwehrkräfte ist nicht nur wichtig, was, sondern auch wie man isst: Wer seine Mahlzeiten stets unter Termindruck oder abgelenkt durch Lektüre oder Fernseher zu sich nimmt, bringt sich um mehr als nur ein Stück sinnliche Lebensfreude.

Mit Freude das Richtige zu genießen hält gesund. »Díaita«, Fitnessernährung und positive Lebenshaltung stehen in einer engen wechselseitigen Beziehung und tragen insgesamt zu einem umfassenden Gesundheitsschutz bei.
In diesem Sinne ist Essen bekanntlich mehr als nur Ernährung des Körpers. Genussvoll zu essen ist auch ein wichtiges Rezept der angewandten Psycho-Neuroimmunologie, die die Zusammenhänge von psychischem Befinden und einem funktionstüchtigen Immunsystem untersucht. Folgerichtig lautet ein populärer Ratschlag: »Gesund ist, was Spaß macht.« Das ist in jedem Fall gesünder, als ständig aus Angst vor Kalorien, Fett und Cholesterin beim Essen zu verzichten. Lust am Essen und durch Essen ist nicht weniger wichtig als die ernährungsphysiologische Ausgewogenheit im Speiseplan.

Nahrung für das Immunsystem

Das Immunsystem ist eine hoch entwickelte und äußerst leistungsfähige Schutzeinrichtung. Immun sein heißt geschützt sein. Dafür besitzt jedes Lebewesen verschiedene äußere (Haut und Schleimhäute) und innere (Abwehrzellen in den Blutbahnen) Schutzmechanismen. Das Immunsystem arbeitet nach dem Prinzip: kennen lernen, wieder erkennen/sich erinnern und unterscheiden können (etwa Eindringlinge voneinander und von körpereigenen Substanzen). Die Hauptaufgabe soll ja die Verteidigung gegen all das sein, was körperfremd ist. Die Hauptdarsteller im Immunsystem sind Gedächtnis-, Helfer- und Fresszellen, die gemeinsam die Abwehrleistung aufrechterhalten.

Die Abwehr kann trainiert werden

Das Immunsystem ist in seiner Leistungsfähigkeit trainierbar, benötigt dafür aber Unterstützung. Durch die richtige Ernährung kann man schon sehr viel für sein Immunsystem tun, aber auch die seelische Verfassung spielt eine wichtige Rolle. Wer seelisch im Gleichgewicht ist, stärkt seinen körpereigenen Gesundheitsschutz und macht ihn fit für besondere Belastungen. Es gilt mittlerweile als unbestritten, dass das, was wir essen, in einer engen Wechselwirkung mit dem Immunsystem steht. Nahrungsbestandteile sind Bausteine und Schutzstoffe für eine gut funktionierende Krankheitsabwehr:

- Eiweiß liefert die Grundbausteine für die so genannten Antikörper, die Krankheitserreger abwehren.
- Die Spurenelemente Zink und Selen sind wichtig für die Produktion der Immunzellen und Antikörper.
- Selen hemmt zusammen mit Vitamin E Entzündungen.
- (Pro-)Vitamin A hält Haut und Schleimhäute und damit einen wichtigen Teil unserer Krankheitsabwehr funktionsfähig.
- Der bekannteste Vertreter unter den Schutzstoffen für das Immunsystem ist Vitamin C.

Was noch der Immunabwehr nützt oder schadet

Ballaststoffe sind wichtig für die Förderung einer gesunden Darmfunktion und Bakterienflora. Unterstützt wird die Immunfunktion auch von bestimmten sekundären Pflanzenstoffen (vgl. Seite 113 ff.) und von ernährungsfunktionellen Bestandteilen fermentierter Lebensmittel wie Sauermilcherzeugnisse – besonders auch probiotischer Produkte mit speziellen gesundheitsfördernden Milchsäurebakterien – und Sauerkraut. Die Leistungsfähigkeit des Immunsystems geht unweigerlich zurück, wenn aus der Nahrung zu wenig dieser Nähr- und Schutzstoffe aufgenommen werden. Rauchen und zu viel Alkohol mindern die Durchschlagskraft der Abwehrzellen. Zusätzlicher Stress wird unserem Immunsystem außerdem durch unregelmäßige, hektische Lebensweise zugefügt.

Milchsäurebakterien sind ein unerlässlicher Teil der gesunden Darmflora. Sie unterstützen die Abwehrkräfte und sollten in Form von Joghurt, Kefir und anderen Sauermilchprodukten möglichst häufig auf dem Speisezettel stehen.

Gesunder Darm – gesunde Abwehr

Neben seinen Aufgaben bei der Verdauung und der Aufnahme von Nahrungsbestandteilen in den Blutkreislauf ist der Darm ein riesiges Immunorgan. Durch den raffiniert gestalteten Aufbau der Darmwand mit ihren fingerartigen Ausstülpungen vergrößert sich das Hohlorgan Darm auf über 200 Quadratmeter Nutzfläche und macht etwa 80 Prozent des menschlichen Immunsystems aus. Das Abwehrsystem der Darmschleimhaut ist in seiner Funktion vom Vorhandensein einer gesunden Darmflora abhängig. Diese setzt sich aus einer riesigen Anzahl von Mikroorganismen zusammen, die den Darm besiedeln und verhindern, dass sich krankheitserregende Bakterien, Einzeller oder Pilze im Darm ausbreiten. Und auf dieses gesunde Gleichgewicht der verschiedenen Bakterienarten im Darm hat die Ernährung einen großen Einfluss.

Milchsäurebakterien für eine gesunde Darmflora

Ballaststoffe, Milchzucker und Substanzen in fermentierten Lebensmitteln unterstützen eine gesunde Darmflora. Milchsäurebakterien können durch ihre Stoffwechselprodukte zusätzlich die Immunantwort stimulieren. Gegenüber unerwünschten, krank machenden Darmbakterien können Milchsäurebakterien eine antimikrobielle Wirkung ausüben, ohne dass die erwünschten, gesund erhaltenden Darmbakterien angegriffen werden. Im Gegenteil: Ihr Wachstum wird dadurch sogar gefördert. Dadurch gewinnen im »Verdrängungswettbewerb« die erwünschten gegenüber den potenziell schädigenden Bakterien die Oberhand.

»Wellness-Organ« Darm

Der Darm spielt eine Führungsrolle, wenn es um unser Wohlbefinden geht: Rund 100 Millionen Nervenzellen kontrollieren das Geschehen im Verdauungstrakt. Störungen können sich im ganzen Körper und nicht zuletzt in unserer psychischen Befindlichkeit unangenehm bemerkbar machen.

Der Darm ist wie kein anderes Organ zuständig für Gesundheit, Schönheit und Wohlbefinden von innen. Wellness kann nur aus einem optimalen Magen-Darm-Wohlbefinden entstehen. Dabei spielen auch die Regelmäßigkeit und Bedingungen, unter denen die Mahlzeiten eingenommen werden, eine ausschlaggebende Rolle. Erfreulich ist, dass die moderne Ernährungswissenschaft auch die »Psychologie des Essens« mit einbezieht, wenn sie etwa die Bedeutung des sinnlichen Essgenusses für das optimale Funktionieren der empfindlichen Verdauungsorgane herausstellt.
Ganz neu ist die Erkenntnis nicht. Schon 1825 schrieb der Esskulturphilosoph und Feinschmecker Brillat-Savarin in seinem Buch »Physiologie des Geschmacks«: »Feinschmeckerei von jeder Seite betrachtet, verdient nur Lob und Ermunterung: Physisch betrachtet ist sie Beweis und Resultat eines gesunden und eines klassischen Zustandes der Ernährungsorgane. Moralisch betrachtet bedeutet sie unbedingte Hingabe an die Gebote Gottes, der, seit er uns essen hieß, um zu leben, uns einlädt durch den Appetit, durch den Geschmack erhält, durch das Vergnügen belohnt.«

Erfolgsnahrung für Sportler und Kopfarbeiter

Wer Kopf oder Körper Außergewöhnliches abverlangt, hat allen Grund, auf seine Ernährung zu achten: In Topform sein kann man nur mit dem richtigen Powerfood.

Seitdem Menschen Sport treiben, versuchen sie, ihre Leistung neben geeigneten Trainingsmethoden durch eine gezielte Ernährung zu steigern. Fitness-, Breiten- und Leistungssportler profitieren zunächst gleichermaßen von einer kohlenhydratbetonten, eiweißhochwertigen und fettbewussten Ernährung, bei der Lebensmittel mit einer hohen Nährstoffdichte bevorzugt werden. Besonders wichtig ist dabei eine leistungsadäquate Flüssigkeitszufuhr. Mit einer bedarfsgerechten, trainings- und wettkampfbegleitenden Ernährung lässt sich ohne Doping eine physiologische Verbesserung der körperlichen und mentalen Leistungsfähigkeit erzielen.
Zu den Rahmenbedingungen für erfolgreiche Kopfarbeit zählt selbstverständlich auch die richtige Ernährung. Das Gehirn reguliert bekanntlich nicht nur die Nahrungsaufnahme, sondern ist in seinem Funktions- und Leistungspotenzial wiederum von der Ernährung und deren Qualität abhängig. Vergleichbar mit der richtigen Fitnessernährung für Sportler ist auch beim Thema Brainfood ganz unspektakulär eine ausgewogene vollwertige Mischkost das beste Rezept. Einzelne Nährstoffe haben jedoch eine besondere Bedeutung, wenn es um die Unterstützung der geistigen Leistungsfähigkeit geht. Zunächst gilt: Energiedefizite und Nährstoffmängel beeinträchtigen auch die mentale Fitness. Ist die Versorgungslage ausgeglichen, bringt ein Mehr nicht mehr. Es kommt vor allem darauf an, in der sensiblen Phase rasch ablaufender körperlicher und geistiger Entwicklungsvorgänge beim Schulkind und Jugendlichen jeglichem Nährstoffmangel vorzubeugen.

Richtig essen hilft gewinnen

Eine leistungsgerechte Ernährung ist auf jeder Stufe des Erfolgs wichtig: im Training, zur Vorbereitung und während eines Wettkampfs sowie zur Regeneration, das heißt zur Wiederherstellung der Leistungsfähigkeit nach einem sportlichen Einsatz. Die Ernährung ist energetische und stoffliche Basis des Erfolgs, indem sie beispielsweise die für den Wettkampf und das Training benötigte Energie und während des Krafttrainings das Baumaterial für den Muskelzuwachs bereitstellt. Sportler, die Höchstleistungen erbringen müssen, reagieren auf Nährstoffdefizite und Mangelsituationen viel empfindlicher als nicht Aktive, etwa mit Muskelverkrampfungen, verzögerter Regeneration, Leistungsabfall, ausbleibendem Trainingserfolg und verstärkter Infektanfälligkeit. Allerdings besteht bei Anfängern die Gefahr der Überforderung, die zusammen mit einer nicht optimalen Ernährung ebenfalls zu Mangelsituationen führen kann. Auch sind Anpassungsmechanismen, z. B. an vermehrten oxidativen Stress, noch nicht so gut ausgebildet. Folglich gilt: Richtig essen und trinken hilft gewinnen.

Ernährungstipps für jede Sportart

Die Ernährungsgrundlage der sportlich Aktiven ist eine ausgewogene Mischkost mit pflanzlichen und tierischen Lebensmitteln. Folgende Ernährungsempfehlungen sind im Sport von grundsätzlicher Bedeutung – und zwar unabhängig davon, ob es sich dabei um Fitness-, Breiten- oder Leistungssportler handelt:

- Kohlenhydratbetonung bei gleichzeitiger Fettkontrolle
- hochwertiges Eiweißangebot unter Berücksichtigung der Ergänzungswirkung pflanzlicher und tierischer Eiweißquellen (z. B. Getreide und Milchprodukte)
- Bevorzugung von Lebensmitteln mit einer hohen Nährstoffdichte, insbesondere an Vitaminen der B-Gruppe, Magnesium, Kalium, Eisen und Zink
- leistungsadäquate Flüssigkeitszufuhr
- ein den Trainings- und Wettkampfbedingungen angepasster Mahlzeitenrhythmus

Lebensmittelauswahl nach der Ernährungspyramide

Von harten Wettkämpfen einmal abgesehen, brauchen Sportler keine komplizierte Spezialdiät. Was der Gesundheit nützt, fördert auch die sportliche Leistung: eine kohlenhydratbetonte, fettreduzierte Ernährung mit ausreichend Eiweiß und viel Obst und Gemüse.

In qualitativer Hinsicht sind die Anforderungen an die Sportlerernährung mit denen an eine gesund erhaltende Ernährung vergleichbar. Grundsätzlich sollte sich die Lebensmittelauswahl am Vorbild der so genannten Ernährungspyramide orientieren, deren breites Fundament die kohlenhydratreichen Lebensmittelgruppen wie Getreideprodukte, Kartoffeln, Gemüse und Obst bilden (vgl. Seite 226), und bei der Lebensmittel wie Süßigkeiten und Fleisch nur in mäßigen Dosen vorgesehen sind.

Wer als Breitensportler pro Woche drei bis vier Stunden trainiert, setzt dadurch zusätzlich etwa 2000 Kilokalorien um und kann den Mehrbedarf an Energie und Nährstoffen ohne weiteres mit einer vollwertigen Ernährung gemäß den Empfehlungen der Deutschen Gesellschaft für Ernährung decken. Im Leistungssport werden Essen und Trinken differenzierter betrachtet und an der jeweiligen Sportphase (Training, Wettkampfvorbereitung, Wettkampf, Regeneration) und Sportart (z. B. Ausdauer- oder Kraftsport) ausgerichtet. Hier ist die Rücksprache mit einem Diätassistenten oder Ernährungsmediziner sinnvoll.

Mehr als die Hälfte Kohlenhydrate

Das richtige Verhältnis von Kohlenhydraten, Fetten und Proteinen an der täglichen Energiebereitstellung sieht im Freizeit-, Breiten- und Leistungssport folgendermaßen aus: 50 bis 60 Prozent Kohlenhydrate, 25 bis 30 Prozent Fette und 10 bis 15 Prozent Proteine.

Sportartenspezifische Diäten mit ausgeklügelten Nährstoffrelationen für verschiedene Sportartengruppen gibt es nicht; vielmehr ist es wichtig, dass sich jeder körperlich Aktive vollwertig und ausgewogen ernährt. Unterschiede in den Sportdisziplinen zeigen sich vor allem in der Höhe des Energieumsatzes.

Die Höhe des Energie- und Nährstoffbedarfs

Ausschlaggebend für die Höhe des Energie- und Nährstoffbedarfs ist im konkreten Fall die tatsächlich erbrachte Leistung, die maßgeblich von Trainingszustand, -umfang, -intensität und -häufigkeit sowie den Bedingungen des Wettkampfs abhängig ist. Bei abwechslungsreicher Ernährung steigt mit der vermehrten (bedarfsangepassten) Energieaufnahme auch die Zufuhr an essenziellen Nährstoffen. Da nach derzeitigem Wissen kein überproportionaler Bedarf an einzelnen Nährstoffen – bezogen auf den erhöhten Energieumsatz – besteht, fällt es leicht, bei einer Energiezufuhr zwischen 2500 und 4000 Kilokalorien alle benötigten Vitamine und Mineralstoffe aufzunehmen.

In früheren Jahrhunderten war man überzeugt, nur große Fleischportionen könnten Sportlern ausreichend Energie liefern. Heute weiß man, dass regelmäßige Eiweißzufuhr zwar unerlässlich, der Nachschub an Kohlenhydraten aber noch wichtiger ist.

Versorgungsdefizite ergeben sich eher bei knapper Energiezufuhr (< 2000 Kilokalorien), beispielsweise aus Gründen der Gewichtsreduktion und im Leistungssport bei Jockeys oder Turnerinnen. Bei sehr hohem Energieumsatz im Leistungssport (> 4000 Kilokalorien) kann die zusätzliche Verwendung von Kohlenhydratkonzentraten (z. B. Maltodextrine oder lösliche Stärkeprodukte) zur Reduzierung des Nahrungsvolumens sinnvoll sein.

Kohlenhydrate – die effizientere Energie

Nur Kohlenhydrate (Stärke und Zucker) können sowohl aerob als auch anaerob – also ohne Sauerstoffbeteiligung – Energie bereitstellen. Eine fettreiche Ernährung mindert im Gegensatz zu einer kohlenhydratreichen Kost die vorteilhafte Glykogenspeicherung und -auffüllung in den Muskeln. Erschöpft man die Glykogenvorräte durch entsprechendes Training und isst anschließend eine kohlenhydratreiche Nahrung, so lässt sich der Glykogengehalt der Arbeitsmuskulatur gezielt erhöhen (Prinzip der Superkompensation). In der Praxis heißt das: Vor, während und nach dem Sport genügend Kohlenhydrate zu sich nehmen (»Das Brot dicker schneiden und dünner belegen«; Reis- und Nudelgerichte mit fettarmen Saucen; Kartoffeln und Gemüse zur Hauptsache bei einer Mahlzeit machen; morgens und zwischendurch Müsli, Müsliriegel, Obst und Fruchtsäfte).

Unter Ausdauersportlern beliebt sind Spaghetti- oder Pizzapartys am Abend vor einem Wettkampf. Die reichliche Kohlenhydratzufuhr füllt zwar die Glykogenspeicher auf, wenn aber zu fettreiche Saucen bzw. Pizzaauflagen dazu serviert werden, macht mancher am nächsten Tag dennoch vorzeitig schlapp.

Vor sportlichem Einsatz die Glykogenspeicher füllen

Je größer die Belastungsintensität ist, desto größer ist der Kohlenhydratanteil an der Energiebereitstellung. Sprints und Endspurts erfordern die schnelle Kohlenhydratenergie. Bei Dauerbelastungen von geringerer Intensität können hingegen Fette vorrangig Energie liefern. Die Fettsäureoxidation ist bei Langzeiteinsätzen sinnvoll, da nur so die Glykogenreserven geschont werden. Die Fähigkeit zur Fettverbrennung lässt sich durch ein Ausdauertraining erheblich steigern.

Dennoch sind hohe Leistungsintensitäten wie die Aufrechterhaltung einer entsprechenden Geschwindigkeit am Ende eines Marathonlaufs oder eines Radrennens nur (wieder) mit Hilfe des aeroben Kohlenhydratstoffwechsels möglich. Das setzt gut gefüllte Glykogenspeicher durch kohlenhydratreiche Ernährung und gut ausdauertrainierte Muskeln – zur Kohlenhydratschonung durch verbesserte Fettverwertung – gleichermaßen voraus.

Abschied vom Proteinmythos

Die im Kraftsport besonders diskutierte Höhe der Proteinzufuhr (»Proteinmythos«) hat sich mittlerweile auf ein vernünftiges Maß eingependelt. Kraftsportler im Krafttraining und Ausdauersportler mit hohem Belastungsumfang benötigen durchschnittlich etwa 1,4 Gramm Protein pro Kilogramm Körpergewicht täglich. Dies entspricht bereits der üblichen Proteinaufnahme durch die gemischte Kost. Zwei Gramm Eiweiß pro Kilogramm Körpergewicht und Tag sollten nicht überschritten werden.

Genügend und das Richtige trinken

Kein Nährstoffmangel wirkt sich so schnell leistungsmindernd aus wie ein Wassermangel. Deshalb muss ein Sportler vor, während und nach dem Sport ausreichend trinken. Bis zu einer Stunde Belastungsdauer genügt Wasser oder Mineralwasser. Bei länger dauerndem Einsatz können geringe Kohlenhydratzusätze im Getränk zur Aufrechterhaltung der Blutglukosekonzentration beitragen. Bei hohen Umgebungstemperaturen und langer Wettkampfdauer fördern geringe Natriummengen die Aufnahme und Bindung von Wasser. Die Substitution von Kalium und Magnesium ist sowohl in der Trainings- und Wettkampfvorbereitungsphase als auch in der Regenerationsphase sinnvoll.

Einen Zaubertrunk gibt es nicht

Das ideale Sportlergetränk für alle Sportarten und Belastungssituationen gibt es nicht. Empfehlenswert sind Getränkelösungen in isotoner bis schwach hypotoner Verdünnung, beispielsweise Apfelsaftschorle, also Apfelsaft mit magnesiumreichem Mineralwasser (100 Milligramm Magnesium und mehr pro Liter) im Verhältnis 1:2 bis 1:3 gemischt. Zur Regeneration bieten sich zunächst Trinkflüssigkeiten an, am besten Fruchtsäfte und Fruchtkaltschalen oder mit Kohlenhydratkonzentraten angereicherte Getränke.

Profisportler und Trainer haben oft Spezialrezepte für ihr optimales Wettkampfgetränk. Wer seine Ziele nicht ganz so hoch steckt, ist mit einer einfachen Apfelsaftschorle auch sehr gut bedient.

Sportlerernährung und Aufbautraining

Der Wunsch nach einer schlanken, sportlichen Figur ist die Triebfeder der meisten Menschen, die im Sportstudio trainieren. Der Weg zu diesem Ziel wird Bodyshaping, Bodystyling oder Bodydesign genannt. Er besteht aus einer kohlenhydratbetonten, eiweißhochwertigen und fettkontrollierten Ernährung in Verbindung mit Ausdaueraktivitäten (Fettverbrennung) und einem Muskelaufbautraining (Körperformung).

Diesen Weg zum harmonischen und gesunden Verschlankungsprozess kann man natürlich umgekehrt auch denen empfehlen, die zunehmen wollen. Ein Mastprogramm bei Untergewicht hat so gut wie keinen Erfolg und erzeugt eher Widerwillen gegen das Essen. Zudem soll ja nicht einfach Fett, sondern vor allem Muskelmasse aufgebaut werden.

Kräftigendes Aufbautraining bringt zudem den gewünschten optischen Erfolg. Wer möchte schon am Bauch zunehmen und trotzdem dünne Arme und Beine behalten? Um auf vernünftige und gesunde Weise Gewicht zuzulegen, sollte man Zwischenmahlzeiten in den Tagesablauf einbauen und etwas mehr Proteine und Kohlenhydrate essen. Außerdem sind Muße und Genuss beim Essen eine wichtige Erfolgsvoraussetzung.

Mit Pillen gegen Nährstoffmangel?

Ganze Bevölkerungsgruppen sind mit einzelnen Nährstoffen wie Eisen, Kalzium, B-Vitaminen, Vitamin E, Jod, Zink und Magnesium knapp ausreichend versorgt oder sogar unterversorgt. Diese marginale Versorgungslage (»kritische Nährstoffversorgung«) betrifft keineswegs nur Sportler, doch kann ein Nährstoffmangel beim Sporttreibenden eher zu Leistungseinbußen führen. Bei Versorgungsengpässen könnten Nahrungsergänzungsprodukte Abhilfe schaffen. Langfristig sollten Betroffene aber ihre Ernährungsgewohnheiten umstellen und sich dabei professionell beraten lassen.

Auf keinen Fall sollten Nahrungsergänzungspräparate davon abhalten, sich mit den Grundlagen einer vollwertigen Ernährung auseinander zu setzen. Spezialprodukte können aber unter bestimmten Voraussetzungen im Leistungssport die Lebensmittelauswahl erleichtern und im Sinne von Convenience-Produkten eine sichere Nährstoffzufuhr und Zeitersparnis bieten. Ein Beispiel dafür sind Kohlenhydrat-Riegel und bestimmte Sportlergetränke.

Sinnvoll sind bei hohen Trainings- und Wettkampfleistungen Kohlenhydratkonzentrate (z. B. Maltodextrin, lösliche Stärke). Proteinkonzentrate erübrigen sich jedoch aufgrund der allgemein guten Versorgung, die 50 Prozent über den Proteinzufuhrempfehlungen liegt.

Im Kraftsport – speziell im Bodybuilding – spielen Nährstoffkonzentrate, unter anderem Aminosäuren und ihre Derivate, eine große Rolle. Die Aussagen zur Wirkung sind zum Teil spekulativ. Umso wichtiger sind deshalb wissenschaftlich exakte Studien, die Praxiserfahrungen von Sportlern bestätigen können, z. B. zur Förderung der Durchblutung und Regeneration durch Carnitin. Die Funktion des Carnitins liegt in seinen Carriereigenschaften für den Transport langkettiger Fettsäuren in die Mitochondrien. Eine Kreatinsubstitution bei hochintensiver Muskelarbeit zur raschen (ATP-)Regeneration wird positiv beurteilt, wobei eine Anfangsphase mit höherer Dosierung sinnvoll erscheint. Die wissenschaftliche Diskussion dazu ist aber noch nicht abgeschlossen.

Was dem Leistungssportler zum Teil nutzen kann, ist in der Regel für den Freizeit- und Fitnesssportler überflüssig. Alle sportlich Aktiven sollten jedoch zunächst auf die Grundlagen einer richtigen Ernährung achten.

Für Leistungssportler können Nahrungsergänzungsmittel in manchen Situationen Sinn machen – eben als Ergänzung einer an sich schon hochwertigen Ernährung. Für den Freizeitsportler sind Sportgetränke und -riegel eine einfache Lösung, sich fitnessgerecht zu ernähren. Notwendig sind solche Spezialnahrungen allerdings nicht.

Richtige Ernährung hält den Geist fit

Die Ernährung beeinflusst auf vielfältige Weise unsere intellektuelle Leistungsfähigkeit und die Biochemie des Gehirns. Zum einen kann ein Energie- und Nährstoffmangel die mentalen Leistungen (z. B. Lern- und Konzentrationsfähigkeit) empfindlich beeinträchtigen. Zum anderen hat die Zusammensetzung der Nahrung (Protein, Kohlenhydrat- und Phospholipidgehalt) entscheidenden Einfluss auf hormonelle Regelkreise, Aktivitäten von Nervenbotenstoffen und die Funktionstüchtigkeit der Zellwände (so genannte Zellmembranfluidität), also auf Faktoren, die insgesamt über die geistig-nervliche Fitness mitentscheiden.

Brainfood – Treibstoff für Gehirn und Nerven

Während sich ein Mangel an Proteinen und bestimmten langkettigen Omega-3-Fettsäuren insbesondere nachteilig auf die Entwicklung von Gehirn und Intellekt beim Kleinkind auswirkt, sind die folgenden Nährstoffe und Nahrungsbestandteile von grundsätzlicher Bedeutung für die Nerven- und Gehirnleistung in jedem Lebensalter: Kohlenhydrate als Energiequelle für das im besonderen Maße glukoseabhängige Gehirn- und Nervensystem, B-Vitamine als Coenzymbestandteile sowie Magnesium als Enzymaktivator.

Darüber hinaus haben das Verhältnis von Kohlenhydraten zu Proteinen in der Nahrung, bestimmte Aminosäuren und deren Stoffwechselprodukte sowie Phospholipide (Lecithine) in komplexen und komplizierten Abläufen Einfluss auf Stressreaktionen, Lern- und Konzentrationsfähigkeit, Aufmerksamkeit, Wachheit und Stimmungslage. Letztendlich spielt auch die Zusammensetzung und Verteilung der Tagesmahlzeiten eine entscheidende Rolle. So ist sicherlich das bekannte Fünf-Mahlzeiten-Modell besonders geeignet, die körperliche und geistige Leistungsfähigkeit von Schulkindern und Jugendlichen zu erhalten, denn es trägt dazu bei, den Blutzuckerspiegel zu regulieren und zu stabilisieren, und beugt Stoffwechselbelastungen durch zu große Einzelmahlzeiten vor.

»Ein voller Bauch studiert nicht gern« – dies alte Sprichwort bedeutet zwar nicht, dass unser Gehirn bei knurrendem Magen besonders leistungsfähig wäre, aber es weist ganz richtig darauf hin, dass allzu üppige Mahlzeiten zu viel Verdauungsenergie verbrauchen und träge machen. Das betrifft Körper und Geist.

Kohlenhydrate – Energie fürs Gehirn

Nicht nur Sportler setzen für Höchstleistungen auf Kohlenhydrate als Energiequelle Nummer eins. Mit Kohlenhydraten (Stärke und Zucker) können sowohl die Muskeln, als auch Gehirn- und Nervenzellen am besten arbeiten. So ist z. B. die höhere Leistungsfähigkeit von Schulkindern nach einem kohlenhydratbetonten Frühstück auf einen Anstieg der Blutzuckerkonzentration zurückzuführen. Aber nicht nur die richtige zeitliche Aufnahme kurzfristig wirksamer Nährstoffe beeinflusst die geistige Leistungsfähigkeit. Es kommt auch auf die langfristige ernährungsphysiologische Qualität der Nahrung an. So kann beispielsweise eine unzureichende Aufnahme der Mikronährstoffe Vitamin B_1 und Eisen über einen längeren Zeitraum die Konzentrationsfähigkeit beeinträchtigen.

Traubenzucker wirkt zwar ähnlich wie der berühmte Schokoriegel, der »verbrauchte Energie sofort zurückbringt«, aber der kräftige Anschub für den Blutzuckerspiegel hat nach kurzer Zeit ein ebenso deutliches Absinken des Pegels zur Folge – mit der Gefahr eines Leistungsabfalls.

Glukose für geistige Leistung

Traubenzucker (Synonyme: Glukose, Dextrose, Blutzucker) gilt als Fitnessnährstoff für das Gehirn schlechthin. Glukose steht als Blutzucker überall im Organismus zur Verfügung. Während die meisten Gewebe je nach Stoffwechselbedingungen und Leistungsanforderungen neben Glukose auch Fettsäuren als Energiequelle verwenden können, ist das Gehirn auf Glukose angewiesen und benötigt davon täglich etwa 140 Gramm (Erwachsene). Nur bei Anpassung an längere Hungerperioden (Hunger- bzw. Fastenstoffwechsel) kann das Gehirn auch Ketonkörper (unvollständige Fettsäure-Abbauprodukte) energetisch nutzen.

Da Gehirnzellen so gut wie keine Vorratsspeicher für Glukose besitzen, stellt der zirkulierende Blutzucker die Hauptenergiequelle für unsere Denkzentrale dar. Die Blutzuckerkonzentration wird wiederum durch Nahrungszufuhr und das Leberglykogen (spezielle Speicherform der Kohlenhydrate) aufrechterhalten. Wegen der begrenzten Leberglykogenspeicher bei Kindern ist deshalb ein kohlenhydratreiches erstes und zweites Frühstück für die schulische Leistungsfähigkeit von besonderer Bedeutung. Aber auch Erwachsene profitieren von einem kohlenhydratbetonten Frühstück und einer entsprechenden Zwischenmahlzeit am Vormittag, um Körper und Geist mit Startenergie zu versorgen und Energielevel sowie Leistungskurve aufrechtzuerhalten.

Sinkender Blutzuckerspiegel macht unkonzentriert

Im Zustand des abfallenden Blutzuckerspiegels mit Tendenz zur Hypoglykämie (Unterzuckerung), für die es unterschiedliche individuelle Empfindlichkeitsschwellen gibt, lassen dagegen Konzentrations- und geistige Leistungsfähigkeit merklich nach. Außerdem meldet sich im Blutzuckertief verständlicherweise rasch das Hungergefühl. Der Blutzuckerspiegel sollte deshalb eine bestimmte Konzentration nicht unterschreiten, damit Körper und Geist richtig funktionieren können. Glukose ist also Nervennahrung – und das um so mehr, wenn sie in der richtigen Dosierung und »Verpackung« angeboten wird.

Bewährte Fitness-Mahlzeiten für geistig Geforderte sind insbesondere Kohlenhydrat-Protein-Kombinationen mit einem günstigen glykämischen Index, die also zu keiner übermäßigen Blutzucker- und Insulinreaktion führen. Klassische Beispiele dafür sind: Müslis, Haferflocken, Frühstückscerealien mit Milch oder Joghurt und frischem Obst. Dabei stimmt auch das Begleitangebot an weiteren Fitmachern wie B-Vitaminen, Magnesium und Eisen.

Müsli mit seiner idealen Nährstoffzusammensetzung scheint eine geniale Erfindung unserer Zeit. Im Grunde ist es aber eine Neuauflage der verschiedenen Getreidebreie und -grützen, die durch viele Jahrhunderte die klassische Frühstücksmahlzeit der meisten europäischen Völker darstellte.

Proteine – die »Gedächtnismoleküle«

Proteine – so die Fachbezeichnung für Eiweißstoffe – sind nicht nur das ideale Baumaterial des Körpers. Neben ihrer großen Bedeutung für das Wachstum und später den Erhalt von Körpersubstanz sind Proteine auch für die Gehirnentwicklung besonders wichtig. Eiweißmangel kann im Säuglings- und Kleinkindalter daher zu körperlicher, in schweren Fällen auch zu geistiger Unterentwicklung führen. Eiweiß schafft die räumlichen und stofflichen Voraussetzungen für das Lernen im Neuronennetzwerk. Wenn ein Gedächtnisinhalt gespeichert wird, steigt die Produktion bestimmter Eiweißstoffe in den Nervenzellen. Die Zusammenhänge lassen sich leicht erklären: Wenn wir Informationen aufnehmen, verarbeiten und speichern, führt dies zu stofflichen Veränderungen im Gehirn – die Eindrücke müssen ja in irgendeiner Form erinnerbar festgehalten werden. Eine Substanz, die wegen ihrer Beschaffenheit dafür von Natur aus bestens in Frage kommt, ist das Eiweiß (Protein), und zwar gerade aufgrund seiner Fähigkeit, sein Aussehen und seine spezifische Erkennbarkeit vielfältig zu verändern. Wissenschaftler bezeichnen deshalb die Eiweißstoffe, mit denen offensichtlich Informationen im Langzeitgedächtnis stofflich verankert werden, als Gedächtnismoleküle.

Eiweiß erfüllt viele Aufgaben

Über ihre Funktionen als Baustoffe für Neuronen (Nervenzellen), Synapsen (Schalterstellen zwischen den Nervenzellen) und Gedächtnismoleküle hinaus übernehmen Proteine beim Denken und Lernen noch weitere differenzierte Aufgaben. So sind die Aminosäuren Vorstufen von Nervenbotenstoffen (Neurotransmittern), jenen flinken Kurieren im Nervensystem.

Ein für die Gedächtnisleistung besonders wichtiger Neurotransmitter ist das Acetylcholin. Dabei wird die Aminosäure Serin in Cholin umgewandelt, das wiederum für die körpereigene Herstellung des Neurotransmitters Acetylcholin benötigt wird. Dieser neben Serotonin am besten untersuchte Nervenbotenstoff und Nachrichtenkurier ist vor allem für die schnelle Informationsübermittlung sowohl beim Lernen als auch beim Abrufen von gespeicherten Informationen wichtig. Ohne Acetylcholin könnten wir uns gar nichts merken! Die Lernfähigkeit und ein gutes Gedächtnis beruhen also auf einer hohen Acetylcholin-Dichte in einem reich ausgebildeten Neuronennetzwerk. Cholin, der Baustein des Acetylcholins, wird zum Teil im Körper selbst gebildet, andererseits stammt dieser Neurotransmitter-Baustein aus der Nahrung und ist in lecithinhaltigen Produkten als so genanntes Phosphatidylcholin vorhanden. Ein anderes wichtiges Phospholipid ist das Phosphatidylserin, das die Funktion der Nervenzellmembran beeinflusst und so ebenfalls entscheidend an der Gehirnleistung beteiligt ist. Neben den Makronährstoffen haben auch bestimmte Mikronährstoffe besondere Bedeutung für den Gehirn- und Nervenstoffwechsel.

Während bei jüngeren Kindern ernährungsbewusste Mütter noch für eine vitaminreiche Pausenmahlzeit sorgen können, entziehen sich die Zwischenmahlzeiten von Jugendlichen sehr bald der elterlichen Kontrolle. Gut, wenn sie bis dahin die wichtigsten Zusammenhänge zwischen ihrem Essen und ihrem Wohlbefinden gelernt haben!

B-Vitamine – die »Nervenvitamine«

Vitamine greifen als Coenzymbestandteile oder Enzymaktivatoren in den Stoffwechsel der Makronährstoffe ein. Bekannt sind insbesondere die Zusammenhänge zwischen Vitamin B_1 und dem Kohlenhydratstoffwechsel sowie zwischen Vitamin B_6 und dem Proteinstoffwechsel. Die Vitamine B_1, B_6 und B_{12} wurden lange Zeit als neurotrope Vitamine (»Nervenvitamine«) bezeichnet, weil sie in enger Beziehung zum Stoffwechsel der Nervenzellen stehen. So haben sie als Coenzymbestandteile eine besondere Bedeutung im Energie- und Eiweißstoffwechsel des neuronalen Systems.

Besonders Vitamin B_1 (Thiamin) ist als Coenzym für den hohen Glukoseumsatz der Gehirn- und Nervenzellen unverzichtbar. Ein Mangel würde deshalb auch alle energieabhängigen Leistungen im Gehirn und Nervensystem beeinträchtigen. Abnehmende Konzentrationsfähigkeit und zunehmende Reizbarkeit können die Folgen sein. Ja, man sprach sogar in Amerika schon von »Junk Food Disease« und meinte damit die ersten Anzeichen der Beriberi vergleichbaren Symptome als Folge sehr einseitiger Ernährung von Schulkindern und Jugendlichen. Verhaltensprobleme und Lernschwierigkeiten könnten die Folgen eines ausgeprägten Vitamin-B_1-Mangels sein. Dem vorbeugen lässt sich am besten durch eine abwechslungsreiche Ernährung mit Vollkornprodukten, Hülsenfrüchten und Zulagen von zwei bis drei Fleischmahlzeiten in der Woche. Vitamin B_6 (Pyridoxin) wird dagegen für die Bildung der

Nervenbotenstoffe aus Aminosäuren und für alle anderen Reaktionen im Eiweißstoffwechsel benötigt. Vitamin B_1 ist dabei gleichzeitig energetische Voraussetzung für die Nervenerregbarkeit und die Erregungsfortleitung, also den Informationsfluss mittels dieser Neurotransmitter. So wirken diese beiden B-Vitamine zusammen. Neben Vollkornprodukten und Hülsenfrüchten stammt dieses B-Vitamin aus eiweißreichen Lebensmitteln wie Käse, Fisch, Eiern und Fleisch.

Mineralstoffe für die mentale Fitness

Stellvertretend soll hier die Bedeutung des Mengenelements Magnesium und des Spurenelements Eisen erwähnt werden. Darüber hinaus erfordert allerdings auch eine ausreichende Jodzufuhr von Anfang an besondere Beachtung. So ist im Jodmangel bereits die Gehirnreifung gefährdet – man spricht von Jodmangel-Kretinismus. Kommt es im Schulkindalter zu einem Mangel, treten Müdigkeit, Lern- und Konzentrationsstörungen auf.

Hochleistungselement Magnesium

Magnesium ist ein Allround-Könner im Stoffwechsel. Magnesiumionen aktivieren schätzungsweise 300 Enzyme, unter anderem die der Glykolyse (Energiegewinnung aus Kohlenhydraten) sowie so genannte Kinasen, die energiereiche Phosphorsäuregruppen vom oder zum ATP, dem Energiespeichermolekül im Körper, übertragen. Das verdeutlicht auch die Rolle, die Magnesium bei der Energiegewinnung sowohl in der Muskel- als auch in der Gehirn- und Nervenzelle übernimmt. Was die mentale Leistungsfähigkeit betrifft, können Schlafstörungen, rasche Ermüdung, Unlust, Konzentrationsschwäche und Nervosität Folgen eines Magnesiummangels sein. Auch Stressreaktionen können bei Magnesiummangel verstärkt ablaufen und durch Gaben von Magnesium reduziert werden. Man weiß, dass bei hohen Stressbelastungen vermehrt Stresshormone ausgeschüttet werden, was wiederum zu einer Magnesiummobilisierung aus den Geweben und zu einer vermehrten Ausscheidung über die Nieren führt. Ergänzend zu den beschriebenen Magnesiumfunktionen soll noch auf seine Zellmembran stabilisierende Wirkung hingewiesen werden. Insgesamt beeinflusst Magnesium alle energieabhängigen Synthese-, Speicherungs- und Freisetzungsvorgänge im Bereich der Neurotransmitter. Ferner ist Magnesium für Rezeptoraktivitäten (»Empfängereigenschaften«) der Zellmembran wichtig. Das in der Populärwissenschaft als »Hochleistungselement« bezeichnete Magnesium ist

Magnesium spielt eine Schlüsselrolle unter den Mineralstoffen, weil es so zahlreiche Funktionen im menschlichen Körper hat. Stressgeplagte brauchen mehr und können in Zeiten der Spitzenbelastung Magnesiumtabletten als Nahrungsergänzung nehmen.

also umfassend für die körperliche und mentale Leistungsfähigkeit gleichermaßen wichtig. Magnesiumreich sind Getreide, Hülsenfrüchte, grüne Gemüse, Kartoffeln und entsprechende Mineralwässer; spezielle Magnesium-Präparate zur Nahrungsergänzung können in besonders stressreichen Phasen sinnvoll sein.

Spinat ist zwar ein Eisenlieferant, aber auch kein besserer als andere dunkelgrüne Blattgemüse wie z. B. Grünkohl oder Feldsalat. Eine gute Quelle für pflanzliches Eisen sind Vollkornprodukte, insbesondere aus Hafer.

Eisen für den Sauerstofftransport

Neben der kontinuierlichen Versorgung mit Energie ist unser Gehirn, um einwandfrei funktionieren zu können, vor allem auf Sauerstoff angewiesen, der unserer Denkzentrale ständig über den Blutkreislauf zugeführt werden muss. Diese intensive Gehirndurchblutung ist lebenswichtig, da es im Gehirn so gut wie keine Reserven an Sauerstoff und Glukose gibt. Wird der Blutstrom unterbrochen, können infolge des Sauerstoffmangels binnen weniger Sekunden Bewusstlosigkeit und innerhalb weniger Minuten unheilbare Zerstörungen im Gehirn auftreten. Jeder fünfte Atemzug dient der Versorgung des Gehirns. Das lebensnotwendige Spurenelement Eisen übernimmt wichtige Aufgaben beim Transport von Sauerstoff im Blut. Eisenhaltig sind – neben dem gut verfügbaren Hämeisen aus Fleisch – pflanzliche Lebensmittel, insbesondere Cerealien und Gemüse, wobei bekanntlich die Kombination mit Vitamin C die Verwertbarkeit pflanzlichen Eisens verbessert. Eisenmangel beeinträchtigt die mentale Leistungsfähigkeit durch zunehmende Müdigkeit und abnehmende Konzentrationsfähigkeit; betroffen sind insbesondere sehr schlanke Frauen und Frauen mit starker Regelblutung.

Vorsicht, Wassermangel!

Wasser ist nicht nur an sämtlichen Stoffwechselvorgängen beteiligt – wer zu wenig trinkt, wird dies auch an seiner nachlassenden Konzentrationsfähigkeit bemerken. Wenn das Blut eindickt, verschlechtert sich die Transportleistung für Sauerstoff und Nährstoffe zum Gehirn. Durchblutungsstörungen, Kopfschmerzen und eine nachlassende Vitalität sind möglich.

Tipp: Apfelsaftschorle löscht nicht nur den Durst der Sportler, sondern ist auch das ideale Getränk für Kopfarbeiter. Und damit die Durchblutung auch wirklich gut funktioniert, hier eine nachahmenswerte Empfehlung der Sportmediziner: »Die Bewegung der Beine ernährt das Gehirn.«

Beautyfood – Kosmetik von innen

Gesundheit strahlt Lebensfreude, Zuversicht und Schwung aus. Aussehen und Attraktivität fangen mit dem Essen an. Nur wenn sich alle Funktionen unseres Körpers im Einklang befinden, stimmt auch unser äußeres Erscheinungsbild: Die Haut erstrahlt rosig und frisch, die Haare sind gesund und glänzen, und die Fingernägel sind kräftig und fest.

Gute Gründe, dem Körper all das zu geben, was er für seine äußere Hülle braucht. Wer so viel arbeitet wie die Haut, hat Schlaf ebenso nötig wie ausreichend Nährstoffe und Sauerstoff. Teure Cremes und Beautybehandlungen wirken zwar feuchtigkeitsausgleichend und beruhigend auf die äußere Hautschicht, können aber Ernährungsfehler nicht ausgleichen.

Die gesunde Lebensweise ist für ein attraktives Erscheinungsbild genauso wichtig wie eine hochwertige Pflegekosmetik. So wird die Haut von innen und außen unterstützt und geschützt.

Natürliche Schönheit: Harmonie zwischen Körper und Seele

Der physische und psychische Zustand eines Menschen bestimmt wesentlich sein Hautbild. Die Haut gilt als Visitenkarte, die Rückschlüsse auf unsere Lebensweise und unser Alter zulässt. Man sieht es der Haut an, wenn jemand körperliche und seelische Probleme hat. Insbesondere starke Raucher fallen oft auf den ersten Blick durch ihre schlecht durchblutete Haut auf.

Eine gesunde Haut ist wiederum wichtig für Wohlbefinden und Selbstbewusstsein. Sich wohl fühlen in seiner Haut – wer möchte das nicht?

Hochleistungsorgan und Wunderwerk Haut

Mit 1,6 bis 2 Quadratmetern Oberfläche ist die Haut das größte und vielseitigste Organ unseres Körpers. Als Mittler zwischen Umwelt und Körper, zwischen äußerem und innerem Milieu, kommt ihr eine wichtige Schutz- und Sinnesfunktion zu; außerdem trägt sie über die Schweißproduktion dazu bei, die Körpertemperatur zu regeln. Die Pigmente der Haut und die Kopfhaare bieten Schutz vor schädlichen UV-Strahlen. In der Haut wird wiederum unter UV-Einstrahlung das für den Kalziumhaushalt unentbehrliche Vitamin D gebildet.

Schließlich ist die Haut auch direkter Vorposten des Immunsystems. Pflege und Ernährung der Haut stellen somit einen aktiven Schutz unserer Gesundheit dar und sind längst nicht nur eine Frage des guten Aussehens.

Ausreichend Bewegung in frischer Luft hält Herz und Kreislauf in Schwung, stärkt die Abwehrkräfte, baut Stress ab und macht eine schöne Haut.

Bausteine für ein attraktives Erscheinungsbild

- ausgewogene, vollwertige Ernährung
- genügend Bewegung und ausreichend Schlaf
- regelmäßige Entspannung
- sorgfältige Hygiene und Körperpflege
- wirksamer Licht- und Sonnenschutz
- maßvoller Umgang mit Genussmitteln (wobei es am besten ist, auf das Zigarettenrauchen ganz zu verzichten)
- Harmonie zwischen Körper und Seele – das, was man »positiv leben« nennt

Der Stundenplan der Haut

Tagsüber ist die Haut mit der Abwehrarbeit ausgelastet: Sie blockt UV-Strahlen ab, neutralisiert Umweltgifte und hält schädliche Mikroorganismen vom Körper fern. Nachts ist dann die Zeit für die Regeneration, das heißt, die Haut erholt sich von den Strapazen des Tages.

Während des Schönheitsschlafes in der Zeit von 23 Uhr bis zum frühen Morgen kann sich die Haut optimal auf die Erneuerung ihrer Zellen konzentrieren. Genügend Schlaf ist also für gesundes Aussehen genauso wichtig wie richtige Ernährung, sorgfältige Pflege und ausreichend Bewegung.

Kann man Schönheit essen?

Die Haut besitzt einen intensiven eigenen Stoffwechsel, nimmt darüber hinaus aber auch an allen Stoffwechselvorgängen des Körpers teil. Haut und Haare leben von der Nährstoffversorgung über den Blutkreislauf. Die Qualität der Ernährung und eine gute Durchblutung sind daher wesentliche Voraussetzungen für ein gesundes Aussehen von innen heraus.

Wie der Stoffwechsel des gesamten Körpers benötigt auch die Haut ausreichend Nährstoffe, die Energie für ihre intensive Zelltätigkeit liefern und als Aufbau-, Schutz- und Reglerstoffe fungieren. Ein Nährstoffdefizit beeinträchtigt nicht nur die körperliche und geistige Fitness, sondern auch den Funktionszustand der Haut. Mangelerscheinungen zeigen sich ebenfalls in der Beschaffenheit von Haaren und Nägeln.

Vielseitig und vollwertig

Zunächst gilt: Wer sich ausgewogen und rundum gesund ernährt, isst auch schönheitsbewusst. Die beste Schönheitsdiät ist völlig unspektakulär: Sie besteht in einer vielseitigen Mischkost. Als Bausteine für ein attraktives Äußeres fungieren dabei ganz normale Nährstoffe:

- Kohlenhydrate als Energiespender
- Ballaststoffe für eine gesunde Darmfunktion (gesunder Darm heißt gesunde Haut!)
- Fett nach Augenmaß zur Versorgung mit lebensnotwendigen Fettsäuren und fettlöslichen Vitaminen
- Eiweißbausteine (Aminosäuren) als Baumaterial für Haut und Bindegewebe
- Vitamine und sekundäre Pflanzenstoffe als Schutz- und Reglerstoffe
- Mineralstoffe (Mengen- und Spurenelemente) als Aufbaustoffe und Hochleistungselemente
- Wasser für den Nährstofftransport über das Blut, eine optimale Nierenfunktion und eine gesunde Hautfeuchtigkeit

Wasser – das billigste Beauty-, Fitness- und Schlankheitselixier

Wer zu trockener Haut neigt, sollte genügend Flüssigkeit aufnehmen, denn in die tiefen Hautschichten bringt man von außen kein Wasser hinein. Wenn insgesamt zu wenig getrunken wird, greift der Körper auf die Wasserdepots der Haut zurück, die im Vergleich zu seinen anderen Flüssigkeitsspeichern besonders stark entleert werden. In der Folge trocknet die Haut aus. Beispielsweise kann die Haut eines 65 Kilogramm schweren Menschen ca. 7,5 Kilogramm Wasser speichern! Erst diese Feuchtigkeit von innen lässt die Haut rosig und elastisch erscheinen. Wer zu wenig trinkt, wird dies schnell an einer schlaff wirkenden Haut feststellen. Die Haut bekommt kleine Knitterfältchen und verliert an Spannung.

Intensive Sonnenbäder trocknen die Haut stark aus. Mit einer kühlenden Dusche oder einem Glas Mineralwasser ist da nichts zu retten: Erst nach langer Erholungszeit fern von der Bestrahlung sind nicht allzu stark geschädigte Hautpartien wieder in der Lage, vermehrt Wasser zu speichern.

Das sollten Sie täglich trinken

Trinken Sie täglich eine große Flasche Mineralwasser (ein Liter), damit decken Sie bereits die Hälfte Ihres täglichen Trinkflüssigkeitsbedarfs zum Null-Kalorien-Tarif. Ebenfalls gut für die Haut sind mit Mineralwasser gemischte Fruchtsäfte, ungezuckerte Früchte- und Kräutertees, Möhrensaft, Buttermilch oder Trinkmolke, die sich auch mit pürierten Pfirsichen, Aprikosen oder Honigmelonen verfeinern lassen. Doch Vorsicht: Reichlich Alkohol und koffeinhaltige Getränke regen die Nieren an, vermehrt Wasser auszuscheiden, und sind nicht dazu geeignet, den Flüssigkeitshaushalt aufrechtzuerhalten.

Rauchen schadet der Gesundheit und dem Aussehen. Teenagern sieht man es noch nicht an, aber Raucherinnen haben ein deutlich schlechteres Erscheinungsbild der Gesichtshaut. Sie verbrauchen mehr Vitamin C, welches dann bei dem Neuaufbau des Hautbindegewebes fehlt.

Die Folgen von Vitamin- und Mineralstoffmangel für Haut, Haare und Nägel

Neben Flüssigkeit, Eiweißbausteinen und lebensnotwendigen Fettsäuren sind insbesondere Vitamine und Mineralstoffe unerlässliche Schutznährstoffe für eine gesunde Hautfunktion. Vitamine machen schön, aber nur dann, wenn die Ernährung insgesamt stimmt. Ein Vitaminpräparat darf daher auch kein Alibi für eine einseitige Ernährung sein. Vitamine greifen steuernd in den Energie- und Baustoffwechsel der Haut ein und schützen sie vor bestimmten Umweltbelastungen. Worauf kommt es also im Einzelnen an? Wir unterscheiden die antioxidativen Schutzvitamine (Pro-)Vitamin A, Vitamin C und E von den Energie- und Stoffwechselvitaminen der B-Gruppe. Als Vertreter der Mineralstoffe (Mengen- und Spurenelemente) sind besonders Kalzium, Eisen und Zink wichtig.

So zeigen sich Defizite

Besteht eine Unterversorgung beispielsweise an Vitamin B_2, kommt es zu den typischen Mangelsymptomen wie kleinen Rissen an den Mundwinkeln (so genannten Rhagaden). Ein Defizit an Biotin, Vitamin B_2 oder B_6 kann sich in krankhaft gesteigertem Talgfluss (Seborrhö) äußern. Biotin – früher auch Vitamin H, Hautvitamin, genannt – fördert das Wachstum von Haut und Bindegewebe und hilft bei trockener Haut, Schuppen und Wachstumsstörungen der Nägel. Ein Vitamin-A-Mangel führt dazu, dass die Haut stärker verhornt. Bei Zinkmangel kommt es zu einer verzögerten Wundheilung und zum Haarausfall, während ein Defizit in der Eisenversorgung die Fingernägel verändert. Ein Kalziummangel kann sich ebenfalls negativ auf Haut (Reizhaut), Haare und Nägel auswirken. Haut, Haare und Nägel gelten als empfindliche Indikatoren, die augenscheinlich eine Fehl- und Mangelernährung anzeigen können. Ein fortgesetzter Nährstoffmangel kann zu den in der nebenstehenden Tabelle genannten Hautveränderungen führen. Fragen Sie im Zweifelsfall einen Arzt um Rat.

Mineralstoff- und Vitaminmangel

Erscheinung	Fehlende Vitamine/Mineralstoffe
Zu starke Verhornung (Hyperkeratose)	Vitamin A, Niacin
Ungenügende Verhornung (Parakeratose)	Vitamin A
Übermäßig trockene Haut	Vitamine A und E, Biotin
Sehr schuppige Haut	Vitamine A, E, B_2, B_{12}, Biotin
Fehlende Talg- und Schweißdrüsen-absonderung	Vitamin A, Biotin
Akne vulgaris/Neigung zur Akne	Vitamine A (äußerlich), B_2, B_6
Ekzeme	Vitamin D, Kalzium
Psoriasis (Schuppenflechte)	Vitamin D, Folsäure
Fleckige Rötungen	Vitamin B_2, Niacin, Pantothensäure (äußerlich)
Seborrhö (gesteigerte, krankhaft veränderte Absonderung der Talgdrüsen)	Vitamine B_2, B_6, Biotin
Hautentzündungen	Vitamine C, B_6, B_{12}, Pantothensäure, Eisen
Teleangiektasie (erweiterte, rote Äderchen)	Vitamin B_{12}
Graufahle Hautverfärbungen, blasse Haut	Biotin, Kalzium, Eisen
Ichthyosis (»Fischschuppenkrankheit«)	Magnesium
Hautrisse, raue Haut	Biotin, Niacin, Pantothensäure (äußerlich)
Mangelnde Hautelastizität	Eisen, Kupfer
Pigmentstörungen	Kupfer
Mundwinkelrhagaden	Vitamin B_2, Magnesium, Eisen
Entzündungen an Lippen/ Lippen-schleimhaut	Vitamin B_2
Schleimhautentzündungen	Vitamine C, B_6, B_{12}, Folsäure, Pantothensäure
Zahnfleischentzündungen	Niacin, Vitamin C
Starke Längsrillen an den Fingernägeln	Vitamin A
Brüchige Fingernägel	Biotin, Eisen, Zink
Fettige Haare	Vitamin B_6
Haarausfall, -wachstumsstörungen	Kalzium, Eisen, Kupfer, Zink, Mangan, Kobalt, Chrom
Abnorme Schwielenbildung	Niacin
Verzögerte Wundheilung	Vitamin C, Zink

Den sichtbaren Erfolg einer Ernährungsumstellung sieht man erst nach ca. vier Wochen, weil die Haut so lange braucht, bis sie sich erneuert hat.

Die schlimmsten Hautsünden

- zu wenig trinken (Austrocknen der Haut)
- zu viel Nikotin und Alkohol (schlechte Durchblutung, Nährstoffmangel, Flüssigkeitsverlust)
- zu wenig Schlaf (zu wenig Zeit für die Regeneration)
- zu wenig Bewegung (schlechtere Durchblutung und Sauerstoffversorgung)
- zu wenig vitamin- und mineralstoffreiche Kost
- zu fettreiche Nahrung
- einseitige Ernährung, auch strenge vegetarische Kost
- zu viel Sonne bzw. UV-Einstrahlung (freie Radikale, lichtbedingte Hautalterung)
- häufige Schlankheitsdiäten mit starken Gewichtsschwankungen, die sich besonders negativ auf Haut und Bindegewebe auswirken

Vitamin E gegen unregelmäßige Bräunung

Ein Vitamin-E-Mangel kann zu Verfärbungen bestimmter Hautpartien führen und auch die so genannten Altersflecken (dunkle Pigmentierung) verursachen. Dann lohnt sich auf jeden Fall der Versuch, Vitamin E sowohl von außen als auch von innen zuzuführen. Beta-Carotin schützt die Haut zusätzlich beim Sonnenbaden. Noch besser ist es allerdings, sich nicht in die pralle Sonne zu legen und die bräunenden Strahlen vorsichtig zu dosieren.

Nichts lässt so alt aussehen wie rasche Gewichtsabnahmen durch Radikaldiäten: Schlaffes Bindegewebe, schlecht durchblutete Haut und jede Menge neuer Falten sind oft der Preis für die etwas kleinere Kleidergröße.

Schlankheitsdiäten sind Mangeldiäten

Wenn es um Nährstoffmangel geht, gelten gerade jüngere Frauen als Risikogruppe. Wer häufig oder ständig Diät hält, riskiert eine Unterversorgung mit Vitaminen und Mineralstoffen. Sobald weniger als 1500 Kilokalorien bzw. 6000 Kilojoule täglich aufgenommen werden, ist eine sichere Nährstoffversorgung kaum mehr möglich; bei jungen Frauen kommt es häufig zu Defiziten bei den Vitaminen B_2, B_6, Folsäure und Vitamin E sowie bei Kalzium, Eisen und Zink.

Ein weiterer Grund, der gegen häufige Schlankheitsdiäten spricht, ist der Mangel an »Schönheitsnährstoffen«. Anstatt rigoroser Diäten sollten Sie sich besser ausgewogen ernähren und körperlich aktiv werden.

Cellulite – eine Folge von falscher Ernährung und Bewegungsmangel

Cellulite ist ein Problem, unter dem fast jede dritte Frau leidet und das alle Altersklassen betrifft. Einfach ausgedrückt, handelt es sich dabei um eine Veränderung von Haut, Binde- und Fettgewebe, die in unterschiedlichen Schweregraden auftreten kann.

Die umgangssprachlich so treffend als »Orangenhaut« charakterisierten Dellen und Vertiefungen stellen den Beginn des sichtbaren Verlaufs dieser Hautveränderung dar. Bei schwerer, fortgeschrittener Cellulite wirkt die Haut im Stehen und Liegen großflächig schrumpelig und völlig schlaff, und wichtige Versorgungs- und Stoffwechselfunktionen können nur noch sehr eingeschränkt ablaufen.

Gegen die hässlichen Dellen an den Oberschenkeln hilft nur eine Kombination von viel Bewegung und ballaststoffreicher, gesunder Ernährung – und ganz viel Geduld! Alle angepriesenen Mittel zur äußerlichen Anwendung können allenfalls unterstützend wirken.

Ein Bündel von Ursachen

Cellulite hat mehrere Ursachen, für die Ähnliches gilt wie für die Risikofaktoren einer Erkrankung: Je mehr davon zutreffen, desto wahrscheinlicher ist ein drastischer Verlauf der Hautveränderungen. Dazu zählen bei der Frau der Hormonhaushalt, die Struktur des Bindegewebes und bestimmte körperliche Veranlagungen sowie – noch vor allen anderen – Überernährung und Bewegungsmangel. Denn durch das Missverhältnis von überreichlich zur Verfügung gestellten und tatsächlich benötigten Nährstoffen wird der Organismus überfordert.

So entsteht die Orangenhaut

Im Bindegewebe lagert sich vermehrt Wasser ein, und der Abtransport von Stoffwechsel-Endprodukten ist gestört. Cellulite schwächt die betroffenen Bindegewebs- und Fettzellen ganz beträchtlich; der unnatürliche Wasseraustausch des Zellinneren mit dem umliegenden Gewebe, die Ansammlung von Stoffwechsel-Endprodukten und die daraus resultierende Unterversorgung und Entmineralisierung der Zellen beeinträchtigen die Regenerationsmöglichkeiten des Organismus an den betroffenen Stellen.

Cellulite, das Schönheitsproblem Nummer eins für viele Frauen, lässt sich nicht mit einer einzigen »Wundermaßnahme« bekämpfen, sondern muss langfristig und ganzheitlich angegangen werden – am besten mit einer Kombination aus fettarmer, ausgewogener Ernährung und viel Bewegung. Andere Behandlungen wie beispielsweise Body-Wrapping, Saugpumpenmassagen oder Hitzetherapie sind höchstens zur ergänzenden Therapie geeignet.

Cellulite vorbeugen bzw. bekämpfen lässt sich am besten mit einer Umstellung der Ernährungs- und Bewegungsgewohnheiten, das heißt ganz unspektakulär mehr Gemüse, Obst und Wasser, ausreichend Protein und weniger Fett sowie Kochsalz und Alkohol. Und jede Bewegung ist besser als keine.

Maßnahmen gegen Cellulite

- Ernähren Sie sich gesund, vielseitig und ausgewogen. Eine Einschränkung von Kochsalz zusammen mit einer kalziumbetonten Ernährung (Gemüse, Obst, Reis) kann zu einer günstigen Regulierung des Wasserhaushalts, Entlastung und vermehrten Ausscheidung von Stoffwechsel-Endprodukten beitragen.
- Achten Sie darauf, ausreichend zu trinken. Ideal sind Mineralwasser, verdünnte Säfte, Früchte- und Kräutertees. Nehmen Sie weniger Kochsalz zu sich und essen Sie viel Gemüse, Obst und Reis, die reichlich Kalium enthalten. Dadurch wird der Wasserhaushalt günstig reguliert, und Stoffwechselabbauprodukte lassen sich leichter abtransportieren.
- Ersetzen Sie Fett, Süßigkeiten, Kaffee und Alkohol durch Obst, Gemüse und Mineralwasser.
- Fördern Sie die Durchblutung des Gewebes durch Wechselduschen und Massagen, eventuell mit speziellen Pflegeprodukten.
- Verzichten Sie auf das Rauchen.
- Bleiben Sie immer in Bewegung. Körperliche Aktivität treibt den gesamten Stoffwechsel an und bringt die Durchblutung des Körpers in Schwung. Empfehlenswert sind Jogging, Walking, Radfahren, Schwimmen und Aqua-Gymnastik.

Schönheitsrezepte – Gurken, Buttermilch oder Bierhefe?

Lebensmittel dienen nicht nur der Ernährung, sondern werden auch zu »Schönheitszwecken« innerlich und äußerlich angewendet. Bekannt sind Gesichtsmasken mit Quark oder das Auflegen von Gurkenscheiben. Bierhefe wird vor allem wegen der vielen B-Vitamine als Kosmetik von innen geschätzt, während Molke und andere Milchzubereitungen als Badezusätze die Haut pflegen sollen.

Auch das in der Mittelmeerküche so beliebte Olivenöl hält nicht nur die Blutgefäße gesund, sondern bietet sich als Massageöl für verkrampfte Muskeln und als Badezusatz für eine geschmeidige Haut an. Vom römischen Naturforscher Plinius ist überliefert, dass er mit Olivenöl badete. Er sagte: »Zwei Flüssigkeiten sind es, die dem Körper angenehm sind: innerlich der Wein und äußerlich das Olivenöl.«

Doch anstatt auf irgendwelche Einzelmaßnahmen zu setzen, sollten Sie lieber umfassend vorgehen und alle Möglichkeiten miteinbeziehen. Da sich die Haut etwa alle vier Wochen erneuert, können Sie mit einem sichtbaren Erfolg der Ernährungsumstellung erst nach dieser Zeitspanne rechnen. Natürlich sollten Sie sich auch weiterhin schönheitsbewusst ernähren, denn die Empfehlungen nützen auch der schlanken Linie und sorgen automatisch für Fitness, Gesundheit und Wohlbefinden.

Leitfaden für ein Beautyfood-Programm

- Starten Sie mit einem Müsli aus Vollkorngetreide – am besten Hafer- oder Hirseflocken, Milch oder Joghurt und frischem Obst in den Tag. Dieses Frühstück hält lange vor und versorgt Sie mit Ballaststoffen, Proteinen, Kalzium, B-Vitaminen, Zink sowie mit der Antioxidanzien-Kombination Vitamin C, E und Beta-Carotin.
- Trinken Sie täglich ein Liter magnesiumhaltiges Mineralwasser.
- Genießen Sie jeden Tag 0,25 Liter Trinkmilch oder 0,5 Liter Buttermilch.
- Wichtig ist auch ein ausgewogenes Eiweißangebot aus pflanzlichen (Getreide, Hülsenfrüchte, Kartoffeln) und tierischen (Milch, Milchprodukte, Fisch, Fleisch, Eier) Quellen.
- Falls die Ernährung vorher einseitig war, können Sie für vier Wochen ein Vitamin-B-Präparat einnehmen; wenn Sie unter brüchigen Fingernägeln leiden, auch ein Biotinpräparat.
- Wer häufig oxidativem Stress (Rauchen, Alkohol, Sonnenlicht, Smog etc.) ausgesetzt ist, kann als Nahrungsergänzung eine Antioxidanzien-Kombination einnehmen. Halten Sie sich an folgende Dosierungen, dann sind keine Nebenwirkungen (Überdosierungsfolgen) zu befürchten:

150 bis 300 mg Vitamin C	50 bis 100 mg Vitamin E
2 bis 4 mg Beta-Carotin	50 bis 100 mcg Selen

- Lassen Sie sich täglich eine große Portion Frischkostsalat mit Rapsöl oder Olivenöl schmecken, und essen Sie ebenfalls eine große Portion gedünstetes Gemüse.
- Planen Sie pro Tag zwei Portionen frisches Obst ein. Die Bioflavonoide aus Obst und Gemüse unterstützen die Wirkung von Vitamin C!
- Bewegen Sie Ihre Beine; das hält den Stoffwechsel in Schwung, »ernährt« die Hautzellen und versorgt die Haut über eine verbesserte Durchblutung mit Nährstoffen und Sauerstoff von innen heraus. Am besten sind Ausdauersportarten wie Radfahren, Schwimmen, Joggen und ausgiebiges Wandern (Walking).

Stress schadet ebenfalls dem äußeren Erscheinungsbild. Entspannungsübungen (z. B. Yoga, Autogenes Training, Meditation) können Ihr Beautyfood-Programm wirkungsvoll unterstützen.

Zehn Schritte zum Abnehmen und Schönbleiben

1. Trinken Sie täglich mindestens zwei Liter (z. B. Wasser, verdünnte Obstsäfte, Gemüsesaft, Kräutertees).

2. Zählen Sie keine Kalorien, sondern buchen Sie lieber einen Kochkurs, der in die asiatische und Mittelmeerländerküche einführt (beispielsweise Garen im Wok, fantasievoll mit Kräutern würzen, schmackhafte Fischrezepte).

3. Essen Sie regelmäßig, aber naschen Sie nicht ständig zwischendurch. Probieren Sie aus, ob Sie besser mit drei oder mit fünf Mahlzeiten pro Tag zurechtkommen.

4. Nehmen Sie genügend Vitamine, Mineralstoffe und Eiweiß für einen aktiven Stoffwechsel und ein gesundes Aussehen zu sich.

5. Verbieten Sie sich nichts. Sie dürfen alles essen, aber von allem das persönlich richtige Maß.

6. Genießen Sie auch eine kleine Mahlzeit. Essen Sie stets bewusst und nicht nebenbei – vor allem nicht beim Fernsehen. Nehmen Sie sich auch in hektischen Zeiten bewusst Zeit für eine Mittagspause.

7. Bauen Sie Stress nicht nur durch Essen, sondern mit Bewegung und gezielten Entspannungsübungen ab. Mit Freude und Genuss sowie in Ruhe das Richtige zu essen, ist allerdings auch eine gesunde Entspannungsmaßnahme.

8. Führen Sie immer wieder ein Ernährungstagebuch. So machen Sie sich Ihre Ernährungsgewohnheiten bewusst. Manche Menschen nehmen allein dadurch ab.

9. Bleiben Sie realistisch, und setzen Sie sich kleine, positive Ziele. Misstrauen Sie Blitz-Diäten und Wundermitteln, und gehen Sie auf Nummer sicher durch eine konsequente Umstellung der Ernährung.

10. Aktivieren Sie Ihr hochwirksames Fettverbrennungssystem durch regelmäßiges körperliches Training. Je mehr Muskeln Sie mit Ausdauer bewegen, umso besser! Denn je größer die Muskelmasse, desto größer ist auch ihr Grundumsatz.

Und vergessen Sie nicht: Auch für die unterschiedlichen Abnahmemaßnahmen gibt es kein allgemeingültiges Patentrezept. Nur individuelle Ansätze haben Aussicht auf Erfolg, denn jeder Mensch ist anders, in seinen Essbedürfnissen, seiner Essproblematik, seinem Stoffwechsel, seiner physischen und psychischen Struktur. Deshalb muss man auch seinen eigenen Weg finden.

Gesund genießen: Ernährung nach Maß

Nicht nur was, sondern auch wie man isst, entscheidet mit über Gesundheit und Wohlbefinden. Bewusst zu genießen hilft, richtig zu essen. Kalorienzählen, Essen auf die Schnelle (Fastfood), Essen nebenbei am Arbeitsplatz oder vor dem Fernseher, einseitige Diäten – diese Art zu essen ist heute im Alltag leider vielfach üblich. Wer so isst, ist kein Genießer und lebt auch nicht gesund. Doch selbst wenn der Arbeitstag noch so hektisch ist, sollte man wenigstens eine Mahlzeit am Tag in Ruhe und ganz entspannt mit allen Sinnen genießen.

Immerhin gehören Essen und Trinken zu den häufigsten Ereignissen im Leben eines Menschen. Selbst bei nur drei Mahlzeiten am Tag nimmt ein Mensch mit einer durchschnittlichen Lebenserwartung von 75 Jahren weit mehr als 80 000 Mahlzeiten zu sich. Umso wichtiger ist es daher zu lernen, lustorientiert zu essen, anstatt sich angstvoll zu ernähren. Schließlich bedeutet Essen Geselligkeit, Entspannung, Genuss und Belohnung. Doch immer noch kämpft beim Thema »Essen« oder »Ernährung« der Kopf mit dem Bauch.

Was beeinflusst die Ernährungsentscheidung?

Immer wieder verunsichern Lebensmittelskandale und werfen die Frage auf, was man überhaupt noch unbesorgt essen kann. Bleiben Sie kritisch, aber verlieren Sie nicht die Maßstäbe: Noch nie war es bei uns so leicht und sicher möglich, sich mit der richtigen Auswahl an Lebensmitteln rundum gesund zu ernähren.

Zugegeben, der Forderung nach mehr Gelassenheit und Genuss beim Essen stehen heute längst nicht mehr nur die alten Ängste wie die leidigen Kalorien-Fett-Zucker-Cholesterin-Kochsalz-Sorgen gegenüber.

Mehr als jeder Gedanke über die Folgen des eigenen Ernährungsverhaltens verderben uns Lebensmittelskandale und Umweltkatastrophen den Appetit – beispielsweise das Reaktorunglück von Tschernobyl, die BSE-Problematik und stets neue Sorgen wie Futtermittelbelastungen durch das EU-weit verbotene Unkrautvernichtungsmittel Nitrofen. Traurig, aber wahr: Solche ernsthaft empfundenen Gesundheitsbedrohungen verändern das Einkaufs- und Essverhalten mehr als jede Ernährungsberatung. Oft ist die Verhaltensänderung jedoch nicht von langer Dauer. Sobald ein Thema wie BSE (Rinderwahnsinn) keine Schlagzeilen mehr macht, wenden sich die Verbraucher wieder ihren alten Gewohnheiten zu. Dabei ist zwar bei belasteten Lebensmitteln Vorsicht geboten, eine höheres gesundheitliches Risiko geht jedoch von langfristigen falschen Ernährungsgewohnheiten (z. B. zu fettreich, zu ballasstoffarm) aus.

Priorität Gesundheit, Genuss oder Geldbeutel?

Wichtig ist es, die Vielschichtigkeit der Auswahlmöglichkeiten und Entscheidungsfindung zu erkennen. Das Gesundheitsmotiv ist allenfalls ein Motiv unter anderen, die die Nahrungsauswahl bestimmen. Jeder Mensch hat eine vielgestaltige Motivationsstruktur, in der sensorische, emotionale, situative, ökonomische und gesundheitliche Bedürfnisse mit unterschiedlichem Gewicht verankert sind. Denken Sie einmal nach, welche Motive Sie veranlassen, in welcher Situation was zu essen bzw. einzukaufen. Haben Sie Hunger? Sind es ökonomische Gründe wie das Angebot im Supermarkt? Setzen Sie auf die emotionale Wirkung wie die der Schokolade bei Stress, oder sind es Gesundheitsüberlegungen wie das Müsli zum Frühstück? Spielen Krankheitserfordernisse, wie eine Allergie oder Verträglichkeitsprobleme, eine Rolle? Leisten Sie sich Champagner und Hummer aus Statusgründen, oder bestimmt die Angebotslage, etwa in der Kantine, ihre Essensauswahl? Welchen Einfluss haben Kultur und Gewohnheiten – morgens Brötchen und Kaffee, mittags eine Suppe vor der Mahlzeit? Beeinflussen Sie magische und pseudowissenschaftliche Zuweisungen, wie z. B. hart gekochte Eier zum Abnehmen oder ein riesiges Steak zum Muskelaufbau?

Warum wer wann was verzehrt – die Motive und Verhaltensweisen bezüglich des Essens sind so vielfältig wie die Menschheit selbst. Es lohnt sich, einmal darüber nachzudenken, wie man das selbst handhabt und wie es zu den eigenen Ernährungsgewohnheiten gekommen ist.

Eine sehr individuelle Entscheidung

Natürlich spielen die unterschiedlichen Motive auch bei den verschiedenen Esstypen eine Rolle. Für den Gourmet sind Geschmack und Atmosphäre des Essens wesentlich. Er wird sich eher an den Essgewohnheiten der Franzosen, Italiener oder Japaner orientieren. Dagegen fühlt sich der preisbewusste Convenience-Esser vom Sonderangebot eines Fertiggerichts im Supermarkt am meisten angezogen. Für Fitnessbewusste und Abnehmwillige werden wiederum Kalorien- und Fettgehalt von Lebensmitteln und Speisen ausschlaggebend sein. Der Vollwert-Anhänger wird die Frische, Naturbelassenheit und Herkunft der Nahrung bei seiner Nahrungsentscheidung ganz oben ansiedeln.

Typologie des Essens

Aus der Kulturgeschichte des Essens lässt sich ableiten, dass der Mensch ein Allesesser ist und notwendigerweise auch sein musste. Doch die individuelle Ausprägung seines Essverhaltens kann ganz unterschiedlich sein. So ergeben sich durch Gefühl oder Verstand, durch Gewohnheit, Situation und Umwelt geprägte Verhaltensweisen.

Daraus lassen sich bestimmte Esstypologien mit ihren jeweiligen Risiken und Vorteilen ableiten. Das Essverhalten darf zukünftig nicht mehr über einen Kamm geschoren werden. Überschneidungen der einzelnen Stilrichtungen sind möglich. Der bewusste Genießer verkörpert eine Art Idealtyp, weil er das gesunde Gleichgewicht von Kopf (vernunftorientiert) und Bauch (lustorientiert) ausbalanciert. Die nachfolgenden Beschreibungen können typische Merkmale und Verhaltensweisen deutlich machen.

Essen hat einen beruhigenden Einfluss auf das vegetative Nervensystem. Das führt bei vielen stressgeplagten Menschen dazu, dass sie ständig etwas knabbern, lutschen, kauen müssen – eine Gewohnheit, die nicht nur dick macht, sondern auch dazu verführt, richtige Mahlzeiten ausfallen zu lassen und sich stattdessen mit jeder Menge ungesunder Snacks durchzufuttern.

Der Hektiker

Ständig unter Stress: Der Hektiker frühstückt unzureichend oder gar nicht; das Mittagessen fällt aus oder wird heruntergeschlungen. Oft ist der Stress durch falsche Zeiteinteilung »hausgemacht«. Der Stress-Esser ist weder Kopf- noch Bauchtyp, von der Balance zwischen Verstand und Gefühl sehr weit entfernt. Übergewichtig wird er durch zu hektisches und deshalb zu reichliches Essen tagsüber, vor allem aber abends, wenn er sich zum ersten Mal ein bisschen Ruhe gönnt. Nicht minder figurfeindlich ist fortwährendes Knabbern von Süßigkeiten. Dabei wäre schon allein regelmäßiges Essen und Trinken ein guter Schutzschild gegen Stress. Nikotin, zu viel Koffein und Alkohol sollten dagegen gerade Stresstypen meiden.

So schaffen Sie Ausgleich: Mal richtig ausspannen – das wäre Balsam für Seele und Figur des hektischen Essers. Öfter, und dann weniger essen. Das physiologisch günstigste und figurfreundlichste Antistressrezept ist jedoch sportliche Aktivität.

Der Rechner

Eine lästige Pflicht: Essen ist für diese Kopftypen eine ernährungsphysiologische Notwendigkeit. Sättigung ist ihnen wichtiger als Genuss. Vor allem aber muss der Preis stimmen. Dem Rechner bietet das heutige Angebot an Lebensmitteln eine sichere Nährstoffversorgung, die relativ preiswert und bequem zu verwirklichen ist. Und falls das Fertiggericht auch noch als Sonderangebot im Supermarktregal liegt, ist die Welt völlig in Ordnung. Rechner sind weder besonders anfällig für Übergewicht noch diätbesessen, denn »Bauch«, sprich Gefühl, haben sie nicht und also auch keine besondere Leidenschaft fürs Essen und Trinken. Bei Rechnertypen siegt die Geldbörse über den Genuss.

So schaffen Sie Ausgleich: Der Rechner sollte sich unter Menschen mischen, die etwas vom Genießen verstehen. So etwas färbt auf Dauer ab. Der soziale Aspekt spielt übrigens für jedes Essverhalten eine große Rolle.

Der Jo-Jo-Diäter

Wie unter Zwang: Jo-Jo-Diäter – meist Diäterinnen – kennen jede Diät und probieren sie auch konsequent aus. Manchmal sind sie sogar erfolgreich – aber nie auf die Dauer. Ihr Gewicht bewegt sich wie ein Jo-Jo auf und ab. Dadurch droht die Stoffwechselregulation aus dem Gleichgewicht zu geraten. Das Risiko, übergewichtig zu bleiben und sogar Essstörungen zu entwickeln, wächst. Die Intervalle zwischen zwei Diäten werden immer kleiner, der Frust immer größer. Von Esslust keine Rede: Alles wird nur noch durch die Kalorienbrille betrachtet. Das ewig schlechte Gewissen treibt den Jo-Jo-Typ selbst in den Diätwahn.

So schaffen Sie Ausgleich: Für solche »Kopftypen« gibt es nur einen Ausweg: Die Umstellung auf einen ausgewogenen Speiseplan, ergänzt durch körperliche Aktivität, die Spaß macht. Machen Sie endlich Schluss mit dem sinnlosen Diätstress! Lernen Sie stattdessen, dass es Gerichte gibt, die Sie wirklich mit gutem Gewissen genießen dürfen.

Der Gesundheitsapostel

Kein gesundes Mittelmaß: Solche Menschen entsprechen dem klassischen Kopftyp, der seine Ernährung mit der Kalorientabelle plant, Vitamine, Mineralstoffe und Ballaststoffe in den Mittelpunkt stellt, Kalorien und Cholesterin als Teufelszeug meidet. Dabei macht kein Lebensmittel allein dick oder dünn, krank oder gesund. Es kommt immer auf deren Zusammenspiel an. Dann stellt sich automatisch das Gleichgewicht der Nährstoffe ein, und außerdem schmeckt das Essen dann auch am besten. Genuss und Gesundheit sind in Nahrungsdingen voneinander nicht zu trennen.

Obwohl sie eigentlich nie übergewichtig sind, herrscht bei extrem Gesundheitsbewussten nicht selten die Tendenz vor, sich auf Diäten einzulassen.

So schaffen Sie Ausgleich: Essen und Trinken sind mehr als Kalorien- und Nährstoffaufnahme. Der Genuss beim Essen ist sogar das Salz in der Suppe des gesunden Lebens.

Lust am Essen und durch Essen ist viel wichtiger als das akribische Kalkulieren von Kalorien und Nährstoffen. Essen ist nicht nur notwendig, sondern eine der wichtigsten Quellen für Genuss.

Der Fitness-Esser

Am besten nur Power-Food: Sie bevorzugen Mineraldrinks und beziehen Proteine lieber als Konzentrat aus der Dose als aus rotem Muskelfleisch, denn das könnte ja Fett und Cholesterin enthalten. Fitness-Esser vernachlässigen zugunsten der Power den Geschmack.

Um ihre Pfunde müssen sich diese verbissenen Fitness-Freaks allerdings keine Gedanken machen. High-Tech-Food setzt halt nicht an, weil Fett – das »Schmeckt-nach-mehr-Prinzip« – darin eben nicht eingebaut ist. Und Sport treiben sie meist ohnehin reichlich.

So schaffen Sie Ausgleich: Der Muskelaufbau findet erst nach dem Training statt. Deshalb ist die richtige Regeneration auch so wichtig. Und dazu kann vor allem der Genuss an einer schmackhaften und ausgewogenen Mahlzeit beitragen.

Wer von klein auf daran gewöhnt ist, sich bei jeder Enttäuschung mit Essbarem zu trösten, hat ein besonders hohes Risiko, ständig mit Übergewicht kämpfen zu müssen. Achten Sie deshalb darauf, Ihrem Kind nicht Süßigkeiten oder andere Leckereien als schnelles »Trostpflaster« zu verpassen.

Der Frustesser

Die gehaltvolle Ersatzbefriedigung: Sie sind die bedauernswertesten in der Essverhaltens-Typologie – die Frustesser. Sie können weder richtig genießen, weil sie andauernd ein schlechtes Gewissen haben, noch haben sie mit Diäten dauerhaft Erfolg. Denn ihre Abnahmeerwartungen sind stets so hoch angesetzt, dass der Abbruch der Diät geradezu programmiert ist.

Also isst dieser Typ wieder frustriert allerlei Ungesundes in sich hinein. Ein verhängnisvoller Kreislauf beginnt, aus dem viele Betroffene alleine leider kaum noch herauskommen.

So schaffen Sie Ausgleich: Bevor sie ganz in Selbstmitleid versinken, sei diesen Menschen eine energische sachkundige Ernährungsberatung empfohlen. Ebenfalls ratsam: die Teilnahme an einem Ernährungs- und Bewegungsprogramm.

Der Genießer

Hauptsache, es schmeckt: Dieser sinnenfrohe, eher bauchbetonte Esstyp achtet vor allem aufs Ambiente und darauf, dass es ihm schmeckt. Er wählt seine Lebensmittel mit dem Auge, dem Gaumen und aus dem Bauch heraus aus.

Der moderne Genießer kann zwei gesundheitliche Vorteile für sich reklamieren: Er bevorzugt frische Lebensmittel, nährstoff- und aromaschonend zubereitet, und er liebt beim Essen die Abwechslung. Außerdem lässt er sich Zeit.

Als Nachteil erweist sich oft die Menge: Als Gourmet und Schlemmer isst er gerne zu viel und kennt bei alkoholischen Getränken, die für ihn unabdingbar zu einem guten Essen gehören, mitunter kein Maß. Das Risiko zum Übergewicht ist somit die Schattenseite im Leben des »Genießer«-Typs.

So schaffen Sie Ausgleich: Mehr Bewegung erhöht den Spielraum für Essen-Dürfen und Genießen-Können.

Die verschiedenen Konstitutionstypen

Der Mensch ist nicht nur psychisch, sondern auch in seiner körperlichen Erscheinung ein Individuum. Ein Blick zurück in die Medizingeschichte zeigt, dass man schon früh versucht hat, sich an verschiedenen Konstitutionstypen oder Temperamenten eines Menschen zu orientieren. Konstitution leitet sich vom lateinischen Wort »constitutio« (Beschaffenheit) ab. So gibt es die griechische Viertemperamentelehre, die zwischen Choleriker, Sanguiniker, Phlegmatiker und Melancholiker unterscheidet. Auch in der Ayurveda (vgl. Seite 132f.) und in der traditionellen chinesischen Medizin werden Menschen verschiedenen Konstitutionstypen zugeordnet.

Der individuelle Körperbau

Weitere wissenschaftliche Überlegungen gehen von einer Einteilung in drei Naturelle aus: das Ernährungsnaturell, das Bewegungsnaturell und das Empfindungsnaturell. Orientiert man sich mehr am Körperbau, so kann man drei Typen herausstellen:

- den Astheniker (sehr schlank)
- den Athletiker (sportlich muskulös)
- den Pykniker (untersetzt, zum Übergewicht neigend)

Gegen seinen konstitutionell festgelegten Körperbau kommt man nicht an – und der entspricht nun mal nicht immer dem gerade vorherrschenden Modeideal. Entwickeln Sie Ihren eigenen Typ, das ist allemal attraktiver als eine schlechte Imitation.

Mit dem Versuch, Menschen bestimmten Typen zuzuordnen, soll keine Wertung im Sinne von »gut« oder »schlecht« vorgenommen werden. Da es fließende Übergänge gibt, ist auch »Schubladen-Denken« unsinnig. Es geht vielmehr darum, individuelle Stärken und Schwächen sowie persönliche Einflussmöglichkeiten im Bereich der Ernährung und Bewegung zu erkennen. Eines schickt sich bekanntlich nicht für alle.

- Der kräftige, athletisch gebaute Typ ist prädestiniert für sportliche Aktivitäten und kann dementsprechend mit gutem Appetit reichlich essen.
- Ein zur Fülle neigender Körpertyp könnte nur auf Kosten seiner Gesundheit gertenschlank werden. Er neigt vom Stoffwechsel zum Bewahren (»guter Futterverwerter«) und kann sich gut entspannen.
- Ein feingliedriger, empfindsamer Mensch gewinnt der Atmosphäre beim Essen mehr ab, ist eher wählerisch und legt selbst bei hochkalorischer Ernährung kaum zu.

Typgerecht trainieren und essen

Es liegt auf der Hand, dass es gerade auch im Sport wichtig ist, den eigenen Körpertyp zu erkennen, um zu einer realistischen Selbsteinschätzung der eigenen Möglich-

Die wenigsten Menschen entsprechen einem der Konstitutionstypen in Reinform. Stellen Sie fest, in welche Richtung Ihr Körperbau am ehesten tendiert und stimmen Sie Ihre Ernährung und Bewegungsprogramme darauf ab.

keiten zu kommen. Ein Blick in ein Sportstudio zeigt, wie unterschiedlich der Körperbau der Menschen ist.

Vor allem aber spricht nicht jeder in gleichem Maß auf das jeweilige Trainingsprogramm an, besonders wenn es um den Muskelaufbau geht. Auch das Verhältnis der Nährstoffzufuhr (kohlenhydrat- oder stärker proteinbetont) kann typbedingt zu differenzieren sein. Bei Neigung zum Fettansatz kann eine pauschale Kohlenhydratfreigabe unter Umständen negativ sein. Nicht zuletzt im Hinblick auf den Insulinhaushalt kann es in solchen Fällen von Vorteil sein, besonders auf den glykämischen Index kohlenhydrathaltiger Lebensmittel zu achten und den Proteinanteil der Ernährung stärker zu betonen (vgl. Seite 66ff.).

Der ektomorphe Typ

Der Ektomorphe stellt den hageren, dünnen Typ dar, der wenig Körperfett und wenig Muskelmasse hat. Für ihn ist es schwer, Muskeln aufzubauen; dafür kann er aufgrund seines schnellen Stoffwechsels sehr viel essen, ohne Fett anzusetzen. Er hat meist lange Arme und Beine, einen schmalen Brustkorb und lange, dünne Muskeln.

Der mesomorphe Typ

Der Mesomorphe hat von Natur aus die besten genetischen Voraussetzungen, Muskeln aufzubauen. Überspitzt formuliert, braucht er eine Hantel nur anzuschauen, und schon wachsen seine Muskeln. Sein Brustkorb ist groß und breit, und er zeigt eine ausgeprägte V-Form.

Der endomorphe Typ

Der Endomorphe nimmt leicht zu, nur leider nicht immer an Muskelmasse. Er muss aufgrund seines langsamen Stoffwechsels aufpassen, dass er nicht an Fettmasse zulegt. Seine Muskulatur ist eher weich, die Hüften sind breit, und oftmals hat er ein rundes Gesicht. Er tendiert zur Fettspeicherung, die seine Muskulatur überlagert. Der Fettabbau ist für den Endomorphen schwierig und erfordert von ihm besondere Disziplin in Sachen Training und Ernährung.

Der zu Fettansatz neigende Endomorphe kann durch richtiges Training und disziplinierte Ernährung sein Körperfett reduzieren und gut austrainiert sein.

Der dünne Ektomorphe kann durch ein auf seine Veranlagung zugeschnittenes Training und eine dementsprechende Ernährung Muskeln aufbauen und an Gewicht zu-

nehmen. Zwar baut der Mesomorphe am leichtesten Muskeln auf, aber auch er muss entsprechend trainieren und sorgfältig auf seine Ernährung achten, will er das Beste aus seinen Möglichkeiten machen.
Fazit: Es gibt zwar generelle Orientierungshilfen für die Gestaltung von Ernährung und Bewegung, den individuellen Zuschnitt muss aber jeder selbst für sich vornehmen.

Verlieren Sie nicht das Augenmaß: Bei aller Beschäftigung mit Körperbau und Ernährung geht es um Ihr Wohlbefinden, nicht um Perfektionierung und unrealistische Idealvorstellungen.

Körperbautypen im Sport

Um die individuellen Unterschiede in der Erscheinung des Menschen zu definieren, hat bereits in den 1930er-Jahren William H. Sheldon eine Einteilung in Körpertypen vorgenommen. Als Ergebnis seiner Studien unterteilt Sheldon den Menschen in drei Körperbautypen – endomorph, mesomorph und ektomorph –, die so genannten Somatotypen. Kein Mensch lässt sich zu 100 Prozent einem dieser Typen zuordnen. Vielmehr ist es so, dass jeder Mensch verschiedene Merkmale der jeweiligen Körpertypen in sich verbindet. Somit ergibt sich bei der Klassifizierung des Menschen eine Kombination aus einem dominanten Typ und dessen Merkmalen sowie den weniger stark ausgeprägten Merkmalen eines zweiten Typs.

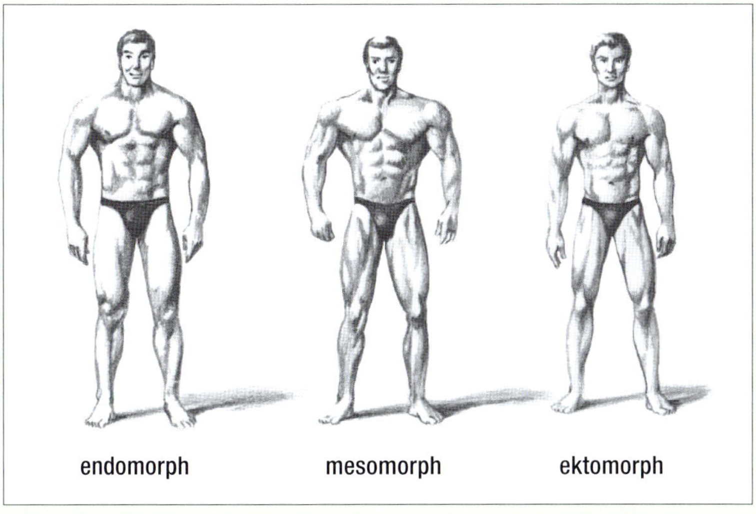

Körperbautypen nach Sheldon

Unser Körper stimmt seine Funktionen nach einer Art »innerer Uhr« ab. Am deutlichsten bewusst wird das nach Fernreisen mit dem Flugzeug, wenn dieser Rhythmus durch starke Zeitverschiebungen durcheinander kommt und sich im »Jet-Lag« äußert.

Leben nach der inneren Uhr

Leben ist Rhythmus, und die junge Wissenschaft der Chronobiologie (von griechisch »chronos«, Zeit) beschäftigt sich mit den rhythmischen Abläufen des Lebens, sei es im Tagesverlauf oder während eines ganzen Jahres. Populär spricht man von »innerer Uhr«.

Unter biologischen Rhythmen sind kontinuierliche Schwankungen körperlicher Prozesse zu verstehen. Beispielsweise unterliegen die Körpertemperatur, die Herzfrequenz, die Ausschüttung von Hormonen und viele andere physiologische Prozesse tagesrhythmischen Schwankungen. Solche Rhythmen sind nicht nur unter statistischem Blickwinkel interessant, sie können der medizinischen Forschung wertvolle Impulse geben.

Rhythmen im Herz-Kreislauf-System

Unser Blutdruck steigt morgens, fällt dann zum frühen Nachmittag hin ab und steigt dann gleichmäßig zum Abend hin wieder. In der Nacht, besonders während des Schlafens, geht der Blutdruck stark zurück. In den Morgenstunden steigt das Risiko für Schlaganfall und Herzinfarkt. Auch gegen Abend nimmt die Herzinfarkthäufigkeit zu, allerdings schwächer als am Morgen. Hier kommt die »schwarze Seite« biologischer Rhythmen zum Vorschein. Wie ist das zu erklären?

Morgens zwischen acht und zehn Uhr steigt der Blutdruck unter dem Einfluss des sympathischen Nervensystems, das die inneren Organe zu Höchstleistungen antreibt. Gleichzeitig ist die Gerinnbarkeit des Blutes besonders ausgeprägt. Vielleicht rechnet die Natur damit, dass die Verletzungsgefahr steigt, wenn der Körper höchste Leistung bringt. Deshalb sorgt sie für die eventuelle Reparatur durch Blutgerinnung. Was für einen gesunden Körper biologisch sicher sinnvoll ist, kann für einen geschädigten gefährlich sein. Sind Herz und Gefäße eines Menschen nämlich angegriffen – etwa durch Ablagerungen in den Blutgefäßen –, reißt der steigende Blutdruck umso eher Teile der Ablagerungen ab, die andere Gefäße verstopfen können und zum Infarkt führen. Wegen der intensiven Blutgerinnung bilden sich zur selben Zeit umso leichter Blutgerinnsel, die gleichfalls zum Infarkt führen können.

Auch die jeweils verordneten Medikamente zeigen zu bestimmten Tageszeiten eine besonders gute Wirkung, während sie zu anderen Tageszeiten fast gar nicht wirken. So beobachtete man bei einem Asthmamittel gegen 7.30 Uhr eine optimale Wirkung; am Nachmittag verabreicht, zeigte es dagegen nicht den gleichen Effekt.

Die tiefere Erforschung dieser inneren Uhr ist nicht nur für kranke Menschen wertvoll, sie liefert auch wichtige Erkenntnisse über die Steuerung von Ruhe und Aktivitätsphasen und somit über ein gesundes Leben im Einklang mit den natürlichen Zeitrhythmen. Wer beispielsweise seine vorgegebenen Ruhephasen ständig unterdrückt, wird auf Dauer nicht gesund bleiben können. Die bekannten Probleme der Nachtschichtarbeiter treten auf, da ihr biologischer Rhythmus trotz eines verschobenen Schlafrhythmus bestehen bleibt.

Alles zur rechten Zeit

Insgesamt lassen sich auch Empfehlungen zur Steigerung der körperlichen und geistigen Leistungsfähigkeit aus den Erkenntnissen der Chronobiologie ableiten. Beispielsweise funktioniert das Kurzzeitgedächtnis am besten morgens zwischen neun und elf Uhr, das Langzeitgedächtnis zwischen 15 und 18 Uhr. Die beste Zeit für ein sportliches Training ist 17 Uhr, da die Muskeln zu diesem Zeitpunkt besonders gut auf Trainingsreize ansprechen. Frühsport dagegen bringt kaum einen muskulären Zuwachs.

Sogar der optimale Zeitpunkt für einen Zahnarztbesuch – sofern der mit einer schmerzhaften Behandlung verbunden ist – konnte ermittelt werden. Gegen 15 Uhr wurde die geringste Schmerzempfindung beobachtet.

Die Erforschung der persönlichen »inneren Uhr« liefert möglicherweise auch die wissenschaftliche Erklärung dafür, warum der eine morgens nur schwer in Schwung kommt, dafür aber spätabends noch richtig aktiv ist, während ein anderer schon frühmorgens hellwach ist, dafür aber abends kaum noch Energie hat.

Es gibt zwar allgemein gültige Erkentnisse darüber, welche Körperfunktionen zu welcher Tageszeit am aktivsten oder schwächsten sind, darüber hinaus gibt es aber auch noch die persönliche »innere Uhr«, die z. B. bestimmt, ob Sie ein Morgenmuffel sind oder putzmunter aus dem Bett springen.

Licht und Luft machen wieder aktiv

Nicht zuletzt kann auch das jahresrhythmische Phänomen der Winterdepression auf innere biologische Mechanismen zurückgeführt werden. So ist der Einfluss des Lichts auf die Stimmungslage eindeutig bewiesen. In Skandinavien mit seinen langen, dunklen Wintern leiden besonders viele Menschen unter Depressionen. Wenn es dunkel wird, schüttet das Gehirn das Schlafhormon Melatonin aus. Tageslicht unterdrückt die Bildung des Schlafhormons, das durch Abbau des »Gute-Laune-Stoffs« Serotonin im Gehirn entsteht.

In der dunklen Jahreszeit fehlt uns Licht. Dann übernimmt zuckerreiche Nahrung die Rolle des Lichts, denn sie fördert die Bildung von Serotonin. Licht und Zucker haben offenbar eine vergleichbare Wirkung auf die Stimmung des Menschen. Wenn alles normal verläuft, erwacht im Frühjahr durch Lichteinfluss neuer Tatendrang und macht uns automatisch etwas aktiver und besser gelaunt. Dann fallen der Neustart in veränderte Essgewohnheiten und das Durchhalten gleich viel leichter. Das Frühjahr ist die beste Zeit für eine Umstellung der Ernährungsgewohnheiten und besonders günstig für den Start in ein aktives Lebensstilprogramm. Wenn die Tage wieder länger und sonniger werden, verlässt uns der Drang nach Christstollen und Zimtsternen ganz von selbst. Sonnenlicht unterbindet nämlich den Abbau des Gute-Laune-Stoffs Serotonin.

In südlichen Ländern wird dem Frühstück wenig Bedeutung zugemessen: Ein kleines Gebäckstück und ein Kaffee, oft im Stehen auf dem Weg zur Arbeit eingenommen – das war's dann schon. In nördlicheren Regionen liebt man es dagegen reichlicher. Allerdings verlassen auch hier zu Lande viele die Wohnung, ohne richtig gefrühstückt zu haben.

Nährstoffe richtig über den Tag verteilen

Morgens liefert ein kohlenhydratbetontes Frühstück die richtige Startenergie für den Tag. Ein proteinbetontes, leichtes Mittagessen aktiviert für den Nachmittag, während abends ein Snack, in dem Kohlenhydrate überwiegen, die Regenerationsvorgänge und das Schlafverhalten günstig beeinflusst.

Der menschliche Tagesrhythmus und Stoffwechsel weist Tages- und Nachtphasen auf. Im Zusammenhang mit der Erforschung der biologischen Rhythmen findet man beispielsweise Tagesschwankungen im Bereich der Funktion des Herz-Kreislauf-Systems, der Hormonproduktion, des Stoffwechsels und der Verdauung sowie der Hautregeneration. Es wird angenommen, dass diese Tages- und Nachtphasen auch einen Einfluss auf Nährstoffhaushalt, -aufnahme, -verwertung und -bedarf des Körpers haben.

Ess- und Trinkplan im Tageslauf

Neben der Berücksichtigung des glykämischen Index (vgl. Seite 53) lassen sich durch über den Tag verteilte kleine Mahlzeiten starke Blutzuckerschwankungen vermeiden, und es wird weniger Insulin benötigt. Das liegt ganz im Trend einer aktuellen figurbewussten Essempfehlung, die sich »Nibbling« oder »Grazing« nennt. Angeblich haben unsere Vorfahren so gegessen. Sie waren den ganzen Tag unterwegs und aßen mal hier, mal dort etwas, je nachdem, ob sie etwas sammeln oder erlegen konnten. Ständiges Zu-viel-Essen kam wohl nicht vor, und die große Völlerei war sicher die Ausnahme.

Der neue Trend – immer etwas knabbern

»Nibbling« kommt aus dem Englischen und bedeutet: über den Tag verteilt ständig etwas knabbern und viele kleine Portionen trinken. Es ist der ideale Ess- und Trinkrhythmus für Sportler in einer langen Wettkampfsituation. »Grazing« ist den Tieren abgeschaut, die ganztägig auf der Weide grasen. Wissenschaftlicher Hintergrund der so genannten Grazing-Diät ist eine Schweizer Studie, die zeigte, dass sieben Snackportionen gegenüber drei herkömmlichen Mahlzeiten trotz insgesamt höherem Kaloriengehalt zu einer besseren Gewichtsabnahme führten. Man erklärt sich das so: Die Miniportionen lassen Magen und Darm ständig arbeiten, und die Thermogenese (Wärmebildung nach dem Essen) wird gesteigert. Bei häufigerer Nahrungsaufnahme wird der Stoffwechsel erhöht. Es lohnt sich eine »Umverteilung« der Kalorien auf mehrere kleine Dosen. Menschen, die mehrere kleine Mahlzeiten zu sich nehmen, haben laut einer aktuellen Studie sogar bessere Blutfettwerte (Cholesterin) als Personen, die seltener essen.

Ob es gesünder ist, fünf oder drei Mahlzeiten am Tag zu essen oder gar immerzu Mini-Portionen zu knabbern, ist noch nicht abschließend geklärt. Fest steht jedenfalls, dass auch hier nicht eines für alle richtig ist.

Heißhunger durch lange Esspausen

Übergewichtige empfinden es oft als angenehm, dass häufiges Essen weniger Hungergefühle zwischen den Mahlzeiten aufkommen lässt. Wer dagegen sehr selten und unregelmäßig isst und ganze Mahlzeiten ausfallen lässt, provoziert ein Überessen infolge Heißhungers. Häufig haben Übergewichtige jedoch weniger Schwierigkeiten damit, eine Mahlzeit ganz auszulassen, als vielmehr damit, eine begonnene Mahlzeit rechtzeitig zu beenden. Das Sättigungssignal des Körpers stellt hier das Problem dar. Für die Betroffenen ist es leichter, dreimal am Tag die Nahrungsaufnahme zu beenden, als fünf- oder sechsmal.

Für Kinder gilt die Empfehlung, mehrmals am Tag zu essen, weil ihre Glykogenspeicher kleiner sind als die von Erwachsenen. Folglich reagieren Kinder sensibler auf Blutzuckerschwankungen, und ein stärkerer Abfall ihres Blutzuckerspiegels sollte durch regelmäßige Nahrungszufuhr vermieden werden. Kinder benötigen als Startenergie ein gehaltvolles Kohlenhydratfrühstück, z. B. ein Müsli mit Haferflocken und frischem Obst.

Mahlzeitenrhythmus in der Diskussion

Es gibt Experten, die drei Mahlzeiten als ideal ansehen, da zwischen den Mahlzeiten lange Phasen mit niedrigen Insulinspiegeln entstehen und der Fettabbau somit nicht gehemmt wird. Dazu kann man noch kein abschließendes Urteil fällen. Zwischenmahlzeiten können zwar die Insulinausschüttung stimulieren, große Mahlzeiten tun dies aber sicherlich stärker als kleinere. Nach einer üppigen Portion kann für lange

Zeit relativ viel Insulin im Blut vorhanden sein. Während der Phase der Gewichtsreduktion kann eine Beschränkung auf drei Mahlzeiten psychologisch von Vorteil sein. Auf Dauer lassen sich aber sowohl zur Vorbeugung von Übergewicht als auch zum Halten des Gewichts und zur Leistungsstabilisierung mit mehreren kleineren Mahlzeiten ebenso gute Ergebnisse erzielen, wenn der glykämische Index beachtet wird.

Wer aufgrund seines Arbeitsalltags überhaupt keine Zeit findet, richtig zu essen, sollte sich lieber einige kleine fitnessfördernde Snacks mitnehmen, anstatt ganz auf das Essen zu verzichten und dann abends alles auf einmal nachzuholen.

Abstimmen auf persönliche Vorlieben

Je nach individuellem Bedürfnis sollte die Nahrungsaufnahme der Leistungsfähigkeit angepasst sein. Im Bedarfsfall empfehlen sich »einfache Lösungen« für eventuelle Zwischenmahlzeiten: ein Apfel, ein paar Oliven, zwei bis drei Käsewürfel, einige Nusskerne, Kürbiskerne oder geröstete Sojabohnen, Trockenobst (beispielsweise Aprikosen), Naturjoghurt oder eine Scheibe Roggenvollkornbrot mit fettarmem Käse.

Als Getränke sind Wasser, Mineralwasser, verdünnte Säfte oder Tees ohne Zuckerzusatz geeignet.

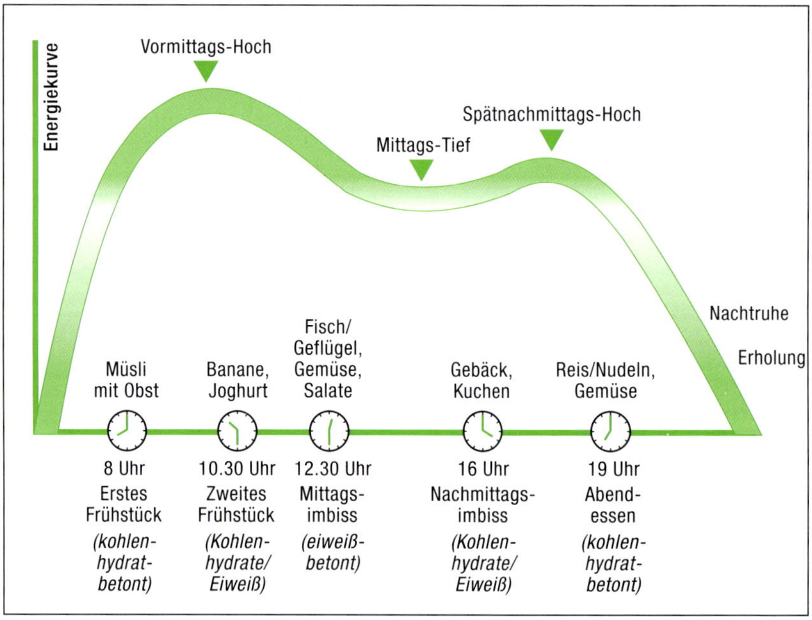

Leistungskurve und Mahlzeitenverteilung

Die Abbildung links zeigt ein Beispiel für das so genannte Fünf-Mahlzeiten-Modell und den Einfluss dieses über den Tag verteilten Essens auf die Kurve der physiologischen Leistungsbereitschaft.
Was die Leistungsfähigkeit betrifft, haben sich mehrere kleine Mahlzeiten für viele Menschen als günstig erwiesen. Dem Leistungsmaximum am Vormittag folgt ein Absinken gegen Mittag hin. Ein allzu üppiges Mittagessen kann dieses Tief verstärken. Zu lange Abstände zwischen den Mahlzeiten können ebenfalls zu Leistungstiefs führen. Auch zur Entlastung der Verdauung erweist sich die verteilte Aufnahme von Mahlzeiten als günstig. Letztlich müssen Sie aber selbst herausfinden, mit wie vielen Mahlzeiten Sie zufrieden sind.

Aller guten Dinge sind sieben: der Lebensmittelkreis

Exakte Mengenangaben für die tägliche Ernährungsplanung sind oft wenig alltagstauglich. Eine gute Orientierung bietet dagegen der Lebensmittelkreis, der zeigt, wie die Ernährung anteilsmäßig zusammengesetzt sein soll.

Alle Ernährungsempfehlungen müssen Lebensmittelempfehlungen sein. Seit Jahren versucht die Ernährungsberatung anhand einfacher Modelle einen anschaulichen Wegweiser für die persönlich richtige Lebensmittelauswahl vorzugeben.
Zunächst entwickelte man in den USA die Basic Seven, in Deutschland später als »gute Sieben« bezeichnet. Dabei handelt es sich um einen Lebensmittelkreis mit sieben Segmenten verschiedener Lebensmittelgruppen, die im täglichen Speiseplan vorkommen sollten. Anfangs waren die Tortenstücke des Lebensmittelkreises gleich groß, später veränderte man sie gemäß ihrer mengenmäßigen Bedeutung für die Ernährung. Den Lebensmittelgruppen, die anteilmäßig bevorzugt gegessen werden sollten, wurden größere Abschnitte in der Kreisdarstellung eingeräumt. Die pflanzlichen Lebensmittelgruppen machen demnach rund zwei Drittel der Gesamtlebensmittelmenge aus.

Getränke kommen hier zu kurz

Lediglich das Segment Getränke kommt im Lebensmittelkreis im Gegensatz zu seiner tatsächlichen Bedeutung zu kurz. Immerhin müssen wir mehr trinken als essen. Insgesamt ist der aktuelle Lebensmittelkreis dennoch ein gutes Modell für einen ausgewogenen Speiseplan. Natürlich sollte aus den einzelnen Segmenten des Kreises stets abwechslungsreich gewählt werden, das heißt die Vielfalt der Brot-, Gemüse- und Obstsorten ebenso genutzt werden wie das reiche Angebot an Milchprodukten. Die

Ihr Schreibtisch ist voll beladen mit Arbeitsutensilien und Papieren? Vielleicht finden Sie aber noch einen kleinen Platz für eine Obstschale, in der Sie stets ein paar Äpfel, Birnen, Bananen oder anderes leicht »nebenbei« zu verzehrendes Obst bereithalten.

Größe der Gemüse- und Obstgruppen steht ganz in Übereinstimmung mit der aktuellen Kampagne »Fünf am Tag«, die zu fünf Portionen Gemüse und Obst täglich rät. Eine Portion Obst oder Gemüse kann durch einen hochwertigen Saft ausgetauscht werden. Zusätzlich gibt es beispielsweise einen Apfel zwischendurch oder Erdbeeren (je nach Saison) zum Müsli oder in der Quarkspeise. Mittags kommt ein knackiger Rohkostsalat und abends gedünstetes Gemüse zum Fisch oder eine herzhafte Gemüsesuppe auf den Tisch.

Lebensmittelkreis

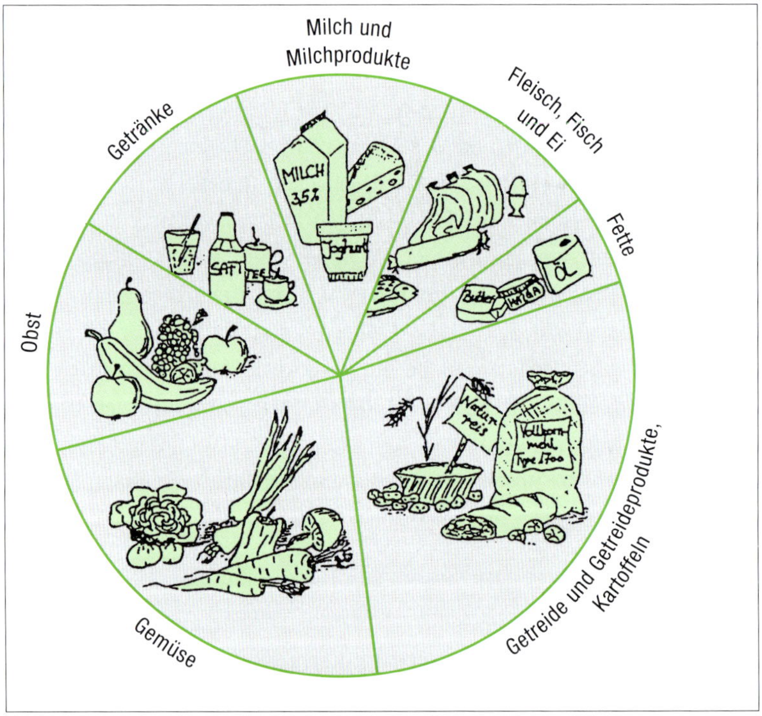

Bei der Auswahl aus dem Segment der tierischen Eiweißträger sollten nicht alle drei Lebensmittelgruppen täglich gegessen werden. Empfehlenswert ist es, wöchentlich jeweils zweimal Fisch, Fleisch und Eier zu wählen.

»Fünf am Tag« für die Gesundheit

»One apple a day keeps the doctor away.« Dieses bekannte Sprichwort wurde abgewandelt in »Five a Day«, denn ein Apfel ist zu wenig, um sich aktiv gegen verschiedene Krankheiten zu schützen. Ausgehend von der Tatsache, dass ein hoher Gemüse- und Obstverzehr vor bestimmten Krebserkrankungen schützen kann, werden täglich fünf Portionen dieser pflanzlichen Lebensmittelgruppen empfohlen. Der Gemüsegruppe wird mit drei Portionen (beispielsweise einmal Salat, einmal gedünstetes Gemüse und einmal ein Glas Tomatensaft) wegen des höheren Gehalts an sekundären Pflanzenschutzstoffen ein leichter Vorzug vor der Obstgruppe mit zwei Portionen täglich gegeben (beispielsweise ein großer Apfel und 150 Gramm Erdbeeren oder Kirschen).

Mittlerweile wurde die amerikanische Kampagne von deutschen Gesundheits- und Ernährungsorganisationen übernommen. Genießen Sie also reichlich Gemüse und Obst – am besten nach dem Angebot der Jahreszeit!

Die Empfehlung, reichlich Gemüse und Obst zu genießen, kann man leichter umsetzen, wenn eine Portion der pflanzlichen Fitmacher in flüssiger Form verzehrt wird, z. B. als Tomaten- oder Möhrensaft oder Orangensaft. Sie sollten aber stets reine Säfte bevorzugen.

Kohlenhydrate als Fundament: die Lebensmittelpyramide

Ebenso anschaulich wie die Tortendarstellung des Lebensmittelkreises mit unterschiedlich großen Teilstücken ist der Aufbau eines Lebensmittelplaners in Pyramidenform.

Das breite Fundament sind die kohlenhydratreichen Lebensmittelgruppen, allen voran Getreide und Getreideprodukte einschließlich der Kartoffeln. An diesen Lebensmitteln sollte man sich satt essen. Obst und Gemüse stehen an zweiter Stelle der empfohlenen Lebensmittel. Auch davon sollte reichlich gegessen werden (fünf Portionen am Tag).

Nach oben Mengen reduzieren

Nach oben verjüngt sich der typische Aufbau einer Pyramide. Dementsprechend folgen jetzt die Lebensmittelgruppen, die nur mit Augenmaß verzehrt werden dürfen. Milch und fettarme Milchprodukte sollten ebenfalls täglich auf dem Speiseplan stehen. Fleisch, Fisch, Geflügel und Eier gehören selbstverständlich zu einer ausgewogenen Ernährung, sind aber mengenmäßig eher Beilagen auf einem insgesamt kohlenhydratbetonten, an pflanzlichen Lebensmitteln reichen Speiseplan. An der

Vergessen Sie nicht, ausreichend Flüssigkeit zu sich zu nehmen! Getränke sind sowohl beim Lebensmittelkreis als auch bei der -pyramide nicht ausreichend berücksichtigt. 1,5 Liter sollten das tägliche Mindestmaß sein.

Spitze der Pyramide steht schließlich das, was man am wenigsten essen soll, nämlich Fettreiches, Süßes und die Kombination aus beidem.
Getränke kommen im klassischen Modell der Lebensmittelpyramide ähnlich wie beim Lebensmittelkreis ebenfalls zu kurz. Im Prinzip müssten sie sogar mit mindestens 1,5 Litern pro Tag das größte Basissegment ausmachen.

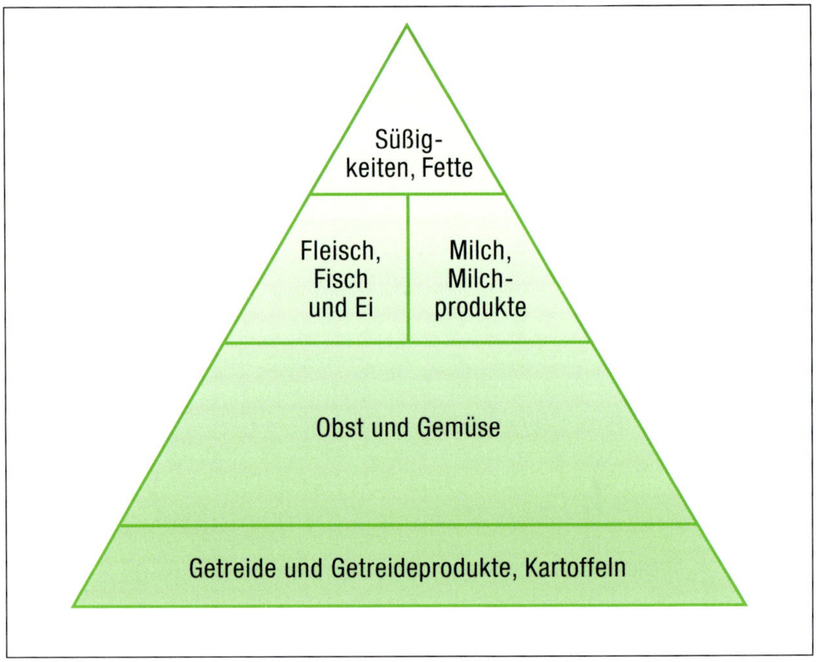

Die klassische Lebensmittelpyramide

Abwandlung der Lebensmittelpyramide

In der Zwischenzeit wurde auch eine ovolaktovegetarische Variante (siehe Seite 228) sowie eine mehr an der Steinzeitdiät (vgl. Seite 132) orientierte Lebensmittelpyramide entwickelt. Unterschiede bestehen vor allem in der Bedeutung der kohlenhydratreichen Getreideprodukte, die auf dem menschlichen Speiseplan ebenso wie Kartoffeln recht »junge« Lebensmittel sind. Gemüsen und Früchten aller Art werden in beiden Varianten noch größere Anteile eingeräumt. Die Steinzeitpyramide entspricht eher dem Konzept des glykämischen Index. Vergleichen Sie selbst.

Die Urnahrung – viele kleine Snacks

Die Urnahrung des Menschen sah bekanntlich anders aus, entsprechend verschieben sich die Abschnitte in der Pyramide. Getreide rückt weiter nach oben, da es noch keinen systematischen Anbau gab. Auch Milch war eine Rarität, und es gab häufig Snacks wie Früchte, Saaten oder Nüsse zu essen. Getrunken wurde hauptsächlich Wasser.

Nüsse gemischt mit Trockenfrüchten – auch als so genanntes Studentenfutter bekannt – sind ein idealer Snack für zwischendurch, der Energie spendet, anhaltend sättigt und voller guter Inhaltsstoffe, insbesondere Mineralstoffe, steckt.

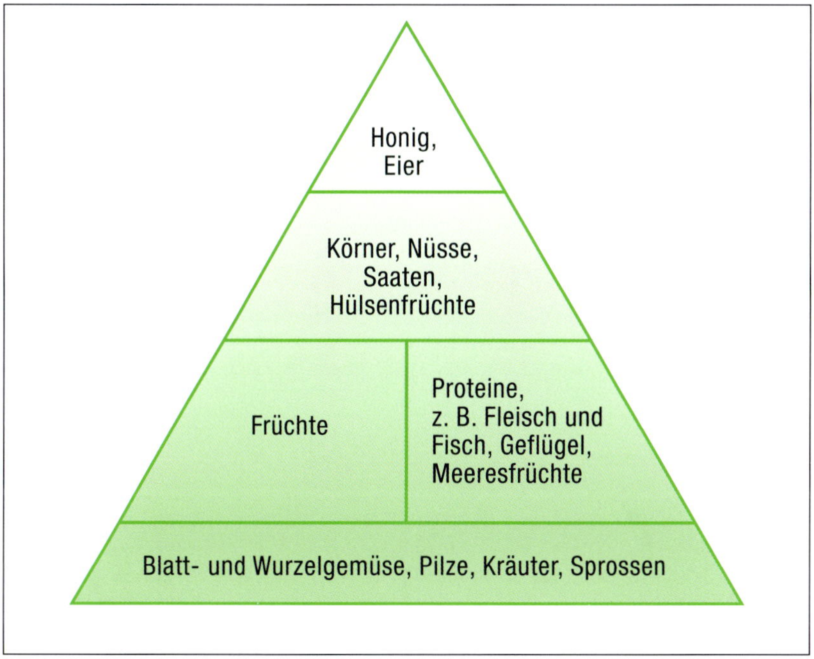

»Steinzeit«-Pyramide

Ausgewogene Ernährung für Vegetarier

Wie bei der klassischen Lebensmittelpyramide bilden auch bei der Vegetarischen Pyramide die Sattmacher Getreide, Getreideprodukte und Kartoffeln die Basis. Sie sollten zu jeder Mahlzeit genossen werden. Dazu kommen Obst und Gemüse (möglichst fünfmal am Tag) und Hülsenfrüchte zur Sicherstellung einer ausreichenden Eiweißversorgung. Im Mittelfeld rangieren Milch und Sojamilchprodukte (Eiweiß- und Kalziumquellen) und Nüsse. In geringen Mengen sollten Eier und Süßigkeiten verzehrt werden.

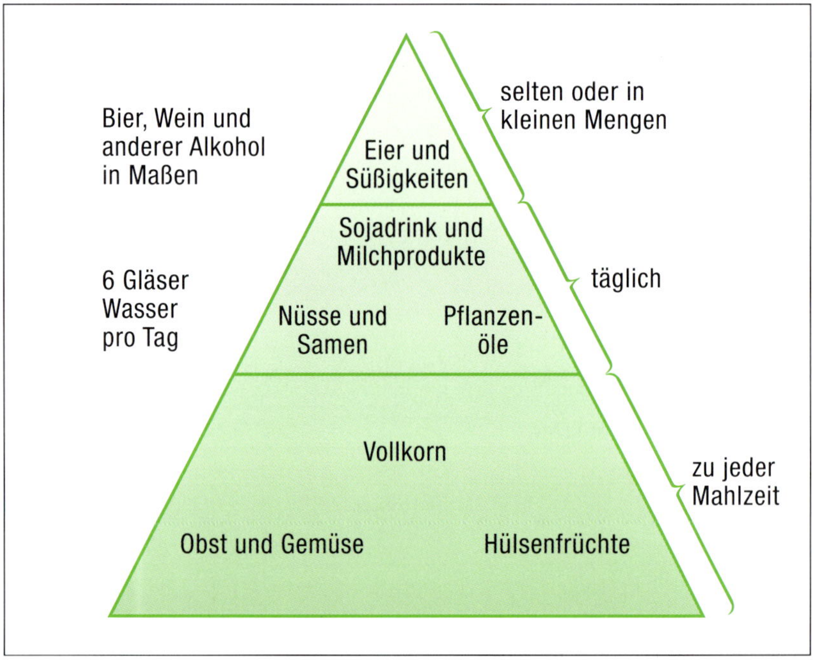

Vegetarische Pyramide

Wer sich eiweißbetont und gleichzeitig fettgesund ernähren möchte, sollte Käse der Wurst als Brotbelag vorziehen und häufiger (Meeres-)Fisch anstelle von Fleisch essen.

Gemüse und Obst als Schwerpunkt

Jede der Pyramiden kann zur Orientierung einer persönlich richtigen Lebensmittelauswahl dienen.

Verbote gibt es nicht, aber der Akzent liegt deutlich auf Gemüse und Früchten. Ebenfalls sollte der Anteil hochverarbeiteter und zudem stark zucker- und/oder fetthaltiger Lebensmittel so gering wie möglich gehalten werden. Aus den Modellen des Lebensmittelkreises und der Lebensmittelpyramide gehen zunächst keine konkreten Mengenangaben für die jeweiligen Nahrungsmittel hervor.

Erwachsene mit leichter körperlicher Arbeit und mäßiger Freizeitaktivität können sich jedoch in etwa an den unten stehenden Vorgaben orientieren. Wer sich an diese Empfehlungen hält, isst gleichzeitig gesund und genießt bewusst.

Kleine »Extras« wie Süßigkeiten, Zucker und Snacks (etwa 50 Gramm pro Tag) sind dabei übrigens erlaubt. Die Auswahl der Lebensmittel könnte beispielsweise aussehen wie in der folgenden Tabelle.

Lebensmittel	Lebensmittel-Verzehrsempfehlungen für Erwachsene
Getreide, Getreideprodukte und Kartoffeln	Täglich fünf bis sieben Scheiben Brot (ca. 250-350 g, einen Teil auch als Getreideflocken), davon zwei Scheiben Vollkornbrot; eine Portion Reis oder Nudeln (roh ca. 75-90 g, gekocht 220-270 g) oder eine Portion Kartoffeln (ca. 250-300 g = vier bis fünf mittelgroße Kartoffeln)
Gemüse und Hülsenfrüchte	Täglich ca. 400 g Gemüse (gegart, roh und als Blattsalat) Wöchentlich ein Hülsenfruchtgericht
Obst	Täglich zwei Portionen frisches Obst (250-300 g)
Milch und Milchprodukte	Täglich 0,25 Liter fettarme Milch und drei Scheiben Käse (á 30 g)
Fisch, Fleisch und Eier	Wöchentlich ein bis zwei Portionen Seefisch, pro Woche insgesamt etwa 300-600 g Fleisch und Wurst, wöchentlich bis zu drei Eier
Fette und Öle (Butter, Pflanzenmargarine oder -öle)	Täglich höchstens 40 g Streich- und Kochfett, z. B. zwei Esslöffel Butter oder Margarine und zwei Esslöffel hochwertiges Pflanzenöl
Getränke	Täglich mindestens 1,5 Liter Flüssigkeit (z. B. Mineralwasser, ungesüßte Kräuter- und Früchtetees, Gemüsesäfte, verdünnte Obstsäfte, in Maßen Kaffee und schwarzer Tee)

Hülsenfrüchte und Sojaprodukte sind wertvolle Bestandteile unserer Ernährung. Probieren Sie einmal die Vielfalt von Sojadrinks, Yofu, Tofu, Sojadesserts, Sojakernen und Sojaflocken. Sojaprodukte sind längst nicht mehr nur Ersatz von Fleisch und Milch.

Vereinfachter Lebensmittel-Check

	wenig	mäßig	viel
Getreide, Getreideprodukte, Kartoffeln			
Gemüse			
Obst			
Milch, Milchprodukte			
Fleisch, Fisch, Eier			
Fette, Öle			
Getränke			

Wer für sich oder eine ganze Familie regelmäßig einkauft und kocht, muss nicht lange nachdenken, von welchen Lebensmittelgruppen er ungefähr wie viel zu sich nimmt. Wer dagegen meist Fertigmahlzeiten isst oder ins Restaurant geht, hat oft keine Ahnung, wie die Verteilung der einzelnen Nahrungsmittelgruppen bei ihm aussieht.

Essen Sie richtig?

Ein erster einfacher Check (siehe oben) zeigt, ob Sie tendenziell richtig liegen oder wo Sie Ihre Ernährung, gemessen an den Größenordnungen im Lebensmittelkreis oder in der Pyramide, verbessern können.

Wer sein Ernährungsverhalten genauer unter die Lupe nehmen will, muss den detaillierten Test auf der folgenden Seite ausfüllen. Markieren Sie einfach zu jeder Frage spontan Ihre Antwort. Zur Auswertung addieren Sie jeweils die Punkte in den sechs Lebensmittelgruppen, teilen sie durch die jeweilige Anzahl der Lebensmittel (Einzelfragen) und tragen den Mittelwert ein.

Auswertung und Interpretation des Ernährungs-Checks

Es gibt zu jeder Frage vier Punktwerte:

- 3 bedeutet »sehr gut«
- 2 ist »zufrieden stellend«
- 1 heißt »ausreichend« und
- 0 signalisiert »ungenügend«

Die Mittelwerte in den einzelnen Produktgruppen werden wie folgt zugeordnet:

- ≥ 2–3: gut
- ≥ 1–2: mittel
- 0–1: schlecht

Die Ernährungsgewohnheiten der meisten Menschen hinsichtlich der Zusammenstellung und Häufigkeit ihrer Mahlzeiten sind ziemlich konstant. Ausnahmen davon sind Urlaubszeiten oder längere Erkrankungen.

Der große Ernährungs-Check

Nahrungsmittel	Essen Sie	mehrmals täglich	täglich	3–5 mal pro Woche	1–2 mal pro Woche	selten/nie
Stärke- und ballaststoffreiche Lebensmittel	Volkornbrot/-brötchen	3	3	2	1	0
	Weißbrot/Mischbrot	1	1	1	1	2
	Haferflocken/Müsli	2	3	2	1	0
	Nudeln	1	2	3	1	0
	Reis	1	2	3	1	0
	Kartoffeln (fettarm zubereitet)	1	2	3	1	0
	Kartoffeln (mit Fett zubereitet)	0	0	1	1	2
	Hülsenfrüchte	0	2	2	2	0
Gemüse und Obst	Gemüse (gekocht, frisch oder tiefgefroren)	3	2	2	1	0
	Gemüsekonserven	1	2	2	2	2
	Rohkostsalat/Gemüse, roh	3	3	2	1	0
	Obst, frisch	3	3	2	1	0
	Obstkonserven	0	1	2	2	1

Der große Ernährungs-Check

Nahrungsmittel	Essen Sie	mehrmals täglich	täglich	3–5 mal pro Woche	1–2 mal pro Woche	selten/ nie
Milch und Milchprodukte	Trinkmilch, Sauermilch, Quark	2	3	2	1	0
	Käse < 30 % Fett i.Tr.	2	3	2	1	0
	Käse > 30% Fett i.Tr.	1	1	2	1	1
Fisch, Fleisch und Eier	Wurst/Aufschnitt (fettarm)	0	1	1	2	2
	Wurst/Aufschnitt (fettreich)	0	0	0	1	3
	Fleisch, mager	0	1	2	3	0
	Fleisch, mittelfett	0	0	0	1	3
	Fisch (gekocht, gegrillt, gedünstet)	0	1	2	3	0
	Fisch (gebraten, frittiert)	0	0	1	2	1
	Fisch (geräuchert od. -konserve)	0	1	1	2	0
	Eier	0	1	2	3	1
	Butter, Margarine, Öl	1	1	1	0	0
Zucker, Süßigkeiten und nichtalkoholische Getränke	Zucker	0	0	1	1	3
	Süßigkeiten	0	0	1	1	2
	Limonaden/Colagetränke	0	0	1	1	2
	Frucht-, Gemüsesäfte	2	2	2	1	0
	Mineralwasser	3	3	2	0	0
	Früchte-, grüner od. Kräutertee	2	2	2	1	0
Kaffee, schwarzer Tee, alkoholische Getränke	Kaffee, schwarzer Tee	1	1	2	2	2
	Wein oder Bier	0	1	1	1	2
	Alkohol, hochprozentig	0	0	0	0	3

Gruppe 1: Stärke- und ballaststoffreiche Lebensmittel

Diese Lebensmittel sind die Basis einer kohlenhydratbetonten Fitnesskost. Wer bevorzugt Kohlenhydrate isst und gleichzeitig Fett spart, macht beim Essen insgesamt eine gute Figur. Denn Lebensmittel aus dieser Gruppe sind Fitmacher und keine Dickmacher, wenn man auch auf den glykämischen Index achtet.

Ein guter Anhaltspunkt ist: Essen Sie täglich Vollkornprodukte und jeweils zwei- bis dreimal wöchentlich Kartoffeln, Reis und Nudeln. Wer Vollkornprodukte bevorzugt, verbessert auch noch gleichzeitig seine Vitamin-B- und Magnesiumversorgung.

- **Gutes Ergebnis:** Glückwunsch. Beim Verzehr stärke- und ballaststoffreicher Lebensmittel schneiden Sie insgesamt sehr gut ab.
- **Mittleres Ergebnis:** Ihr Kohlenhydratbewusstsein ist zufrieden stellend. Sie können sich aber noch verbessern.
- **Schlechtes Ergebnis:** Ihr Kohlenhydratbewusstsein lässt zu wünschen übrig. Essen Sie also mehr Vollkornbrot, Kartoffeln, Reis und Nudeln sowie ab und zu ein Gericht mit Hülsenfrüchten.

In unserem Check nicht berücksichtigt ist die Qualität der einzelnen Lebensmittel – und das ist auch eine Preisfrage. Wussten Sie, dass Konsumenten in Italien oder Frankreich einen beträchtlich höheren Einkommensanteil für ihre Lebensmittel ausgeben? Dabei ist das Durchschnittseinkommen dort keinesfalls höher, aber offensichtlich das Qualitätsbewusstsein.

Gruppe 2: Gemüse und Obst

Wer viel Gemüse und Obst verzehrt, ist bestens mit Vitaminen und Mineralstoffen sowie gesundheitsfördernden bioaktiven Pflanzenstoffen versorgt. Das Motto »Five a Day«, das heißt fünfmal Gemüse und Obst täglich, gibt das Ziel vor. Neben frischem Obst und Gemüse sind auch Tiefkühlgemüse sowie Gemüse- und Fruchtsäfte eine gute Möglichkeit, mehr Vitamine, Mineralstoffe und bioaktive Pflanzenstoffe auf den täglichen Speiseplan zu bringen.

- **Gutes Ergebnis:** Ihr Gemüse- und Obstverzehr ist vorbildlich.
- **Mittleres Ergebnis:** Gemüse und Obst kommen zwar relativ häufig auf den Tisch. Sie können Ihr Ergebnis aber noch verbessern.
- **Schlechtes Ergebnis:** Warum setzen Sie nicht auf die schmackhafteste Möglichkeit, sich mit Vitaminen, Mineralstoffen und gesundheitsschützenden sekundären Pflanzenstoffen zu versorgen?

Gruppe 3: Milch und Milchprodukte

Milch und Milchprodukte halten aufgrund ihres günstigen Kalziumgehaltes unsere Knochen stabil und fördern die Zahngesundheit. Diese weißen Fitmacher sind außerdem reich an wertvollem Milcheiweiß. Deshalb gehören mindestens eine

Milchprodukte sind bei uns sehr beliebt. Viele asiatische Völker essen dagegen traditionell keinerlei Milchprodukte, die sie meist weder mögen noch vertragen. Wer auch hier zu Lande auf Milch und Milchprodukte verzichtet, muss auf genügend und am besten mit Kalzium angereicherte Sojaprodukte ausweichen.

Portion Milch, Joghurt oder Quark sowie eine Portion fettarmer Käse auf den täglichen Speiseplan. Bevorzugen Sie aber als Erwachsener Produkte mit niedrigem Fettgehalt, damit Milchgenuss und schlanke Linie im Einklang bleiben.

- **Gutes Ergebnis:** Prima, Sie bauen auf Milch und Milchprodukte und halten so Ihre Knochen stabil.
- **Mittleres Ergebnis**: Die Auswahl bei Milchprodukten ist so groß, dass jede(r) daran Geschmack finden kann. Probieren Sie es aus und verbessern Sie Ihr Ergebnis!
- **Schlechtes Ergebnis:** Sie mögen vermutlich Milch und Milchprodukte nicht besonders. Wenn Ihnen Milch pur nicht schmeckt, können Sie auf schmackhafte Milchmixgetränke sowie Sauermilchprodukte (Joghurt, Dickmilch, Kefir, Buttermilch und Quark) ausweichen. Quark lässt sich pikant-würzig und fruchtig-süß zubereiten. Wenn Sie die Vielfalt der weißen Fitmacher gründlich testen, finden Sie sicher auch etwas, das Ihnen schmeckt. Falls sie Milch nicht vertragen, können Sie auf Sojaprodukte und -drinks ausweichen.

Gruppe 4: Fleisch, Fisch und Ei

Fleisch, Fisch und Ei versorgen uns mit wertvollem Eiweiß und wichtigen Spurenelementen wie Eisen, Zink, Jod und Selen. Bevorzugen Sie aber möglichst die fettarmen Sorten und Zubereitungsarten. »Low-Fat« heißt jedoch nicht »No Fat«: Das Fett in Meeresfischen ist reich an Omega-3-Fettsäuren, Oliven- und Rapsöl sind gute Quellen für die einfach ungesättigten Fettsäuren. Beide Fettsäurefamilien kommen der Herz-Kreislauf-Fitness zugute. Außerdem sind Pflanzenöle eine gute Quelle für das fettlösliche Vitamin E. Zweimal Fisch in der Woche und täglich ein entsprechendes Öl zum Salat sind ein guter Anhaltspunkt.

- **Gutes Ergebnis:** Sie haben klug, das heißt insgesamt fettbewusst ausgewählt. Bleiben Sie dabei.
- **Mittleres Ergebnis:** Wer zu häufig Fleisch, Wurst und Eier verzehrt, sollte sein Verhalten ebenso überdenken wie diejenigen, die grundsätzlich fettreiche Produkte und Zubereitungen bevorzugen.
- **Schlechtes Ergebnis:** Sie laufen Gefahr, zu viel Fett als Begleiter proteinhaltiger Lebensmittel zu verzehren. Bedenken Sie, zu viel Fett macht fett und langfristig auch krank. Tauschen Sie also Ihre Lebensmittel gegen fettärmere Varianten aus, und verzichten Sie öfter mal auf eine Fleischmahlzeit.

Gruppe 5: Zucker, Süßigkeiten und alkoholfreie Getränke

Süßigkeiten und raffinierter Zucker gehören zwar zu den Kohlenhydraten und liefern schnell Energie, aber sie enthalten keine anderen lebenswichtigen Nährstoffe wie Vitamine und Mineralien. Lebensmitteln und Getränken zugesetzter Zucker »verdünnt« die Nährstoffdichte an Vitaminen und Mineralstoffen. Also gehen Sie sparsam damit um.

Neben der Qualität von Getränken zählt natürlich auch die richtige Menge. Wer keinen Sport treibt, braucht täglich mindestens 1,5 Liter Trinkflüssigkeit. Pro Stunde körperlicher Aktivität können je nach Intensität und Klimabedingungen ein bis zwei Liter hinzukommen. Übrigens: Für sportlich Aktive ist eine Apfelsaftschorle immer eine gute Wahl.

- **Gutes Ergebnis:** Bei den Durstlöschern haben Sie richtig ausgewählt und auch versucht, Zucker und Süßes vernünftig zu dosieren.
- **Mittleres Ergebnis:** Essen und Trinken – beides muss stimmen! Sie können sich in Ihrem Trinkverhalten noch verbessern. Versuchen Sie, auch den Zuckergehalt in Ihrer Ernährung einschließlich den Getränken im Auge zu behalten.
- **Schlechtes Ergebnis:** Essen Sie weniger Zucker und Süßes und trinken Sie mehr Gemüse- und Obstsäfte sowie Mineralwasser. Auch grüner Tee, Früchte- und Kräutertee sind gesüßt mit wenig Zucker, Honig oder Süßstoff gute Durstlöscher.

Süßigkeiten gelegentlich in maßvoller Menge so richtig, das heißt ohne schlechtes Gewissen, zu genießen, ist besser als sich strenge Verbote aufzuerlegen. Meist kann man diese rigide Kontrolle ohnehin nicht einhalten und isst dann umso mehr davon.

Gruppe 6: Kaffee, schwarzer Tee und alkoholische Getränke

Koffein- und alkoholhaltige Getränke sind Genussmittel. Dementsprechend sollte man sich ihren Konsum bewusst einteilen. Doch viele Menschen trinken falsch, das heißt morgens und tagsüber viel Kaffee oder schwarzen Tee und abends dann alkoholische Getränke zur Entspannung. Sowohl Koffein als auch Alkohol regen die Nieren zur vermehrten Wasserausscheidung an und tragen deshalb wenig zur Auffüllung der Wasserbilanz bei. Eine gute Alternative sind auch alkoholfreies Bier, Weinschorle, entkoffeinierter Kaffee sowie Früchte- und Kräutertees.

- **Gutes Ergebnis:** Sie gehen mit anregenden Getränken und Alkohol bewusst um. Machen Sie so weiter.
- **Mittleres Ergebnis:** Probieren Sie auch einmal alkoholfreies Bier, eine Weinschorle oder entkoffeinierten Kaffee aus.
- **Schlechtes Ergebnis:** Kaffee, schwarzer Tee und alkoholische Getränke begleiten Sie über den Tag. Sie sollten Ihr Trinkverhalten und die Wahl Ihrer Getränke überdenken.

Knuspriges Brot, knackiger Salat – Frische ist ein entscheidendes Qualitätsmerkmal bei fast allen Lebensmitteln. Doch seitdem der Mensch nicht mehr als Jäger und Sammler von der Hand in den Mund lebt, muss neu definiert werden, was mit »Frische« eigentlich gemeint ist.

Vollwertig ernährt mit frischen Lebensmitteln

Die Weichen für eine vollwertige und ausgewogene Ernährung werden keineswegs allein in der eigenen Küche gestellt, sondern gesunde Ernährung beginnt bereits beim Einkauf oder bei der richtigen Bestellung im Restaurant.

Frisch = schmackhaft = gesund

Aus Verbrauchersicht geht Frische über alles. Verschiedene Studien belegen, dass Frische das erste Kriterium bei der Auswahl von Lebensmitteln ist. Gesundes Essen muss schmecken. Und beim Einkauf für gesundes Essen ist es dem Verbraucher ganz wichtig, dass er sich auf Qualität und Frische der Lebensmittel verlassen kann. Gemüse soll knackig, Obst, Salat und Fisch müssen frisch sein. Weitere Lebensmittel, bei denen besonders auf Frische Wert gelegt wird, sind Brot und Backwaren, Fleisch und Fleischwaren sowie – der Name bringt es bereits zum Ausdruck – Milchfrischprodukte.

Das Qualitätsbewusstsein ist gestiegen

Das Frische- und Qualitätsbewusstsein des Verbrauchers äußert sich in unterschiedlicher Art und Weise sowie auf ganz verschiedenen Ebenen, indem z. B.

- bei verpackten Lebensmitteln fast durchgängig auf das Mindesthaltbarkeitsdatum geachtet wird,
- sich zunehmend die Erkenntnis durchsetzt, dass das Tiefgefrieren von Gemüse besonders gut zur Schonung von Nährstoffen beiträgt,
- oder das regionale und saisonale Lebensmittelangebot bevorzugt und direkt beim Erzeuger eingekauft wird.

Doch was versteht man eigentlich unter Frische? Bis zu 80 Prozent unserer täglichen Lebensmittel sind nicht mehr »frisch« im Sinne von unverarbeiteter Rohware, sondern verarbeitet, behandelt und verpackt. Lebensmittel sind bekanntlich ein empfindliches Gut. Lebensmittelverarbeitung umfasst alle Maßnahmen, die sich in das Spektrum zwischen Fixierung des Zustandes der Rohware und der Herstellung eines verzehrfertigen Lebensmittels einordnen lassen.

Frische aus ernährungsphysiologischer, hygienischer und sensorischer Sicht

Feinschmecker und Gesundheitsbewusste stimmen hinsichtlich der Empfehlung und beim Grundprinzip der Vollwert-Ernährung überein: »Lasst unsere Nahrung so natürlich wie möglich!« Es ist umso wahrscheinlicher, dass unsere Nahrung alle essenziellen Bestandteile enthält, je näher die einzelnen Lebensmittel am Zustand der Naturbelassenheit sind. So werden mit pflanzlicher unerhitzter Frischkost neben den bekannten essenziellen Nährstoffen auch so genannte sekundäre Pflanzenstoffe zugeführt, deren Bedeutung für die Gesunderhaltung zunehmend erforscht und anerkannt wird.

Man muss deshalb aber nicht dem fundamentalistischen Naturmythos eines Helmut Wandmaker folgen, der allen Ernstes behauptet: »Willst Du gesund sein – vergiss den Kochtopf!« Rohkost in Ehren – aber erst die Beherrschung des Feuers brachte dem Urmenschen eine wesentliche Verbesserung seiner Ernährungsgrundlage sowohl in ernährungsphysiologischer, hygienischer als auch sensorischer Hinsicht. Die Nutzung des Feuers markiert den Beginn der menschlichen Esskultur.

Sicherlich möchte heute auch keiner mehr nach dem Speiseplan von 1890 leben, auf dem große Abwechslung und Frischkost absoluter Luxus für wenige Wohlhabende waren. Auch aktuelle, der Gesundheitsförderung dienende Ernährungsempfehlungen, wie etwa die, mehr Gemüse und Fisch zu essen, ließen sich ohne die Möglichkeit des Tiefgefrierens gar nicht im großen Maßstab umsetzen. Hinsichtlich Verfügbarkeit und Variation hat sich unser Lebensmittelangebot in den vergangenen Jahrzehnten eindeutig positiv geändert.

Wer Obst und Gemüse der jeweiligen Region nach dem jahreszeitlichen Angebot auswählt, genießt zugleich gesundheits- und umweltbewusst. Dadurch, dass die Lebensmittel reif geerntet werden und lange Transportwege entfallen, bekommen wir auch einen optimalen Gehalt an Vitaminen und Aromastoffen.

Einflüsse auf die Lebensmittelqualität

Die Verarbeitung von Lebensmitteln hat allgemein das Ziel, das verfügbare Rohstoffpotenzial für die Ernährung des Menschen nutzbar zu machen. Dabei sollen nach Möglichkeit alle Verarbeitungsschritte auf die Erhaltung und Verbesserung der Lebensmittelqualität ausgerichtet sein.

Ein Lebensmittel ist auf allen Stufen – von seiner Erzeugung bis zum Verzehr – dem Einfluss von Faktoren ausgesetzt, die seine Qualität verändern können. Sieht man von den Fällen ab, in denen die Lagerung nach der Ernte oder nach dem Schlachten mit einem Reifungsprozess verbunden ist (z. B. Obstnachreifung), wirkt sich die

Einkaufen direkt vom Bauernhof ist inzwischen weit verbreitet – und wer nicht so ländlich wohnt, kann auch oft einen Lieferservice in Anspruch nehmen, der verschiedene Sortimente von Gemüse, Obst, Milch, Getreideprodukten oder Fleisch regionaler Erzeuger an die Haustür bringt.

Aufbewahrung zwischen Ernte oder Gewinnung, Einkauf und Zubereitung meistens nachteilig auf die Qualität von Lebensmitteln aus. Die Vielzahl dieser qualitätsbeeinflussenden Faktoren ist aus der folgenden Abbildung ersichtlich. Ausschlaggebend ist dabei vor allem auch die Einwirkungszeit des jeweiligen Faktors. Bei vielen Lebensmitteln ist Zeit der Frischefeind Nummer eins. Frische Lebensmittel wie Obst, Gemüse, Fisch, Milch und Fleisch sind zwischen Ernte (bzw. Schlachtung, Fang oder Erzeugung) und Verzehr einer Reihe von Einflüssen ausgesetzt, die zu ihrem Verderb führen oder zumindest ihren Wert mindern können: Der Geschmack kann verloren gehen, der Vitamingehalt abnehmen, Fett kann ranzig werden, bis sich das Lebensmittel im Laufe der Zeit mehr und mehr zersetzt und am Ende völlig ungenießbar wird.

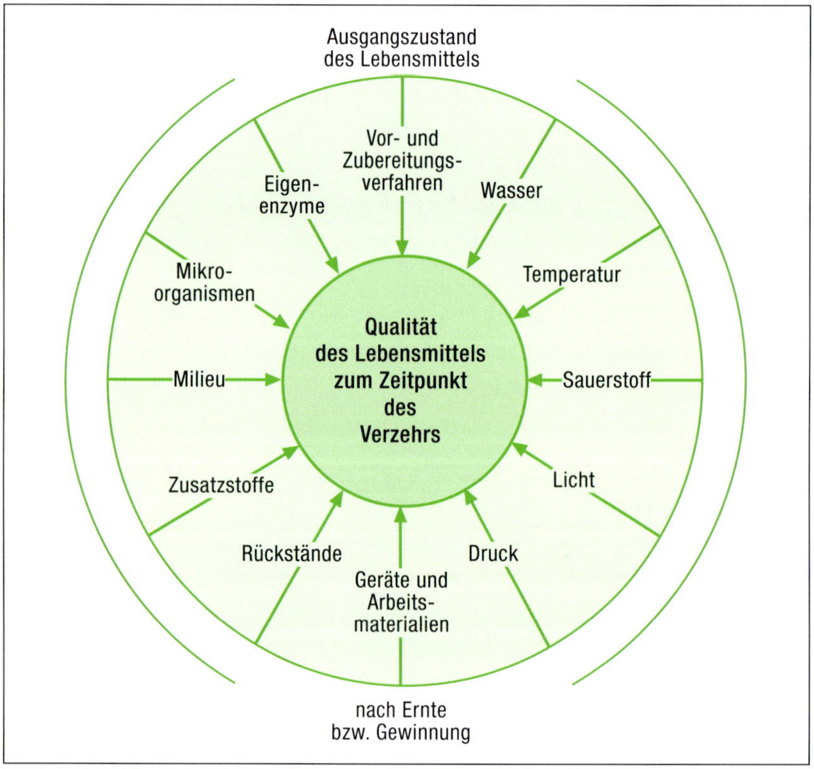

Einflussfaktoren auf die Lebensmittelqualität

Beste Lösung ist rascher Verbrauch

Die Ursachen für diese Veränderungen sind neben Luft (Sauerstoff), Licht, Wärme und Wasser vor allem in Lebensmitteln natürlich vorkommende Enzyme (Eiweißbausteine, die zum Abbau von Nährstoffen führen können) und Mikroorganismen. Diese Kleinstlebewesen verursachen Schimmel, Gärungen und Fäulnis. Im Allgemeinen sind solche Vorgänge unerwünscht, doch bei der Käsereifung oder bei der milchsauren Gärung von Sauerkraut werden solche Mikroorganismen gezielt eingesetzt.

Das einfachste Mittel gegen den Verderb lautet: Lebensmittel sofort verbrauchen! Das ist aber nicht immer möglich, denn viele Produkte werden zu bestimmten Zeiten in großen Mengen erzeugt und oft über weite Strecken vom Erzeuger in die Ballungsgebiete transportiert. Zu diesem Zweck müssen viele Erzeugnisse konserviert werden. Deshalb haben die Menschen seit langem Methoden entwickelt, Lebensmittel durch Trocknen, Einkochen, Kühlen oder den Zusatz von Zucker und Salz haltbar zu machen.

Wer Wert auf Frische beim Einkauf legt, sollte natürlich auch zu Hause auf raschen Verbrauch oder sachgerechte Lagerung der Lebensmittel achten. Nach zwei Tagen im Kühlschrank kann z. B. Salat zwar mit Eiswasser »wiederbelebt« werden, nicht aber die bereits verlorenen Vitamine.

Roh ist nicht immer besser

Die Forderung nach weitestgehender Naturbelassenheit bedeutet jedoch nicht, dass alle Lebensmittel völlig unverarbeitet verzehrt werden sollten. Bestimmte Lebensmittel sind unerhitzt giftig oder ungenießbar (wie etwa Hülsenfrüchte). Hier ist das Erhitzen unbestritten notwendig. In anderen Fällen werden die Lebensmittel durch das Erhitzen bekömmlicher oder ihre Inhaltsstoffe können besser ausgenutzt werden. So werden beispielsweise Carotin aus Möhren, Lykopin aus Tomaten und Kartoffelstärke leichter aufgenommen und sind damit für den Organismus besser verfügbar, wenn Gemüse und Kartoffeln gegart werden. Außerdem bilden sich durch Hitzeeinwirkung typische Geschmacksstoffe. Erhitzen kann außerdem vor pathogenen Mikroorganismen oder Parasiten schützen (z. B. Salmonellen, Nematoden). Es gilt abzuwägen, welche Lebensmittel in rohem Zustand genießbar und welche durch Erhitzen oder Fermentieren vorzubehandeln sind.

Schonung für sensible Vitamine

Da Vitamine gegenüber äußeren Einflüssen wie Hitze, Sauerstoff, Licht und Wasser (bei den wasserlöslichen Vitaminen) sehr empfindlich sind, ist hier mit größeren Verlusten zu rechnen. Besonders sensibel reagieren dabei Vitamin C und Folsäure.

So verliert beispielsweise frischer Kopfsalat bei zweitägigem Aufbewahren unter

Raumtemperatur schon die Hälfte seines Vitamin-C-Gehalts, bei geschnittenem Mischsalat ist der Verlust noch höher. Der Verlust an Vitamin C bei frischem Spinat nach zweitägiger Lagerung in der Vorratskammer bei 20 °C beträgt 79 Prozent gegenüber 33 Prozent bei der Aufbewahrung im Kühlschrank. Bei Blattgemüsen sind die Verlustraten höher als bei Knollen- und Wurzelgemüsen.

Hochempfindlich: Folsäure und Vitamin C

Die zur Gruppe der B-Vitamine zählende Folsäure kann bei Zimmertemperatur nach drei Tagen bereits zu zwei Dritteln abgebaut sein; anschließendes Kochen zerstört die Folsäure fast völlig. Ein bis drei Tage dauert es im Allgemeinen schon, bis die so genannte Frischware über den Großmarkt und den Einzelhandel zum Verbraucher gelangt und dort – oft erst nach Zwischenlagerung – verwendet wird. Besonders zerkleinerte Gemüse und Früchte verlieren durch den beschleunigten enzymatischen Abbau rasch bis zu 60 Prozent des ursprünglichen Vitamin-C-Gehalts.

Fazit: Lebensmittel, die reich an empfindlichen Vitaminen sind, müssen besonders sorgfältig gelagert und so rasch wie möglich verzehrt werden. Je kürzer die Zeitspanne zwischen Ernte und Verzehr, desto besser, das heißt gesünder und schmackhafter!

In küstenfernen Gebieten ist es immer noch schwierig, wirklich frischen Meeresfisch zu bekommen. Besonders bei den beliebten Fischfilets ist es dem Konsumenten kaum möglich, die Frische richtig zu beurteilen. Hier ist Tiefkühlware meist die bessere Wahl.

Schnell verderblich: Fischeiweiß

Ein sehr sensibles Lebensmittel ist Fisch, der Feinschmeckern frisch oft besser schmeckt als tiefgefrorener – vorausgesetzt er ist wirklich fangfrisch. Hier gilt dasselbe, aber vor allem aus sensorischen und hygienischen Gründen. Beim ersten Auftreten von fischigem Geruch haben Bakterien schon mit dem Abbau des Fisch eiweißes begonnen. Die heutigen Fangbedingungen erfordern allerdings eine Verarbeitung bereits auf dem Schiff, sodass Fisch in einwandfreier Qualität meistens nur tiefgefroren angeboten werden kann.

Frisch heißt nicht erntefrisch

Weil frisches Gemüse, Fisch und Obst so leicht verderben, ist ihre Vermarktung risikoreich, lässt doch die Qualität kontinuierlich und unaufhaltsam nach – auch wenn die Lebensdauer der Waren durch Kühlen und Lagerung unter kontrollierter Atmosphäre verlängert werden kann. Wer einkauft, muss sich vor Augen halten, dass gekauftes »Frischgemüse« nicht mit erntefrischem Gemüse gleichgesetzt werden kann. Nicht haltbar gemachte Lebensmittel verändern schon nach kurzer Zeit Farbe, Aroma, Geschmack und biochemische Struktur, das heißt auch ihren Nährwert. So kann Frischgemüse im Handel oder im Haushalt bei zu langer und/oder unsachgemäßer Aufbewahrung deutlich weniger Vitamin C enthalten als ein tiefgefrorenes oder sterilisiertes Produkt. Kommt zudem Gemüse auf den Tisch, das in der Region keine Saison hat, verschlechtert sich der Vitamingehalt durch die langen Transportwege zusätzlich.

Mehrmals wöchentlich oder gar täglich einzukaufen, empfinden vor allem Berufstätige als lästig und zeitraubend. Für eine optimale Vitamin- und Nährwertversorgung sollten Sie aber zumindest Fleisch, Obst und Gemüse erst kurz vor dem Verzehr einkaufen.

Was wann einkaufen?

Tagesfrisch

- Brötchen
- Fisch
- Frischmilch
- Frischfleisch
- Hackfleisch
- Salat

Wöchentlich

- Brot (zweimal wöchentlich)
- Butter
- Eier
- Frischgemüse
- Frischobst
- Joghurt
- Käse
- Kaffee
- Margarine
- Quark
- Saure Sahne
- Wurst

Monatlich

- Bier
- Gewürze
- H-Milch
- Haferflocken
- Honig
- Kakao
- Kartoffeltrockenprodukte
- Knäckebrot
- Konserven
- Mineralwasser
- Nudeln
- Öl
- Reis
- Säfte
- Senf
- Tee
- Vorräte für die Tiefkühltruhe
- Zucker

Jährlich

- Im Sommer: Obst und Gemüse zum Einmachen und Einfrieren
- Im Herbst: Einkellerungs-Kartoffeln, Lagergemüse und -obst

Gemüsekonserven sind besser als ihr Ruf: Da das Gemüse sofort nach der Ernte verarbeitet wird, ist der Vitamingehalt oft höher als der von lange gelagerter Frischware.

Frische auf Vorrat

Der Begriff »Frische« ist also zu überdenken und darf nicht nur auf unverarbeitete Rohware bezogen werden. Bekannt ist, dass insbesondere das industrielle Tiefgefrieren die wertvollen Inhaltsstoffe der Lebensmittel schont und in vielen Fällen, z. B. bei Kohlgemüsen, die Bekömmlichkeit und zum Teil auch die Nährstoffverwertbarkeit wie bei Eisen und Folsäure aus pflanzlichen Lebensmitteln verbessert.

Weil Gemüse für die Tiefkühlindustrie rasch – in der Regel nur wenige Stunden nach der Ernte – verarbeitet wird, halten sich die zeitbedingten Nährstoffverluste in Grenzen. Durch kontrolliertes kurzes Blanchieren vor dem Tiefkühlprozess verringert sich vor allem die Enzymaktivität, die zu den bereits erwähnten Abbauvorgängen unverarbeiteter Lebensmittel führt. Resultat ist: Blattspinat und auch andere Gemüse enthalten (und bewahren) mehr Vitamin C als »frischer« Spinat, der länger als einen Tag bei Raumtemperatur gelagert wurde.

Auch Konserven können hochwertig sein

Ähnliches gilt auch für Gemüsekonserven: Wenn die Rohware – wie in der Konservenindustrie üblich – schon wenige Stunden nach der Ernte verarbeitet ist, kann trotz der Hitzeeinwirkung der Vitamingehalt noch höher sein als bei Rohware, die im Handel bezogen, (zu) lange gelagert und im Haushalt »frisch« zubereitet wurde. Von Vorteil ist, dass die Vitamingehalte nach Hitzesterilisierung und bei Tiefkühllagerung praktisch konstant bleiben.

Doch egal ob erntefrisch, kühl oder bei Raumtemperatur gelagert, sterilisiert oder tiefgekühlt, die Vitaminverluste beim Kochen oder Aufwärmen im Haushalt müssen noch hinzugerechnet werden. Entsprechende Zubereitungsempfehlungen für den Haushalt sind also wichtig.

Kunden erwarten Röst- und Backfrische

Wissenschaftlich gesehen ist »Frische« ein objektiver Gradmesser dafür, welche Menge von den ursprünglich vorhandenen Inhaltsstoffen eines Lebensmittels zu einem bestimmten Zeitpunkt noch vorhanden ist und welche unerwünschten Veränderungen, etwa Austrocknung, Schrumpfung oder gar Schimmel, an einem Lebensmittel festzustellen sind. Für den Verbraucher ist »Frische« mehr ein sinnliches Erlebnis. Ganz wichtig sind das Aussehen und der Geruch. So erfährt der Verbraucher die sinnlichen Eindrücke durch Sehen, Riechen und Tasten. Der Morgen beginnt mit röstfrischem Kaffee und backfrischen Brötchen, und dazu wird eine druckfrische Zeitung gelesen. Für den Verbraucher hat Frische deshalb ganz wesentlich mit persönlichen Sinneseindrücken und einem Erlebnisaspekt beim Einkauf und in der Gastronomie zu tun. Gerade bei empfindlichen Lebensmitteln wie Gemüse und Fisch sind Aussehen und Geruch wichtige Indikatoren für den Frischegrad und damit auch für Veränderungen im Nährstoffgehalt. Diese beiden Lebensmittelgruppen erfordern das größte Qualitätsbewusstsein im Handel und in der Gastronomie.

Hitliste der Vitaminerhaltung

Wie gut Vitamine und andere Nährstoffe in Lebensmitteln erhalten bleiben, hängt von verschiedenen Faktoren ab, sodass sich keine absolute Rangfolge aufstellen lässt. Als Anhaltspunkt kann aber die folgende Liste dienen:

1. Erntefrische Rohware direkt verzehrt (Rohkost)
2. Erntefrische Rohware bzw. fangfrischer Fisch, schonend zubereitet
3. Tiefkühlgemüse und -fisch, schonend zubereitet
4. Erntefrische Rohware, für kurze Zeit kühl gelagert und direkt verzehrt bzw. schonend zubereitet
5. Konservengemüse, schonend aufgewärmt
6. Bei Raumtemperatur für einige Tage gelagerte Rohware, direkt verzehrt oder schonend zubereitet
7. Zerkleinerte Rohware, für einige Stunden bei Raumtemperatur stehen gelassen
8. Am ungünstigsten hinsichtlich Nährwert und Geschmack ist langes Warmhalten von Speisen

Beim Einkauf von Lebensmitteln ist Frische das A und O. Obst und Gemüse sowie Fisch sollten deshalb nach Möglichkeit von Produzenten aus der Region gekauft werden.

Auch außer Haus gut verpflegt

Neben Kantinen und Mensabetrieben werden heute zunehmend Mahlzeiten in der Schnellimbiss-Gastronomie eingenommen. Ebenso wie in klassischen Restaurants kommen oft zu viele Fettkalorien auf den Teller. Vergleichen Sie deshalb einmal die ernährungswissenschaftliche Bewertung typischer Fastfood-Gerichte und Restaurant-Angebote – die Tabelle auf Seite 246 f. hilft Ihnen dabei. Für Restaurantbesuche lassen sich neben einer leichten regionalen deutschen Küche mit vorwiegend frischer

Speisenzubereitung auch folgende Empfehlungen geben: Gehen Sie italienisch (Antipasti, Salate, gegrillter Fisch, Gemüsebeilagen) oder japanisch (Fisch, Gemüse in leichter Zubereitung mit Reis) essen. Beide Küchen gelten als herzgesunde und kulinarisch anspruchsvolle Fitnesskost. Und was die Menüplanung, das heißt die Auswahl von Vorspeise, Hauptgang und Nachspeise betrifft, so sind folgende Vorschläge leicht und genussvoll:

- Salat der Jahreszeit mit Sprossen und einer Kräutervinaigrette oder Rote-Bete-Carpaccio oder klare Bouillon mit Gemüseeinlage
- gedünsteter oder gegrillter Fisch
- Gemüsebeilage der Saison, Spaghetti oder Basmatireis
- frisches Obst oder Sorbet

Guten Appetit!

Für Lebensmittel aus ökologischem Anbau sprechen viele Argumente: Sie enthalten weniger Rückstände, schmecken besser und die Produktion belastet die Umwelt weniger als die konventionell hergestellten Produkte.

Qualität statt Quantität

Egal, ob Sie für sich und Ihre Familie einkaufen oder ob Sie selbst im Lebensmittelhandel oder in der Gastronomie arbeiten – die folgenden Empfehlungen gelten für Anbieter und Verbraucher gleichermaßen.

- Bevorzugen Sie frische, möglichst wenig verarbeitete oder tiefgekühlte Lebensmittel.
- Verlassen Sie sich mehr auf Ihre Nase! Denn das beste Erkennungszeichen für optimale Ware ist nicht ihr makelloses Aussehen, sondern ein gutes Aroma.
- Bevorzugen Sie Produkte aus der Region, die wegen der kürzeren Transportwege meist frischer sind.
- Kaufen Sie Obst und Gemüse nach den Jahreszeiten! Sie sind aromatischer, frischer und oft preisgünstiger als Produkte, die lange Lagerzeiten und Transportwege hinter sich haben. Damit tragen Sie auch zur Schonung der Umwelt bei.
- Bevorzugen Sie, wo immer es geht, Lebensmittel aus ökologischem Anbau und artgerechter Tierhaltung. Sie haben meist einen besseren Geschmack und enthalten weniger Rückstände. Zudem leisten Sie einen Beitrag zum Umwelt- und Naturschutz.

- Seien Sie sorgfältig bei der Lagerung (kühl und dunkel) und Zubereitung (zügig und möglichst unmittelbar vor Verzehr) der Lebensmittel. Das schützt vor Lebensmittelvergiftungen und erhält die Vitamine und den Geschmack.
- Achten Sie beim sinnvollen Einsatz von Fertigprodukten auf die Zutatenliste. Wählen Sie nur Produkte mit einer eindeutigen und offenen Deklaration.
- Kaufen Sie frische Produkte, also Brot, Kartoffeln, Gemüse, Obst, Fisch, Eier, Milchprodukte und Fleisch möglichst nur im Fachgeschäft und auf dem Wochenmarkt oder beim Erzeuger ein. Lebensmittelkauf ist Vertrauenssache. Als Stammkunde sind Sie sicherlich gut beraten. Fragen Sie nach der Herkunft der Lebensmittel und achten Sie auf Qualitätshinweise und Prüfsiegel.
- Restaurants mit einem hohen Frische-Qualitäts-Bewusstsein sind japanische Restaurants (unter anderem Sushi) sowie die gehobene Spitzengastronomie mit Schwerpunkt auf der regionalen Küche.
- Ein vielseitiger Speiseplan stellt die Nährstoffversorgung sicher, ermöglicht ein genussvolles Essen und schützt vor Schadstoffbelastungen.

Schnellimbiss-Angebote	**Bewertung**
Einfacher Hamburger	verhältnismäßig geringer Fettgehalt
Cheeseburger	höherer Fettgehalt
Bratwurst	hoher Fettgehalt
Schaschlik	mittlerer Fettgehalt
Gyros	mittlerer Fettgehalt
Pizza	mittlerer bis hoher Fettgehalt, abhängig vom Belag
Pommes frites	mittlerer bis hoher Fettgehalt, abhängig von der Zubereitung
Ketchup	hoher Zuckergehalt
Mayonnaise	hoher Fettgehalt
Brathähnchen	geringer Fettgehalt (ohne Haut)
Frikadellen	mittlerer Fettgehalt
Paniertes Schnitzel od. Kotelett	mittlerer bis hoher Fettgehalt

Auch wer häufig außer Haus isst, kann sich vitaminreich und figurbewusst ernähren: Wählen Sie öfter mal einen knackigen Salat, lassen Sie sich Sushi schmecken oder genießen Sie einen Antipastiteller beim Italiener.

Fans von Currywurst und Döner nehmen in der Regel zu wenig Vitamine und zu viel Fett auf. Deshalb sollte der Besuch im Hamburger-Lokal und an der Imbissbude die Ausnahme bleiben.

Restaurant-Angebote	Bewertung
Panierter und gebratener Fisch	mittlerer Fettgehalt
Gefüllte Croissants	mittlerer bis hoher Fettgehalt, je nach Füllung
Limonadengetränke	hoher Zuckergehalt
Bier	kalorien- und alkoholhaltig
Weißbrot, -brötchen	vitamin-, mineralstoff- und ballaststoffarm

Gesamtbewertung: Viel Fett und Zucker, wenig Vitamine, Mineralstoffe und Ballaststoffe. Zu wenig Gemüse und frische Salate sowie Obst.

Kurzgebratenes Fleisch	verhältnismäßig wenig Fett
Pasteten und Terrinen	mittlerer bis hoher Fettgehalt
Gratins	hoher Fettgehalt, je nach Zubereitung
Fisch, pochiert, gegrillt	geringer Fettgehalt
Gemüse, gedünstet	geringer Fettgehalt
Brot, Nudeln, Reis, Kartoffeln	geringer Fettgehalt
Kroketten, Bratkartoffeln	mittlerer Fettgehalt
Suppen und Saucen	geringer bis hoher Fettgehalt, je nach Zubereitung
Salate	Fettgehalt abhängig vom Dressing
Meeresfrüchte, roh od. gekocht	hoher Cholesteringehalt bei Muscheln, auch hoher Schadstoffgehalt möglich
Sahneeis	hoher Fettgehalt
Sorbets	geringer Fettgehalt, alkohol- und zuckerhaltig
Desserts	zum Teil hohe Fett- und Zuckergehalte
Frisches Obst	fettarm, vitamin- und mineralstoffreich
Käse	mittlerer bis hoher Fettgehalt
Wein, Sekt, Champagner	mittlerer Alkoholgehalt
Aperitif und Digestif	hoher Alkoholgehalt

Gesamtbewertung: Meist zu viele Kalorien, zu viel Fett, Eiweiß, Alkohol und Zucker. Empfehlung: Den Schwerpunkt auf Gemüsegerichte, Salate und Früchte sowie Mineralwasser legen, fettarm zubereiteten Fisch bevorzugen.

Das Thema BSE – umdenken beim Einkaufen und Essen

BSE ist eine Abkürzung für »Bovine Spongiforme Enzephalopathie« (Bovine = Rind, spongiforme = schwammartige, Enzephalopathie = Sammelbegriff für nicht entzündliche Degeneration des Nervengewebes). Es handelt sich um eine unheilbare Erkrankung des zentralen Nervensystems bei erwachsenen Rindern. BSE ist nach wie vor die zurzeit von der Öffentlichkeit am meisten beachtete Rindererkrankung. Dies beruht auf der Erkenntnis, dass die in Großbritannien durch eine neue Variante der »Creutzfeldt-Jakob-Erkrankung« festgestellten Todesfälle bei Menschen mit höchster Wahrscheinlichkeit durch eine Infektion mit dem BSE-Erreger hervorgerufen wurden.
Die Natur des BSE-Erregers ist noch immer nicht eindeutig geklärt. Die Mehrzahl der Experten neigt inzwischen jedoch der »Prionen-Hypothese« zu, laut der der Erreger als ein verändertes infektiöses körpereigenes Proteinmolekül angesehen wird.

Mit ein Grund für Lebensmittelskandale wie die BSE-Krise ist die Tatsache, dass unsere Lebensmittel immer kosteneffizienter hergestellt werden. Als Gegenmaßnahme hilft hier nur eine bewusste Entscheidung für Qualität, die auch ihren Preis hat.

Der Preis darf nicht oberstes Kriterium sein

Die BSE-Krise im eigenen Land hat uns wieder einmal deutlich vor Augen geführt, dass Essgenuss (weitgehend) ohne Gefahr nur möglich ist, wenn wir Lebensmittel ganz bewusst auswählen und einkaufen. Wir müssen uns mehr darum kümmern, wo unsere Lebensmittel genau herkommen und wie sie produziert werden. Ganz im Sinne der modernen Ernährungswissenschaft muss es heißen: Qualität statt Quantität. Dazu gehört eindeutig, dass man nicht immer mehr Fleisch und Wurst zu immer günstigeren Preisen auftischen kann. Die jetzt notwendige Umstellung beim Essen ist im Grunde genommen genau die Modifikation, die Ernährungswissenschaftler seit Jahren empfehlen und die weder Verzicht auf Genuss bedeutet noch die Einhaltung komplizierter Ernährungsvorschriften erfordert. Im Prinzip geht es um Moderation (Mäßigung) und Variation (Abwechslung). Dabei ist die Kurskorrektur der Ernährung ganz einfach – Bereitschaft zum Umdenken und Fantasie beim Kochen vorausgesetzt.

Milchprodukte und Geflügel als Eiweißträger

Nach derzeitigem Wissensstand gelten folgende tierische Eiweißträger als unbedenklich: Milch und Milchprodukte, Schweinefleisch und Geflügel sowie Eier und Fisch. Da nicht ausgeschlossen werden kann, dass sich Schafe mit BSE-kontaminiertem Tierfutter infiziert haben, gilt Schaffleisch nicht als risikofrei.

Speiseplan ohne Rindfleisch

- Statt täglich Fleisch genügen zwei bis drei kleinere Portionen pro Woche beispielsweise Schwein oder Geflügel). Kartoffeln, Reis, Nudeln und Gemüse sollten ohnehin nicht nur Beilagen, sondern die dominierenden Mahlzeiten sein.
- Zwei Fischmahlzeiten (wegen Jod und der Omega-3-Fettsäuren möglichst Meeresfisch) sollten pro Woche auf den Tisch kommen.
- Servieren Sie zwei- bis dreimal wöchentlich ovolaktovegetarische Gerichte (z. B. Gemüsepfannen, Hülsenfruchteintopf, Kartoffel- oder Nudelaufläufe, Folienkartoffeln mit Kräuterquark).
- Fünf Portionen Obst, Gemüse und Salat am Tag komplettieren den vielseitigen und gesunden Speiseplan.

Obwohl Muskelfleisch vom Rind – also das Filetsteak – als unbelastet gilt, verzichten vorsichtige Verbraucher auch darauf, andere weichen auf Rindfleisch argentinischer Herkunft oder solches von ökologisch produzierenden Betrieben aus, das nach derzeitigem Wissensstand die größtmögliche Sicherheit bieten soll.
Ein heikles Thema ist nach wie vor die Qualität der Futtermittel, deren Kontrolle, wie sich nach den jüngsten Skandalen gezeigt hat, sehr ernst genommen werden muss.

Rind ist nicht nur Steak oder Roastbeef

»Fleisch ist ein Stück Lebenskraft«, – mit diesem Slogan warb die Lebensmittelindustrie lange für einen täglichen Fleischkonsum. Zwei bis drei Portionen pro Woche genügen aber allemal.

Problematischer sind verarbeitete Bestandteile vom Rind in Wurst, Pasteten, Saucen, Suppen, Brühen und Fertiggerichten. Umso wichtiger ist das geltende Verbot der Verarbeitung von so genannten Risikomaterialien wie Hirn, Rückenmark, Milz und Bries sowie so genanntem Separatorenfleisch. Das ist Restfleisch an Knochen, das unter Druck abgelöst und zur Herstellung von Brüh- und Kochwürsten verwendet wurde.
Gelatine ist dagegen eine klare Sache. Sie wird zu 90 Prozent aus Schweinefleisch gewonnen, und ihre aggressive Herstellung zerstört sogar den BSE-Erreger, dem allerdings normales Kochen, Braten und Grillen sowie Tiefgefrieren nichts anhaben können.

Sichere Nährstoffversorgung ohne Fleisch

Fleisch und Fleischwaren sind eine bedeutende und sichere Quelle für Eisen (Blutbildung), Zink (Immunsystem) sowie B-Vitamine (Energiestoffwechsel, Leistungsfähigkeit). Wer ganz darauf verzichtet, muss für Ausgleich sorgen.

- Für Eisen ist Fleisch die beste Quelle. Pflanzliches Eisen kann der Körper aber besser verwerten, wenn gleichzeitig Vitamin C aufgenommen wird, beispielsweise Getreide mit Obst, Hülsenfrüchte mit Gemüse.
- Fleisch ist außerdem eine gute Zinkquelle. Hier bieten sich als Alternative Meeresfische und Meeresfrüchte an. Auch Vollkornprodukte (allerdings bodenabhängig) sind eine geeignete Quelle ebenso wie Käse, Geflügel und Eier.
- B-Vitamine kommen im Fleisch komplett vor. Die Faktoren B_1, B_2, B_6, Niacin und Pantothensäure sind auch in Vollkorn- und Milchprodukten ausreichend vorhanden. Lediglich Vitamin B_{12} kommt nur in tierischen Produkten in genügender Menge vor – aber nicht nur im Fleisch, sondern auch in Milch, Käse, Fisch und Eiern.

Fleisch ist nicht die einzige Quelle für hochwertiges Eiweiß: Auch Eier, Hülsenfrüchte und Sojaprodukte sind zuverlässige Proteinlieferanten.

Alternativen zu Rinderprodukten

- Statt Suppen, Saucen und Brühen mit Rindbestandteilen verwenden Sie vegetarische Alternativen (z. B. Gemüse-Hefebrühe). Auch Sojasauce ist rein pflanzlich.
- Statt Wurst kaufen Sie Schinken, Schweinebraten oder Kasseleraufschnitt. Bei allen anderen Wurstsorten gilt es nachzufragen und auf die Zutatenliste zu achten!
- Belegen oder bestreichen Sie Ihr Brot öfters mit Käse oder Kräuterquark. Das bekommt auch dem Kalziumhaushalt des Körpers besonders gut. Rein pflanzliche Brotauftriche sind ebenfalls zu empfehlen.
- Auch in Pflanzenkost steckt hochwertiges Protein, beispielsweise in Eierteigwaren, Hülsenfrüchten, Getreidebratlingen (vorzugsweise aus Vollkorn) und Sojaprodukten (z. B. Tofu, Yofu, Sojadrink und Sojadessert).
- Wer auf Gelatine als Bindemittel, z. B. in Fruchtjoghurt, verzichten will, findet in Reformhäusern und Bioläden auch gelatinefreie Produkte. Naturjoghurt mit frischem Obst ist ohnehin die bessere Alternative.

Eine neue Lebensmittelgeneration: Functional Food – Lebensmittel mit Mehrwert

Functional Food gilt als der wichtigste Ernährungstrend für die kommenden Jahre. Lebensmittel gezielt zur Gesundheitsförderung oder zur Beeinflussung des physischen und psychischen Wohlbefindens (Wellness) einzusetzen, hat vor allem in Japan Tradition. Aber auch hier zu Lande gab es schon vor Jahrzehnten beispielsweise mit Lecithin angereicherte Schokolade in Apotheken zu kaufen.

Der Begriff wurde 1984 vorgeschlagen, ist aber vom Gedanken her nichts wirklich Neues. Schließlich stellte schon Hippokrates (460-377 v. Chr.) fest: »Eure Nahrungsmittel sollen eure Heilmittel und eure Heilmittel sollen eure Nahrungsmittel sein.« Darin kann man Hippokrates sicher zustimmen, wenngleich er sich mit seiner Forderung nicht auf dem Boden der heutigen Lebensmittelgesetzgebung bewegte, denn nach gesetzlicher Definition kann ein Produkt entweder nur Lebensmittel oder Arzneimittel sein.

Functional Food ist besonders in Bereichen sinnvoll, in denen die breite Bevölkerung mit einem bestimmten Wirkstoff oder Spurenelementen unterversorgt ist. So hat sich bei uns jodiertes Speisesalz durchgesetzt, in den USA mischt man häufig dem Brot Folsäure bei.

Ein Plus für Gesundheit und Wellness

Während früher die Deckung des Energie- und Nährstoffbedarfs (»ausreichend Nahrung«), dann Sicherheitsfragen (Hygiene, Rückstände etc.) sowie im Zeitalter des Nahrungsüberflusses gesundheitsorientierte Vermeidungsstrategien (z. B. weniger Kalorien, weniger Cholesterin) im Vordergrund standen, sind es heute positive präventive Aspekte.

Es geht um Gesundheitsschutz und Wellness anstelle von Risikofaktoren, strengen Diäten und übertriebenen sportlichen Aktivitäten.

Kein Ersatz für vollwertige Kost

Der moderne Mensch möchte beim Essen den Wunsch nach Genuss und Gesundheit vereinbaren. Die neue Lebensmittelkategorie Functional Food ist ein gutes Beispiel dafür, wie schmackhafte Lebensmittel einen gesundheitlichen Zusatznutzen bekommen, Fitness und Wellness fördern können.

Functional Food ist in diesem Sinn ein Teilbeitrag, kein Ersatz für eine ausgewogene und vollwertige Ernährung. Neben dem Genuss stehen dabei die gesundheitsfördernden Inhaltsstoffe und Zutaten, also das gesundheitliche »Plus«, im Vordergrund. Es liegt eine spezielle Definition, ein Design (»Designer Food«) ernährungsfunktioneller Inhaltsstoffe vor.

Functional Food zwischen Nahrung und Nahrungsergänzung

Israel Goldberg (1994) beschreibt in seinem gleichlautenden Standardwerk ein umfassendes Verständnis von Functional Food.

1. Es handelt sich um ein Lebensmittel (nicht um eine Kapsel, Tablette oder ein Pulver), das aus natürlich vorkommenden Inhaltsstoffen besteht oder stammt. Damit wird eine Abgrenzung zu den Nahrungsergänzungsmitteln in ihren meist typischen Darreichungsformen (Kapsel, Tablette, Pulver) vorgenommen.
2. Functional Food kann und soll als Teil der Alltagskost verzehrt werden. Es handelt sich also um ernährungsphysiologisch erwünschte Lebensmittel wie z. B. Brot, Milchprodukte oder Getränke.
3. Es hat eine bestimmte Funktion im Hinblick auf die Regulation spezifischer Stoffwechselprozesse, wie z. B. Stärkung der körpereigenen Abwehrkräfte, Prävention bestimmter (ernährungsbedingter) Erkrankungen, Einflüsse auf die physische und mentale Verfassung/Leistung/Wellness sowie Vorbeugung vorzeitiger Alterungsprozesse.

Eine insgesamt ausgewogene Ernährung kann Functional Food nicht ersetzen. Es kann aber dazu beitragen, dass die Versorgung mit gesundheitsfördernden Wirkstoffen sichergestellt wird.

Funktionelle Inhaltsstoffe

Zunächst ist festzuhalten, dass die nachfolgend diskutierten ernährungsfunktionellen Nahrungsbestandteile und Zutaten eine (vorbeugende) gesundheitliche Wirkung entfalten sollen und eine solide wissenschaftliche Dokumentation darüber vorliegt. Zu diesen ernährungsfunktionellen Komponenten von Functional Food zählen:

- Ballaststoffe
- antioxidative Vitamine
- Folsäure
- einfach ungesättigte sowie mehrfach ungesättigte Omega-6- und Omega-3-Fettsäuren sowie bestimmte Phospholipide
- sekundäre Pflanzeninhaltsstoffe – insbesondere Carotinoide, Polyphenole, Phytosterine, Phytoöstrogene und Glukosinolate
- gut bioverfügbare Kalziumquellen in Verbindung mit natürlichen Promotoren (Förderern) des Kalziumstoffwechsels wie z. B. Fluorid oder Vitamin D
- Pre- und Probiotika mit positivem Einfluss auf die Darmflora sowie

- Proteine, Peptide und Aminosäuren
- Zink und Selen

Diese ernährungsfunktionellen Inhaltsstoffe sind einerseits Bestandteil herkömmlicher Lebensmittel wie z. B. Gemüse, Fisch, Sojaprodukte und Fleisch, können aber andererseits auch in Functional Food angereichert oder zugesetzt sein.

Nahrungsergänzungen – notwendig oder überflüssig?

Aktuellen Marktforschungsergebnissen zur Folge glauben etwa 40 Prozent der Bevölkerung, mit der Nahrung nicht genügend Nährstoffe zu bekommen. Jeder Vierte greift bereits vorsorglich zu Nahrungsergänzungen. Dabei handelt es sich meist um Personen, die einen höheren Bildungsstatus haben, sich regelmäßig sportlich betätigen, sich eher gesund ernähren und nicht übergewichtig sind. Die Meinung, Vitamin- und Mineralstoffpräparate fungierten als Alibi für ein mangelndes Ernährungsbewusstsein, kann so nicht länger aufrechterhalten werden.

Obwohl es in den westlichen Industrieländern das ganze Jahr über ein reichhaltiges Angebot an Lebensmitteln gibt, ist nicht jeder optimal mit Nährstoffen versorgt. Neben einem falschen Ernährungsverhalten gibt es dafür eine Fülle anderer Ursachen.

Seit einigen Jahren gelangen zudem angereicherte Lebensmittel und Nahrungsergänzungsmittel auf den Markt, die einen gesundheitlichen Zusatznutzen versprechen. Können solche Produkte gezielt dazu beitragen, die Gesundheit zu fördern? Sind Nahrungsergänzungen wirklich angebracht, um die Nährstoffzufuhr zu sichern? Gibt es bestimmte Bevölkerungsgruppen – z. B. Schwangere und Sporttreibende – die in besonderem Maße auf ihre Ernährung achten müssen und daher von bestimmten Nahrungsergänzungen profitieren können?

Im Folgenden soll versucht werden, auf die Fülle dieser Fragen differenziert zu antworten und das jeweilige Pro und Kontra sachlich abzuwägen.

Ausgewogen ernährt – auch ohne Nahrungsergänzungsmittel

Wer sich ausgewogen ernährt, braucht keine Nahrungsergänzungsmittel: Diese Feststellung der Deutschen Gesellschaft für Ernährung (DGE) bezieht sich auf die Tatsache, dass die Nährstoffzufuhrempfehlungen – so genannte Referenzwerte für die Nährstoffzufuhr – mit der richtigen Lebensmittelauswahl durchaus erreicht werden können. Eine Ernährung, die reich an Gemüse, Obst (fünf Portionen am Tag) und Vollkornprodukten ist, Milch und Milchprodukte sowie eine maßvolle Menge an Fleisch, Wurst, Eiern und Fisch (mindestens einmal wöchentlich) einschließt und obendrein noch fettbewusst gestaltet wird, erfüllt alle Vorgaben einer präventiven, gesundheitsfördernden Nährstoffversorgung.

Gewisse Ausnahmen werden jedoch auch hier schon gemacht, weil zumindest in zwei Fällen Versorgungsdefizite entstehen können. So wird zum einen jodiertes Speisesalz empfohlen, um einem Jodmangel vorzubeugen; zum anderen sollten Frauen vor und während einer Schwangerschaft auf Nahrungsergänzungsmittel oder angereicherte Lebensmittel mit Folsäure zurückgreifen, um einem Neuralrohrdefekt beim ungeborenen Kind vorzubeugen.

Der beschriebenen Idealernährung steht jedoch bekanntlich die Alltagskost gegenüber, die eine ausreichende Versorgung mit allen benötigten Nährstoffen nicht immer leisten kann. Eine Mangelversorgung an einzelnen Vitaminen und Mineralstoffen lässt sich zwar mit entsprechenden Nahrungsergänzungsmitteln kaschieren, löst aber das Problem nicht ganz.

Vor und während einer Schwangerschaft empfiehlt sich die Einnahme von Folsäurepräparaten zur Vorbeugung eines Neuralrohrdefekts beim ungeborenen Kind.

Negative Auswirkungen auf die Nährstoffversorgung

- fehlendes Ernährungsbewusstsein
- Zeitmangel
- hoher Anteil an Fastfood und Fertigprodukten
- häufiges Essen außer Haus
- hoher Verarbeitungsgrad der Lebensmittel
- ungünstige und lange Lagerung von Gemüse und Salat im Lebensmittelhandel
- abnehmender Gehalt an Mengen- und Spurenelementen in pflanzlichen Lebensmitteln
- mangelnde Sorgfalt bei der Zubereitung der Speisen
- häufiges Diäthalten

Kein Ausgleich für Esssünden

Können Nahrungsergänzungsmittel eine ausgewogene Ernährung ersetzen?

Hier ist die Antwort ein klares Nein! Schließlich macht schon der Name »Nahrungsergänzungsmittel« deutlich, dass die Nahrung nicht ersetzt, sondern – unter bestimmten Bedingungen – nur gezielt ergänzt werden soll. Außerdem kann ein Nahrungsergänzungsmittel, das in der Regel hauptsächlich Vitamine, Mengen- und

Spurenelemente enthält, nicht die Grundfehler einer unausgewogenen Ernährung wie zu viel Fett und zu wenig Kohlenhydrate und Ballaststoffe »ausbügeln«. Nahrungsergänzungsmittel, die wiederum nur auf Vitaminen und Mineralstoffen basieren, enthalten nicht das ganze Spektrum gesundheitsfördernder Nahrungsinhaltsstoffe. Schließlich sind Zitronen und Paprika mehr als große Vitamin-C-Tabletten. In Obst und Gemüse steckt eine Fülle so genannter sekundärer Pflanzenstoffe: Diese natürlichen Farb-, Duft- und Geschmacksstoffe machen nicht nur die Attraktivität der jeweiligen Obst- und Gemüsesorten aus, sondern sind auch wesentlich für ihren Gesundheitswert mitverantwortlich. Daraus folgt, dass Nahrungsergänzungsmittel nur in Verbindung mit einer möglichst vollwertigen Ernährungsweise und immer ganz gezielt eingesetzt werden sollten.

Was sind Nahrungsergänzungsmittel?

Nahrungsergänzungsmittel enthalten zwar Vitamine und Mineralstoffe, nicht aber die wertvollen Pflanzenstoffe, die in frischem Obst und Gemüse stecken.

Das Bundesinstitut für gesundheitlichen Verbraucherschutz und Veterinärmedizin (BgVV 1999) hat folgende amtliche Definition veröffentlicht: »Nahrungsergänzungsmittel sind Lebensmittel, die einen oder mehrere Nährstoffe in konzentrierter Form (Tabletten, Kapseln etc.) aufweisen. Sie sollen die tägliche Nahrung in den Fällen ergänzen, in denen eine Versorgung durch die Nahrung unzureichend ist bzw. eine Ergänzung gewünscht wird. Nahrungsergänzungsmittel sind in der Regel Lebensmittel des allgemeinen Verzehrs. Sie unterliegen den Bestimmungen des Lebensmittel- und Bedarfsgegenständegesetzes (LMBG).«

Ausgleich bei drohendem Nährstoffmangel

Nährstoffzufuhrempfehlungen (Referenzwerte) sind nicht so knapp bemessen, dass es sofort zu einem Defizit käme, wenn man sie mit der Nahrungsaufnahme unterschritte. Dennoch sollten wir bestimmte Mikronährstoffe im Auge behalten, von denen wir im Allgemeinen oder aber einzelne Personen und Bevölkerungsgruppen leicht zu wenig aufnehmen können, was zumindest zu einem leichten Nährstoffmangel führen könnte.

Allgemein bedenklich ist die Versorgung mit Jod und Folsäure. Frauen müssen besonders auf eine ausreichende Eisenversorgung achten; wenn sie häufig Diät halten, kann auch das fettlösliche Vitamin E ins Defizit geraten. Bei Senioren liegt häufig ein Mangel an Vitamin D vor, das für den Kalziumhaushalt und damit für den Knochenstoffwechsel enorm wichtig ist. Kinder und Jugendliche müssen wiederum darauf achten, ausreichend Kalzium aufzunehmen, das für ein stabiles Knochengerüst und zur Vorbeugung gegen Osteoporose unerlässlich ist. Sportler, insbesondere im Hochleistungsbereich, sollten selbst geringfügige Nährstoffdefizite vermeiden, weil Mangelsituationen bei ihnen schneller die Leistung beeinträchtigen als bei Nichtaktiven und auch die Trainingserfolge und die Fähigkeit zur Regeneration herabsetzen. Schließlich sind noch schwangere und stillende Frauen zu nennen, die äußerst empfänglich für eine Unterversorgung mit Vitaminen und Mineralstoffen sind. All diese für einen potenziellen Nährstoffmangel anfälligen Personen, zu denen übrigens auch Raucher und Menschen mit starkem Alkoholkonsum zählen, bezeichnen Ernährungswissenschaftler als Risikogruppen.

Wer gehört zur Risikogruppe?

Je weniger man isst, desto schwieriger wird schließlich eine lückenlose und bedarfsgerechte Versorgung mit Nährstoffen. Für den genannten Personenkreis empfiehlt sich eine individuelle Ernährungsberatung, um den Einsatz von Nahrungsergänzungsmitteln und die individuelle Lebensmittelauswahl sinnvoll aufeinander abzustimmen. Dies ist ganz besonders bei Nahrungsmittelunverträglichkeiten und -allergien der Fall. Wenn z. B. ganze Lebensmittelgruppen wie Milch und Milchprodukte nicht gegessen werden können, ist eine ausreichende Versorgung mit Kalzium praktisch nur über Nahrungsergänzungsmittel oder angereicherte Lebensmittel (z. B. Sojadrinks oder Fruchtsäfte) möglich. Auch eine streng vegetarische Ernährung (vegane Kost) kann die Versorgung mit Eisen, Zink, Selen, den Vitaminen B_2, B_{12}, D und Kalzium erschweren.

Wer Milchprodukte nicht verträgt oder aus ideologischen Gründen darauf verzichtet (z. B. Veganer), sollte Kalziumdefiziten mit entsprechenden Nahrungsergänzungsmitteln vorbeugen.

Nahrungsergänzungen sind sinnvoll,

- wenn ein erhöhter Vitamin- und Mineralstoffbedarf besteht; das gilt für Frauen in der Schwangerschaft und Stillzeit, Leistungssportler, aber auch Raucher und solche, die viel Alkohol konsumieren.
- wenn die Energiezufuhr zu gering ist, beispielsweise während längerer Schlankheitsdiäten.
- wenn der Energiebedarf verringert ist, etwa bei älteren Menschen.

Nährstoffmangel bei Sportlern

Während bei »normaler« Beanspruchung eine leicht unter den Empfehlungen liegende Nährstoffzufuhr nicht zwangsläufig zu Mangelerscheinungen führen muss, kann sich bei Sportlern mit entsprechend hohem Leistungsanspruch ein Defizit viel schneller nachteilig auswirken. Je höher das jeweilige Leistungsniveau ist und je weiter die Leistungsziele gesteckt sind, desto gewissenhafter sollte die Ernährung des Sportlers geplant werden, denn schon geringe Fehler in der Ernährung können sehr große Auswirkungen auf die Trainings- und Wettkampfleistung haben und die Erfolgsaussichten eines harten Trainings deutlich schmälern. Gerade Sportler, die Höchstleistungen erbringen müssen, reagieren nämlich auf Nährstoffdefizite und Mangelsituationen wesentlich empfindlicher als Nichtaktive. Häufige Folgen eines solchen Nährstoffmangels sind Muskelverkrampfungen, verzögerte Regeneration, deutlicher Leistungsabfall, ausbleibender Trainingserfolg und verstärkte Infektanfälligkeit.

Mangel vermeiden – die Gesundheit fördern

Nicht immer kann ein bereits bestehender Nährstoffmangel allein durch eine ausgewogene Ernährung behoben werden. Droht eine ernsthafte Erkrankung – wie z. B. Anämie bei Eisenmangel – ist eine gezielte Nahrungsergänzung ratsam.

Nahrungsbedingte Mangelerscheinungen können wichtige Funktionen des Organismus beeinträchtigen und sogar zu Krankheiten führen. So kommt es bei andauerndem Eisenmangel zu Blutarmut (Anämie), während ein Defizit an Magnesium die Muskeln schneller verkrampfen lässt. Nimmt man zu wenig Zink auf, kann die körpereigene Immunabwehr geschwächt werden. Daraus lässt sich ableiten:

Oberstes Ziel einer vollwertigen Ernährung ist es, einen Nährstoffmangel zu vermeiden. Besteht bereits ein Mangel, ist ein schneller und sicherer Ausgleich am leichtesten mit einer gezielten Nahrungsergänzung zu erreichen. Eine vollwertige Ernährung soll aber nicht nur den Mangel vermeiden, sondern gleichzeitig die Voraussetzungen dafür schaffen, die Gesundheit optimal zu fördern. Hier geht es auch um die Prävention chronischer Erkrankungen.

Ballaststoffe für einen gesunden Darm

Im Zusammenhang mit der Prävention bestimmter ernährungsmitbedingter Krankheiten gewinnen einige Nährstoffe und Nahrungsbestandteile zunehmend an Bedeutung. Klassische Nahrungsinhaltsstoffe mit funktionsfördernden und gesundheitsschützenden Eigenschaften sind beispielsweise die verschiedenen wasserlöslichen und unlöslichen Ballaststoffe. Sie beugen Magen- und Darmerkrankungen sowie

Übergewicht vor und sind wichtige Bestandteile einer cholesterinbewussten Ernährung. Bestimmte, so genannte prebiotische Ballaststoffe sorgen dafür, dass sich nützliche Darmbakterien optimal vermehren können – ebenfalls eine Voraussetzung für Gesundheit von innen.

Bekannt sind auch die antioxidativen Nahrungsbestandteile, die sich gegen gesundheitsschädliche freie Radikale richten – allen voran die so genannte A-C-E-Kombination aus Beta-Carotin (Provitamin A) und den Vitaminen C und E, die wirksam durch das Spurenelement Selen und weitere sekundäre Pflanzeninhaltsstoffe wie Lykopin aus Tomaten und Polyphenole aus Früchten, grünem Tee und Rotwein unterstützt werden. Sie sind insbesondere in Gemüse, Obst und den entsprechenden Säften enthalten und stehen an vorderster Front im Abwehrkampf gegen die so genannten Free Radical Diseases, jene durch freie Radikale mitverursachten Zivilisationsleiden wie Krebs, Herz-Kreislauf-Erkrankungen und vorzeitige Alterungsvorgänge.

Mikronährstoffe zur Prävention

Für die bekannten antioxidativen Mikronährstoffe werden als Prävention sogar höhere Empfehlungen ausgesprochen, z. B. 150 bis 200 Milligramm Vitamin C statt 100 Milligramm, 15 bis 30 Milligramm Vitamin E statt 12 Milligramm und 3 bis 4 Milligramm Beta-Carotin statt 2 Milligramm. Diese lassen sich mit einer konsequent an der Mittelmeerländerküche orientierten Lebensmittelauswahl erreichen und/oder durch entsprechende Nahrungsergänzungsmittel, wenn die Ernährungsbedingungen nicht optimal sind. Ganz aktuell ist die erhöhte präventive Zufuhrempfehlung für Vitamin C und die sekundären Pflanzenstoffe Lutein und Zeaxanthin, um dem grauen Star (Katarakt), einem weit verbreiteten und gefürchteten Altersleiden, und der Makuladegeneration, die zu verschwommenem Sehen führt, vorzubeugen.

Nützlich – Fischölkapseln und Isoflavone

Weitere gleichzeitig lebensnotwendige und gesundheitsschützende Nahrungsbestandteile sind die Omega-3-Fettsäuren, die vor allem in fettreichen Kaltwasserfischen enthalten sind; sie haben vielfältige Aufgaben im Bereich der Entwicklung von Gehirn- und Sehleistung und schützen vor Arteriosklerose und Herz-Kreislauf-Erkrankungen. Wer nicht ausreichend, das heißt zweimal pro Woche Meeresfisch isst, kann auf Lachsölkapseln oder entsprechend angereicherte Lebensmittel (z. B. Omega-3-Brot) zurückgreifen.

Essen Sie zweimal pro Woche Meeresfisch? Wenn nicht, können Sie auf Lachsölkapseln zurückgreifen – die enthaltenen Omega-3-Fettsäuren schützen vor Herz-Kreislauf-Erkrankungen und Arteriosklerose.

Ein weiterer höchst interessanter Nahrungsbestandteil mit weit reichendem, gesundheitsförderndem Potenzial sind schließlich die Isoflavone aus Soja und die Lignane aus Roggen und Leinsaat, die als so genannte Pflanzenhormone Wechseljahrsbeschwerden, bestimmten Krebserkrankungen und Osteoporose vorbeugen können. Doch so beeindruckend und vielversprechend diese Zusammenhänge auch sind, kein einzelner Nahrungsbestandteil – sei es als Lebensmittel oder Nahrungsergänzungsmittel – kann allein gesund halten. Ein grundsätzliches gesundheitsbewusstes Verhalten können sie nicht ersetzen, allerdings sind sie ein wichtiger Bestandteil davon und erleichtern dessen Umsetzung im Alltag.

In überhohen Dosierungen können Vitamine auch gesundheitsschädlich sein. In der Praxis ist diese Gefahr allerdings sehr gering, zumal besonders hoch dosierte Vitaminpräparate apotheken- und zum Teil sogar verschreibungspflichtig sind.

Allzu viel ist ungesund

Gesetzliche Bestimmungen regeln, was und wie viel in Nahrungsergänzungsmitteln und angereicherten Lebensmitteln enthalten sein darf. Wenn man sich an die Verzehrempfehlungen hält, sind Überdosierungen nicht zu erwarten. Kapseln und Tabletten erleichtern darüber hinaus die empfohlene Anwendung. Eine Anreicherung aller erdenklichen Lebensmittel mit allen möglichen Vitaminen kann bei schmackhaften Produkten wie Säften und Bonbons unter Umständen dazu führen, dass mehr verzehrt wird, als empfohlen ist. In der Regel ist dies unbedenklich, weil die bei Überdosierung wirklich gefährlichen Vitamine A und D dort nicht zugelassen werden. Sehr hoch dosierte Vitaminpräparate sind apotheken- und zum Teil verschreibungspflichtig, sodass hier ein zusätzlicher Verbraucherschutz gegeben ist. Bei angereicherten Lebensmitteln ist die Verzehrmenge zum Teil natürlich, das heißt produktabhängig, begrenzt. Schließlich ist der typische Anwender von Nahrungsergänzungsmitteln, wie bereits eingangs erwähnt, eher ein sachkundiger Konsument, der Nutzen und Risiken gegeneinander abzuwägen weiß.

Lösung für Ernährungsprobleme

Die klassische Verbraucherberatung geht von der richtigen Auffassung aus, dass jeder, der vielseitig und ausgewogen isst, weder spezielle gesundheitsfördernde funktionelle Lebensmittel noch Nahrungsergänzungsmittel braucht. Doch erfahrungsgemäß ernähren sich viele Menschen heutzutage nicht oder zumindest nicht immer so abwechslungsreich und überlegt. Alle Versuche, das Ernährungsverhalten breiter Bevölkerungsschichten auf Dauer zu ändern, hatten bisher relativ bescheidene Erfolge. Daher ist die Überlegung berechtigt, ob man nicht auch – zumindest in

Teilbereichen – maßgeschneiderte ernährungsfunktionelle Lebensmittel (Designer Food) als Problemlösung in ein insgesamt flexibles Ernährungskonzept einbeziehen könnte. Wenn bestimmte ernährungsfunktionelle Inhaltsstoffe herausgestellt werden, können Functional-Food-Produkte durchaus den Blick für das gesundheitsfördernde Potenzial der Nahrung und einzelner Lebensmittel schärfen.

Nicht zuletzt leistet Functional Food einen wichtigen Beitrag im Sinne von Convenience (Bequemlichkeit, Arbeitserleichterung). Dieser Gedanke steht auch in enger Beziehung zum Wellness-Konzept, das Genuss und Gesundheit mit Convenience vereinbart. Und auch für den Einsatz von Nahrungsergänzungsmitteln gibt es, wie oben angeführt, überzeugende Gründe.

Ess-Szenarien 2010

Die Möglichkeiten, bedürfnisgerecht zu essen und zu genießen sowie verschiedene Essstile nebeneinander zu praktizieren, sind vielseitiger denn je. Essen kann endlich wieder Spaß machen, wenn wir, statt uns nur gesund zu ernähren, lieber insgesamt gesundheitsbewusst und ebenso genussorientiert leben.

Hochwertige und gesunde Lebensmittel mögen etwas teurer sein. Es lohnt sich aber, etwas tiefer in die Tasche zu greifen – dem eigenen Wohlbefinden und dem Genuss am Essen zuliebe!

Damit der Spagat zwischen gesunder Ernährung und genussvollem Essen gelingt, brauchen wir aber vor allem ein neues Lebensmittelbewusstsein. Die schon seit Jahren bestehende Forderung: »Qualität statt Quantität« muss endlich umgesetzt (und auch honoriert) werden.

Dazu können regionale Spezialitäten und Rezepte ebenso beitragen wie modernes Functional Food, das auf intelligente Weise Genuss und Gesundheitsförderung zusammenbringt. Es ist übrigens der Wohlgeschmack dieser Produkte, der ihnen zum Erfolg verhilft, und nicht das bloße Hinzufügen natürlicher gesundheitsfördernder Zutaten im Brot, Joghurt oder Saft.

Genussvolle und gesunde Lebensmittel dürfen, ja müssen wir uns etwas kosten lassen. Es ist nicht einzusehen, dass wir immer mehr Geld für Wohnung, Kleidung und Autofahren ausgeben, aber beim Essen und Lebensmitteleinkauf sparen wollen. Welchen Anspruch haben wir eigentlich an unsere wirklichen Mittel zum Leben?

Alles Gute für Gesundheit, Fitness und Wohlbefinden

Die Erkenntnis, dass Gesundheit und Wohlbefinden stark durch die Ernährung beeinflusst werden, ist keineswegs neu. Von Hippokrates (460-377 v. Chr.), dem berühmten Begründer der wissenschaftlichen Heilkunde, stammt der bereits zitierte Ausspruch: »Eure Nahrungsmittel sollen eure Heilmittel und eure Heilmittel sollen eure Nahrungsmittel sein.« In Griechenland galt Spargel bereits 400 v. Chr. als reinigende Heilpflanze zur gezielten Entwässerung und Entlastung des Körpers. Im 19. Jahrhundert wurde Spargel in Deutschland im amtlichen Arzneibuch als Heilpflanze geführt und musste deshalb in den Apotheken vorrätig gehalten werden. Ein anderes bekanntes Beispiel sind die verschiedenen Küchenkräuter, die sowohl als Würzkräuter als auch traditionell als Arzneikräuter Verwendung finden. Nach gesetzlicher Definition kann allerdings ein Produkt entweder nur Lebensmittel oder Arzneimittel sein.

Lebensmittel dienen der Ernährung im Sinne von Nährstoffversorgung und Genuss. Das Verbot krankheitsbezogener Werbung verbietet bei Lebensmitteln Aussagen, die sich auf die Beseitigung, Linderung oder Verhütung von Krankheiten beziehen. Diese Wirkungen kommen nur Arzneimitteln zu.

Ende des 20. Jahrhunderts begann jedoch sukzessive ein Paradigmenwechsel in der Ernährungswissenschaft: Lebensmittel werden zunehmend danach beurteilt, inwieweit sie einen Beitrag zur aktiven präventiven Unterstützung von Gesundheit und Wohlbefinden leisten können. Das betrifft auch die Entwicklung von besonderen gesundheitsfördernden Lebensmitteln mit einem spezifischen Zusatznutzen, wie etwa mit Vitaminen oder Ballaststoffen angereicherte sowie probiotische Lebensmittel.

Das ABC der 150 Super-Lebensmittel

Neue wissenschaftliche Erkenntnisse um die Zusammenhänge zwischen Gesundheit und Ernährung, die Gegenstand öffentlicher Diskussion sind, haben zum gesteigerten Interesse der Verbraucher an gesunder Ernährung und gesundheitsfördernden Lebensmitteln beigetragen. Das erfordert allerdings auch eine sachlich zutreffende, wissenschaftlich gesicherte Information über die gesundheitlichen Wirkungen von Lebensmitteln.

Falls Sie Gesundheit tanken, Ihre Vitalität von innen aufbauen und gesund genießen wollen, hilft Ihnen der folgende Lebensmittelführer. Bedenken Sie aber, gesunde Ernährung ist nicht das Resultat eines bevorzugten Verzehrs einiger weniger vermeintlich von Natur aus besonders gesunder oder angereicherter Lebensmittel. Es kommt vielmehr auf die möglichst abwechslungsreiche Zusammenstellung des Speiseplans an. Lassen Sie sich anregen von der Vielfalt unserer Lebensmittel und probieren Sie öfters etwas Neues aus.

A

Acerola

Die auch Antillen- oder Westindische Kirsche genannte Frucht mit dem herb-sauren Fleisch wird hauptsächlich zu Säften verarbeitet und zur Vitamin-C-Anreicherung von Nahrungsergänzungsmitteln verwendet.
Der bedeutende Vitamin C- und Carotinoidgehalt, 1600 Milligramm Vitamin C pro 100 Milliliter Saft, dient zur Steigerung der Abwehrkräfte.

Amarant

Die stecknadelkopfgroße Körnerfrucht (»Pseudogetreide«) des Gartenfuchsschwanzes wurde ursprünglich in Südamerika als besonders hochwertige pflanzliche Eiweißquelle angebaut.
Der Gehalt an der Aminosäure Lysin (limitierende Aminosäure in Getreide, Bestimmung der Eiweißwertigkeit) ist anteilig sehr hoch ebenso wie der Gehalt an Kalzium, Magnesium und Eisen. Der Amarant dient als Aufbaunahrung für Kinder und Sportler, zur Eiweißaufwertung und Eisenergänzung in der vegetarischen Ernährung. Besonders schmackhaft ist er als Amarant-Popcorn und -Riegel.

Ananas

Die tropische Pflanze mit den großen, zapfenähnlich geformten Früchten ist im reifen Zustand süß und aromatisch mit saftigem, gelblichem Fleisch. Ananas wird frisch und konserviert angeboten.
Neben einem mittleren Vitamin- und Mineralstoffgehalt ist das in frischen Früchten enthaltene, Eiweiß spaltende Enzymgemisch Bromelain von Bedeutung. Es unter-

stützt die Eiweißverdauung auch bei säurearmem Magensaft. Frische Ananasscheiben werden traditionell zu gegrilltem Fleisch gereicht. Nicht zutreffend ist dagegen die Behauptung, Ananasenyzme können Fett(-Depots) und Übergewicht abbauen.

Apfel

Der Apfel begegnet uns schon in der Bibel und zählt zu den ältesten in Kultur genommenen Obstarten. Energie liefernde Inhaltsstoffe sind hauptsächlich verschiedene Zucker, insbesondere Fruchtzucker, der neben dem Apfelpektin zum niedrigen glykämischen Index beiträgt.

An wertgebenden Nährstoffen sind vor allem Kalium und ein mäßiger Vitamin-C-Gehalt zu nennen. Dabei verfügt die Apfelschale immer über einen höheren Gehalt als das Fruchtfleisch und sollte deshalb mitgegessen werden. Apfelpektin ist ein quellfähiger löslicher Ballaststoff, der zur Sättigungswirkung beiträgt, Cholesterin und Gallensäuren binden und somit die Blutfettwerte günstig beeinflussen kann. Die organischen Säuren des Kernobstes bedingen den erfrischenden Geschmack und regen den Speichelfluss und die Verdauung an. Das bekannte Sprichwort: »One apple a day keeps the doctor away« – zu deutsch sinngemäß »Ein Apfel täglich erspart den Arztbesuch« entbehrt also nicht jeder Grundlage. Dennoch heißt es heute: »Five a day«, das heißt wir sollen zur Verbesserung des körpereigenen Gesundheitsschutzes täglich fünfmal Obst und Gemüse verzehren. Die bitteren Apfelkerne sollten übrigens keinesfalls als Mandelersatz verwendet werden; der Verzehr eines Apfelbutzens ist jedoch unbedenklich.

Aprikose

Das angeblich besonders langlebige und wenig krankheitsanfällige Bergvolk der Hunzas in Pakistan soll auffällig viel Aprikosen verzehrt haben. Der Aprikosenbaum stammt wahrscheinlich aus Nordchina und ist mittlerweile auch in Kalifornien und den wärmeren Regionen Europas beheimatet. Die edle Steinobstsorte wird frisch und als Trockenfrucht genossen.

Wertgebende Inhaltsstoffe sind neben Energie spendenden Zuckern vor allem die antioxidativen Carotinoide. Besonders hoch ist der Gehalt in Trockenfrüchten, die zusätzlich gute Quellen für Kalium und Eisen sind. Aprikosen wirken wohltuend auf die Vorgänge im Magen-Darm-Trakt. Sie eignen sich als kleiner Snack für zwischendurch und erfrischen.

Aronia

Die apfelartigen Früchte (Apfelbeere) ähneln in Form und Größe den essbaren Ebereschenbeeren. Wegen ihrer Frosthärte wird die Aroniafrucht traditionell in Nord- und Osteuropa angebaut.

Zum Frischverzehr sind die Apfelbeeren allerdings geschmacklich nicht geeignet. Sie werden deshalb zu Konfitüren, Fruchtsaucen und -säften oft in Mischung mit anderen Obstarten verarbeitet.

Die violettschwarzen Aroniafrüchte zeichnen sich weniger durch einen besonderen Vitamin- und Mineralstoffgehalt als durch einen außergewöhnlich hohen Anthocyanfarbstoffgehalt aus. Dieser sekundäre Pflanzeninhaltsstoff aus der großen Gruppe der Polyphenole ist als hochwirksames Antioxidanz bekannt.

Artischocke

Die Hüllblätter und der Grund des Blütenkörbchens sind bei der Gemüseartischocke oder Speisedistel fleischig verdickt und gelten als Delikatesse. Die so genannten Artischockenherzen sind der Fruchtboden des Blütenkopfes. Man serviert sie warm oder kalt – frisch, aus der Dose oder auch eingelegt – mit Vinaigrette-Sauce oder pikanter Mayonnaise.

Artischocken sind sehr ballaststoffreich und tragen zur Kalium- und Eisenversorgung bei. Der typische Bitterstoff Cynarin der Artischocke regt die Sekretion der für die Fettverdauung im Dünndarm benötigten Gallensäuren an. Artischocken erleichtern die Fettverdauung und Bekömmlichkeit fettreicher Speisen; Artischockenextrakt wird deshalb bei Gallenproblemen auch in Drageeform angeboten. Das hat aber nichts mit Abbau von Fettdepots oder gar gesteigerter Fettverbrennung bei Übergewicht zu tun.

Avocado

Bei der Avocadobirne handelt es sich um die Frucht eines immergrünen tropischen Baumes mit hellgelbem bis lichtgrünem, butterähnlichem Fruchtfleisch. Die reife Avocadofrucht schmeckt leicht süßlich und nussartig.

Gegenüber anderen Früchten fällt ihr hoher Fettgehalt auf, der sich allerdings zum überwiegenden Teil aus gesundheitlich wertvollen einfach ungesättigten Fettsäuren zusammensetzt. Der Kohlenhydratgehalt ist dagegen gering. Relativ hoch ist der Gehalt an Niacin, Pantothensäure und Kalium. Die nahrhafte Frucht gilt als gut sättigend und magenfreundlich.

B

Banane

Die Frucht ist länglich gekrümmt und ein Grundnahrungsmittel in den Tropen. Die gelbliche Schale der Fruchtbanane lässt sich im reifen Zustand leicht vom Fruchtfleisch lösen. Während der Reife sinkt der Stärkegehalt, die Zuckeranteile nehmen dagegen zu. Mit rund 20 Prozent haben Bananen mit den höchsten Kohlenhydratgehalt aller Früchte. Sie sind ideale Energiespender, leicht verdaulich und gut verträglich. Auch aufgrund ihres hohen Kaliumgehalts gelten sie als Fitness-Food schlechthin. Sportlich Aktive schwören auf die Banane als Pausensnack. Die Fruchtbanane kann wie die Gemüsebanane gegrillt werden und bietet einen delikaten Kartoffelersatz zu Fleisch und Fisch.

Bärlauch

Vom so genannten Waldknoblauch, der als Wildpflanze in feuchten und schattigen Wäldern Europas wächst, werden die langstieligen Blätter im frischen, zerkleinerten Zustand wie Schnittlauch verwendet. Bärlauch hat in Suppen und Saucen auch Eingang in die regionale und saisonale Feinschmeckerküche gefunden.

Der Bärlauch enthält die auch im Kulturknoblauch (siehe dort) vorhandenen Wirkstoffe. Da im Blatt aufgrund des höheren Feuchtigkeitsgehalts eine andere Konzentration als in der Knolle bzw. Knoblauchzehe vorliegt, ist der typische Knoblauchgeruch beim Bärlauch jedoch stark abgeschwächt.

Basmatireis

Dieser köstliche Duftreis gehört zu den besten Langkornreissorten und wird in den Ausläufen des Himalaja angebaut.

Die spezielle Stärkeverbindung im Basmatireis, die den Verdauungsenzymen schwerer zugängliche langkettige Amylose, bedingt einen niedrigeren glykämischen Index verglichen mit normalem Reis. Es gibt ihn als als polierten weißen Reis und als Naturreis mit höherer Nährstoffdichte.

Bierhefe

Der Oberbegriff für die als klassisches Nahrungsergänzungsmittel verwendete Bier-, Melasse- oder Molkenhefe lautet Nährhefe. Die Nährhefe ist eine meist durch Trocknung inaktivierte Hefe, die keine Gärkraft mehr hat. Der ernährungsphysiologische Wert liegt im hohen Eiweiß-, B-Vitamin-, Eisen-, Zink- und Kaliumgehalt. Hervorzuheben ist der Folsäurereichtum. Außerdem enthält Nährhefe den Lecithinbaustein Cholin.

Hefepulver (auch zu Tabletten gepresst) und Hefeflocken sind die häufigsten Darreichungsformen. Hefeflocken werden zur Vitaminanreicherung über viele verzehrfertige Speisen gestreut oder bei der Herstellung von Suppen und zum Abbinden von Saucen verwendet. Sie sollten aber nicht mitgekocht werden.

Bohne

Grüne Bohnen – dazu gehören Buschbohnen und grüne Stangenbohnen – sollen zart sein und nur wenig entwickelte Samen und keine Fäden aufweisen. Besonders ausgesuchte grüne Bohnen werden als Prinzessbohnen bezeichnet. Gemüsebohnen werden frisch gegart oder als Konserven in Dosen angeboten.

Bezogen auf ihren geringen Kaloriengehalt haben sie eine hohe Nährstoffdichte an Mineralstoffen und Carotinoiden.

Hülsenfrüchte (siehe dort) sind die getrockneten Samen der Schmetterlingsblütler (Leguminosen) und vor allem im Eiweiß- und Ballaststoffgehalt höher konzentriert als die Gemüsebohnen.

Brokkoli

Diese dem Blumenkohl ähnliche Gemüsesorte gilt seit Jahren als Spitzenreiter unter den Lebensmitteln mit gesundheitsfördernder Wirkung. Aus ernährungswissenschaftlicher Sicht ist zunächst die hervorragende Nährstoffdichte dieses beliebten Gemüses herauszustellen.

An erster Stelle steht der für Gemüse außerordentlich hohe Kalziumgehalt. Außerdem ist Brokkoli reich an Vitamin C und Eisen. Aus präventiver Sicht sind aber besonders die sekundären Pflanzeninhaltsstoffe wie Carotinoide, Flavonoide, Glukosinolate und Sulfide im Brokkoli von Interesse.

Diesen Substanzen kommen vielfältige gesundheitsfördernde Wirkungen zu, unter anderem die Senkung des Risikos für bestimmte Krebs- und Herz-Kreislauf-Erkrankungen. Eine diesbezügliche Schutzsubstanz, das Sulforaphan, kommt in hoher Konzentration im Brokkoli vor. Dünsten schont den Gehalt an Nähr- und Schutzstoffen am besten.

Übrigens: Die Stiele lassen sich wie Spargel servieren, daher auch die Bezeichnung Spargelkohl.

Brunnenkresse

Diese Wasserpflanze wird wegen ihres typischen Geschmacks auch Wassersenf oder Wiesenkren genannt. Die fleischigen Blätter werden häufig als Salat gegessen oder können fein gehackt als pfefferartiges Gewürz für Sandwichs, Eierspeisen, Suppen, Saucen und in Gemüse- sowie Fleischgerichten verwendet werden.
Der hohe Vitamin-C-Gehalt dieses einheimischen Krauts machte es als Mittel gegen Skorbut bekannt. Insgesamt ist die Nährstoffdichte von Brunnenkresse etwa viermal so hoch wie die von Kopfsalat. Besonders günstig ist der Gehalt an Kalzium, Eisen, Vitamin C und Carotinoiden sowie an ätherischen Ölen.

Buchweizen

Botanisch gehört diese Körnerfrucht zu den Knöterichgewächsen und nicht zu den Getreiden. Ungeschälte Buchweizenkörner sehen aus wie Miniaturausgaben von Bucheckern (daher auch der Name). Die geschälten Buchweizenkörner ergeben durch starke Quellfähigkeit Breie ähnlich wie Reis und Hirse. Aus Buchweizengrütze bereitet man Suppen und Aufläufe. Buchweizenmehl eignet sich zur Herstellung von Pfannkuchen wie Blinis und Crèpes. Buchweizenflocken findet man heute ebenfalls als Zutat in Müslis.
Buchweizen zeichnet sich durch ein hochwertiges Eiweiß aus, hat ausgezeichnete Sättigungseigenschaften und ist reich an Eisen, Zink, B-Vitaminen und Vitamin E. Buchweizen ist ferner für die glutenfreie Ernährung geeignet, da er kein Klebereiweiß enthält.

Buttermilch

Hinsichtlich Zusammensetzung und Nährwert entspricht die Buttermilch etwa der entrahmten Frischmilch. Das leicht säuerliche, erfrischende Getränk hat eine hohe Nährstoffdichte an Kalzium und Vitamin B_2.
Das biologisch hochwertige Milcheiweiß liegt in der Buttermilch in fein geronnener Form vor. Buttermilch ist deshalb oft besser verträglich als die gröber gerinnende Frischmilch. Buttermilch ist ein leichter Fitmacher und Fitness-Cocktail – auch als Mischgetränk mit Früchten.

C

Chili

Die besonders scharf schmeckende Gewürzpaprikasorte wird auch Cayennepfeffer genannt. Chili gehört zur Gattung Capsicum (Paprikaarten). Capsicum stammt vom griechischen Wort für »beißen« ab und bezieht sich auf die sensorischen Eigenschaften dieser Pflanze.

Seine Schärfe verdankt der Chili dem Capsaicin, das den Gehalt des gewöhnlichen Gemüsepaprikas um das 20fache übertrifft. Die kleinen Chilischoten sind die schärfsten Fruchtsorten. Im reifen Zustand sind sie rot und werden frisch, überwiegend jedoch als Gewürz in getrockneter Form, als Chilipulver oder Würzsaucen angeboten.

Grüner Chili ist besonders Vitamin-C-reich. Der Scharfstoff Capsaicin wirkt in kleinen Mengen appetit- und stoffwechselanregend, verdauungsfördernd sowie günstig auf die Durchblutung und die Fließeigenschaften des Blutes.

Der Reizeffekt von Chili erfordert besonders beim Nichtgewöhnten vorsichtiges Dosieren und lässt sich durch gleichzeitige Verwendung von Kokosmilch abmildern.

Cranberry

Die roten Beeren werden auch großfruchtige Moosbeere oder Kulturpreiselbeere genannt. Die Cranberry gehört zur Familie der Heidekrautgewächse, stammt ursprünglich aus Nordamerika und gedeiht dort in den Küstenregionen. Der Anblick der Cranberry-Blüten erinnert an den Kopf eines Kranichs. So entstand der Name Cranberry, Kranichbeere. Cranberrys werden hauptsächlich zu Konfitüre, Säften und Fruchtsaucen verarbeitet.

In Amerika werden zunehmend die besonderen gesundheitsfördernden Eigenschaften dieser Beeren erkannt.

Der hohe Vitamin-C-Gehalt der Früchte unterstützt die Abwehrkräfte, die roten phenolischen Farbstoffe wirken antioxidativ und schützen die Zellen und das Herz-Kreislauf-System vor freien Radikalen.

Cranberrys enthalten darüber hinaus eine spezifische Tannin-Verbindung, einen Gerbstoff, der bakteriellen Harnwegsinfektionen vorbeugen und bei Ihrer Behandlung unterstützend wirken kann. Der hohe Kaliumgehalt trägt zudem zur Regulierung des Wasserhaushalts bei.

D

Dattel

Die frischen oder getrockneten Früchte der Dattelpalme sind in den Anbauländern ein wichtiges Lebensmittel. Sie spenden Energie vor allem in Form von Fruchtzucker. Dadurch weisen sie einen günstigen glykämischen Index auf und sind ein idealer Pausensnack sowohl für körperlich als auch für geistig-nervlich Geforderte. Trockenfrüchte haben einen hohen Kalium- und Eisengehalt. Sie sind darüber hinaus ballaststoffreich und eignen sich als süßende Zutat in Müsli und Gebäck.

Dinkel

Dieses Getreide ist eine robuste Weizenunterart. Es wird zur Gewinnung von Grünkern (siehe dort) kultiviert. Bis auf die traditionellen Grünkernanbaugebiete war der Anbau des Dinkels stark zurückgegangen, hat aber nach 1990 eine ungeahnte Renaissance erfahren. Aus Dinkel lassen sich Nährmittel (Mehl), Teig- und Backwaren herstellen. Jahrhundertelang bildete Dinkel besonders in seinen Hauptanbaugebieten die Morgenspeise in Breiform namens Habermus. Beliebt sind in der Vollwertküche auch Bratlinge, Klöße und Aufläufe aus Dinkelkörnern.
Dinkel ist reich an Magnesium und B-Vitaminen sowie im Vergleich zu anderen Getreiden besonders eisenhaltig.

E

Ei

Für viele Menschen sind Eier das Symbol-Lebensmittel für Cholesterin in der Ernährung. Tatsächlich sind Hühnereier jedoch ein leicht verdauliches, eiweißhochwertiges Lebensmittel mit einem breiten Spektrum an Vitaminen und Mineralstoffen. Ferner enthält das Eigelb eine beträchtliche Menge Lecithin, das ihm die emulgierenden Eigenschaften verleiht.
Ihre vielseitige Verwendbarkeit macht Eier zu einem beliebten und regelmäßigen Bestandteil unserer Ernährung. Was die Cholesterindiskussion betrifft, so gilt ohnehin die Tatsache, dass ein hoher Verzehr gesättigten Fettes die körpereigene Cholesterinsynthese und damit den Cholesterinspiegel stärker beeinflusst als die Aufnahme von

Nahrungscholesterin. Im Rahmen einer abwechslungsreichen Ernährung sind zwei bis drei Eier in der Woche ein guter Richtwert, zumal Eier zusätzlich in vielen Lebensmitteln verarbeitet enthalten sind.

Das Eiklar sollte aufgrund des Salmonellenrisikos und des Gehalts an Avidin, einem Antivitamin, das die Biotinverwertung herabsetzt, nur erhitzt genossen werden. Eier aus artgerechter Legehennenhaltung sollten bevorzugt werden. Durch Fütterung mit Algen lässt sich ein höherer Gehalt der gesundheitsfördernden Omega-3-Fettsäure DHA erreichen.

Erbse

Grüne Erbsen oder Gemüseerbsen werden im grünen Zustand geerntet und mit oder ohne Hülse gekocht verzehrt. Außerdem werden sie als Konservengemüse oder Tiefkühlware verarbeitet. Trockenspeiseerbsen sind in der Hülse ausgereifte Samen. Wegen ihrer vielseitigen Verwendbarkeit zählen Erbsen zu den wichtigsten Hülsenfrüchten in der einheimischen Küche.

Ihr Eiweißgehalt ist gegenüber anderen Gemüsen relativ hoch. Hinsichtlich Kalium und Eisen schneiden Erbsen ebenfalls gut ab. Relativ hoch ist der Gehalt an Vitamin B_1 und Carotinoiden. Dosenware enthält gegenüber frischen oder tiefgefrorenen Erbsen mehr Natrium und weniger Kalium, Vitamin C, B_1 und Folsäure, weil die letztgenannten Vitamine hitzeempfindlich sind.

Erdbeere

Als im Kalenderjahr am frühesten reifende Obstart (Ende Mai/Anfang Juni) wird die Kultur- oder Gartenerdbeere in erster Linie frisch verzehrt. Sie gehört zu den beliebtesten Obstarten überhaupt.

Vergleichbar mit anderen Beerenfrüchten haben Erdbeeren eine sehr hohe Nährstoffdichte an Vitaminen und Mineralstoffen. Wenn Erdbeeren Saison haben und reif geerntet werden, sind sie am schmackhaftesten und besonders nährstoffreich. Wussten Sie, dass Erdbeeren mehr Vitamin C enthalten als Zitrusfrüchte?

Erdnuss

Aufgrund ihrer Zugehörigkeit zu den Hülsenfrüchten sind Erdnüsse besonders proteinreich. Sie bestehen zu etwa 25 Prozent aus Protein.

Das schlechte Gewissen beim Erdnussknabbern kommt dagegen vom gleichfalls hohen Fettgehalt, der etwa 50 Prozent beträgt. Die Fettqualität erweist sich jedoch mit dem hohen Anteil einfach und mehrfach ungesättigter Fettsäuren als ausgesprochen günstig. Fast die Hälfte des Erdnussfettes besteht aus gesundheitlich wertvollen einfach ungesättigten Fettsäuren. Erdnüsse sind cholesterinfrei. Sie erweisen sich sogar aufgrund der folgenden Inhaltsstoffe als ausgesprochen geeignet für die herzgesunde und cholesterinbewusste Ernährung:

Erdnüsse sind gute Quellen für Magnesium und Kalium, Zink und Selen, die Aminosäure Arginin, Ballaststoffe, Vitamin E und den sekundären Pflanzenstoff Resveratol, der sich auch im Rotwein befindet und zu den antioxidativen Polyphenolen gehört.

Solange die Gesamtenergiebilanz stimmt, kann ein täglicher kleiner – gut sättigender – Snack Erdnüsse (etwa 30 Gramm) ausgesprochen empfohlen und mit gutem Gewissen verzehrt werden.

F

Feige

Die Feige war zusammen mit der Olive, der Weintraube und dem Weizen das wichtigste Nahrungsmittel des Altertums. Feigen sind nahrhafte Energiespender und werden frisch, zum größten Teil aber getrocknet verzehrt.

Trockenfeigen haben einen hohen Ballaststoff-, Kalium- und Eisengehalt. Getrocknete Feigen werden traditionell zur Vorbeugung gegen Verstopfung verwendet und sind zum Teil auch als Feigenextrakt Bestandteil von Abführmitteln.

Feldsalat

In der Schweiz wird dieser edle Salat Nüsslesalat, bei uns auch Rapunzel genannt. Die kleinen, dunkelgrünen, zu einer Rosette vereinigten, schwach bitter schmeckenden Blätter werden ausschließlich roh verzehrt.

Feldsalat hat eine ausgezeichnete Nährstoffdichte und ist reich an Carotinoiden und Eisen sowie dem seltenen Spurenelement Fluorid. Blattgemüse können aber auch viel Nitrat enthalten.

Grundsätzlich gilt für Salate und Gemüse, dass Freilandprodukte nitratärmer sind als Unterglas- oder Treibhausware, weil Sonneneinwirkung den Nitratabbau in der Pflanze fördert.

Fenchel

Der Gemüsefenchel, wegen des Aussehens der verwendeten Teile auch Knollenfenchel genannt, wird als mild süßlich schmeckendes Gemüse oder als Rohkostsalat zubereitet.

Fenchel zählt zu den nährstoffreichsten Gemüsen und weist einen hohen Gehalt an Vitamin C, Folsäure, Carotinoiden, Eisen, Kalium und Kalzium auf. Als Gewürz werden die reifen, getrockneten Früchte, aber auch Blätter und Stängel verwendet. Geruch und Geschmack des Fenchels sind angenehm aromatisch und erinnern an Anis. Der Fenchelsamen ist reich an ätherischem Öl mit den Hauptkomponenten Anethol und Fenchon.

Als Gewürz findet Fenchel Verwendung in Brot- und Backwaren, Fleisch-, Fisch- und Gemüsegerichten, Suppen und Saucen, zum Einlegen von Gurken sowie als Tee. Fencheltee verhindert bei Säuglingen Blähungen und wirkt beruhigend. Das gilt auch grundsätzlich bei Verdauungsstörungen. Fenchel und Fenchelhonig (mit Fenchelöl) wirken außerdem krampfstillend bei Husten.

Fisch

Im Vergleich zum Muskelfleisch von warmblütigen Tieren gilt Fisch infolge des geringen Bindegewebegehaltes als leichter verdaulich. Das Fischeiweiß zeichnet sich durch eine hohe biologische Wertigkeit aus.

Nach ihrem Lebensraum werden Fische in erster Linie in Meeres- und Süßwasserfische eingeteilt. Ernährungsphysiologisch kann darüber hinaus zwischen Mager- und Fettfischen unterschieden werden.

Meeresfische sind wichtige Jod-, Selen- und Zinklieferanten. So genannte Kaltwasserfische enthalten in ihrem Fettanteil die gesundheitlich besonders wertvollen Omega-3-Fettsäuren. Weitere Details finden Sie bei den einzelnen Fischarten. Wöchentlich werden ein bis zwei Fischmahlzeiten empfohlen.

Fleisch

Das Muskelfleisch warmblütiger Tiere wie Rind, Schwein, Lamm, Kalb, Reh, Kaninchen und das verschiedener Geflügel wie Ente, Huhn, Gans und Pute zeichnet sich durch ein biologisch hochwertiges Eiweiß aus. Der Proteinanteil liegt bei durchschnittlich 20 Prozent. Außerdem ist Fleisch eine gute Quelle für B-Vitamine und die Spurenelemente Eisen und Zink. Das im Fleisch vorhandene Hämeisen ist für den

Körper besonders gut bioverfügbar. Da auch Fleisch- und Wurstwaren zum Fleisch zählen, sollten Sie im Rahmen einer fettbewussten Ernährung auf entsprechend fettarme Sorten Wert legen. Das gilt auch bei der Auswahl bestimmter Teilstücke und bei Geflügel.
Im Rahmen einer ausgewogenen Ernährung werden zwei bis drei Fleischmahlzeiten pro Woche empfohlen. Magerer Aufschnitt (z. B. Bratenaufschnitt, Schinken, Geflügelwurst) ist fettreichen Wurstsorten vorzuziehen. Vegetarier, die auf Fleisch verzichten, können dies durch vermehrten Konsum (fettarmer) Milchprodukte und Hülsenfrüchte ausgleichen.

Fruchtsaft

Von den fünf Portionen Obst und Gemüse, die man täglich essen sollte, kann man eine durch ein großes Glas Frucht- oder Gemüsesaft ersetzen. Frisch gepresste oder gepresste und schonend haltbar gemachte (pasteurisierte) Direktsäfte zählen zu den Spitzenqualitäten. Ein Großteil des »flüssigen Obstes« wird aus Fruchtsaftkonzentraten hergestellt, das nach Rückverdünnung mit Wasser ebenfalls als Fruchtsaft in den Handel kommt. Und so unterscheiden sich die fruchtigen Durstlöscher:

- Fruchtsäfte bestehen zu 100 Prozent aus dem Saft frischer Früchte. Sie enthalten weder Farb- noch Konservierungsstoffe.
- Fruchtnektare gibt es vor allem von Früchten, die von Natur aus viel Säure oder Fruchtfleisch enthalten, beispielsweise schwarze Johannisbeeren, Sauerkirschen, Bananen oder Aprikosen. Deshalb müssen sie erst mit Wasser und Zucker oder Süßstoffen trinkfertig gemacht werden. Fruchtnektare enthalten je nach Obstart zwischen 25 und 50 Prozent Fruchtanteile, genauere Angaben stehen auf dem Etikett.
- Fruchtsaftgetränke haben nur einen geringen Fruchtgehalt. Vorgeschrieben sind mindestens 30 Prozent bei Kernobst und Trauben, mindestens zehn Prozent bei anderen Fruchtarten und bei Mischungen sowie mindestens sechs Prozent bei Zitrusfrüchten. Weitere Zutaten sind Wasser, Zucker oder Süßstoffe und Aromen. Rechtlich gesehen zählen die Fruchtsaftgetränke nicht mehr zu den Fruchtsäften, sondern zu den Erfrischungsgetränken.

Fruchtsäfte löschen, mit Wasser oder Mineralwasser verdünnt, beispielsweise als Apfelsaftschorle, den Durst besser als unverdünnte Getränke, weil dadurch die Zuckerkonzentration herabgesetzt und die Magenentleerung nicht verzögert wird. Der Nährwert ergibt sich aus den verwendeten Obstarten und Mengenanteilen. Wertbestimmende Inhaltsstoffe sind z. B. Kalium, Vitamin C und sekundäre Pflanzenstoffe wie Carotinoide und Flavonoide. Zum Teil werden auch Vitamine zugesetzt (Multivitaminsäfte und A-C-E-Säfte).

G

Gerste

In der Weltgetreideproduktion steht Gerste an zweiter Stelle hinter Weizen. Die größte Anbaumenge erbringt Europa mit 65 Millionen Tonnen pro Jahr. Gerste ist die Getreidesorte mit der kürzesten Vegetationszeit.

Sie war bereits in der Jungsteinzeit bekannt und spielte bis zum Mittelalter eine bedeutende Rolle als Backgetreide. In der Antike war dieses Getreide zugleich Symbol für Reichtum. Gerste diente bei den Babyloniern als Währungsmaß und bei den Sumerern als Maßeinheit. Ein Brei aus Gerstenschrot galt bei den alten Griechen als pflanzliche Arznei. Aber auch zur Malz- und damit zur Biergewinnung wurde Gerste über Jahrtausende eingesetzt. Heute wird der größte Teil der Gerstenernte als Futter- oder Braugerste verwendet. Als Brotgetreide findet man Gerste nur noch in nördlichen Ländern. Der Nährwert der Gerste ähnelt dem des Weizenkorns.

Bei der Gerste unterscheidet man zwei Formen: die Nackt- und Spelzgerste.

- Die Nacktgerste ist frei von Spelzen, das heißt von den Hülsen des Getreidekorns, und kann direkt verarbeitet werden.
- Die Spelzgerste enthält, wie der Name schon sagt, noch Spelzen, die vor der Verarbeitung zuerst entfernt werden müssen. Das entspelzte Korn wird fein geschrotet und ist als Gerstengrütze oder Gerstenschrot im Handel erhältlich.

Nicht verwechselt werden darf mit dem »Gerstensaft« oder »flüssigem Brot« – beides volkstümliche Bezeichnungen für Bier – der grüne Gerstensaft. Er ist flüssig oder schonend getrocknet ein richtiggehender Nährstoffcocktail aus jungen Gerstengräsern und reich an Mineralstoffen, Antioxidanzien und »belebendem« Chlorophyll, dem grünen Blattfarbstoff. Er wird in Naturkostläden und Reformhäusern als natürliche Nahrungsergänzung zur Pflege der Gesundheit angeboten.

Grapefruit

Diese zu den Zitrusfrüchten gehörende Südfrucht wird auch – allerdings fälschlich – Pampelmuse genannt. Im Winter spielt sie neben Orangen und Mandarinen eine besondere Rolle als hervorragender Vitamin-C-Spender. Der Saft ist säuerlich aromatisch und besonders in der Nähe der Schale durch die Verbindung Naringin leicht bitter. Rosa- und rotfleischige Sorten enthalten zusätzlich Carotinoide, unter anderem das wirksame Antioxidanz Lykopin. Auch der zu den Flavonoiden zählende sekundäre Pflanzenstoff Naringin fängt freie Radikale ab. Der Bitterstoff Naringin soll außerdem die Wirkung von Koffein verlängern.

Grüner Tee

Eines der Gesundheitsrezepte der Asiaten ist sicherlich der regelmäßige und hohe Genuss von grünem Tee. Auch für Europäer und Amerikaner ist grüner Tee zu einem beliebten Wellness-Getränk geworden, dem man ein wichtiges Gesundheitsschutzpotenzial zuschreibt. Grüner Tee ist nicht fermentiert. Dadurch behält er nicht nur seine ursprüngliche grüne Farbe und den Geschmack der frischen Blätter, auch die Polyphenole, das Gesundheitsplus der Teeblätter, bleiben in ihrer Wirkkraft voll erhalten.

Die speziellen Radikalfänger im grünen Tee bezeichnet man als Catechine (Epigallocatechin-Gallat und Epicatechin-Gallat), die zur Gruppe der Polyphenole gehören. In Laborexperimenten erwies sich der antioxidative Effekt der Catechine im grünen Tee als 20-mal stärker als der von Vitamin E. Grüner Tee soll auch die Blutcholesterin- und Blutdruckwerte günstig beeinflussen. In Tierversuchen konnte, innerlich und äußerlich angewendet, der vor Krebs schützende Effekt des grünen Tees bestätigt werden. Die Tee-Polyphenole können beispielsweise freie Radikale auf der Haut so stark eindämmen, dass dadurch, so die Vermutungen der Forscher, auch Sonnenschäden verhindert werden. Grüner Tee soll Entzündungen hemmen und Lichtschäden vorbeugen. Aus diesem Grund ist grüner Tee längst auch ein Thema für die Kosmetikhersteller.

Grünkern

Hierbei handelt es sich um das unreif geerntete, gedarrte und von Spelzen befreite, olivgrüne und würzig duftende Korn des Spelzweizens oder Dinkels. Während reif geernteter Dinkel zur Brotherstellung geeignet ist, lassen sich Grünkernmehle dazu

Grüner oder schwarzer Tee?

Grüner und schwarzer Tee stammen von genau denselben Teepflanzen (Camellia sinensis), deren Blätter nur nach der Ernte unterschiedlich verarbeitet werden. Ob wir grünen oder schwarzen Tee in die Tasse gießen, hängt also nicht von der Pflanze ab.

- Bei der Herstellung von schwarzem Tee verfärben sich die ursprünglich grünen Blätter in einem aufwändigen Verarbeitungsverfahren (dem so genannten Fermentationsprozess) schwarz. Dazu werden die Teeblätter beim »Rollen« an ihrer Oberfläche aufgebrochen, anschließend für zwei bis drei Stunden der Luft ausgesetzt. Während dieses Oxidationsvorgangs färben sich einerseits die Blätter braun, andererseits werden die Inhaltsstoffe biochemisch umgewandelt; unter anderem verändert sich der Gehalt an wertvollen Polyphenolen.
- Bei der Herstellung des grünen Tees wird der Oxidationsprozess dadurch verhindert, dass die frischen Teeblätter kurz erhitzt werden. Der unfermentierte grüne Tee behält dadurch seinen hohen Anteil an Catechinen und entspricht in seinen Inhaltsstoffen fast frischen Teeblättern (Beta-Carotin, Vitamin C, Kalium und das für die Zahngesundheit so wichtige Spurenelement Fluorid).
  Tee ist eines der weltweit beliebtesten Getränke. Neben Wasser wird am häufigsten Tee getrunken, und zwar 80 Prozent in Form von schwarzem Tee. Profitieren nun Schwarztee-Trinker auch von den gesundheitsfördernden Eigenschaften der nicht fermentierten grünen Variante? Bei der Beantwortung dieser Frage gilt das Augenmerk den antioxidativen Polyphenolen, von denen im Tee zwei Gruppen von Bedeutung sind:
- Catechine, von denen im grünen Tee durchschnittlich ein höherer Gehalt vorliegt, und
- Theaflavine, die nur im schwarzen Tee vorkommen und für seine Farbe verantwortlich sind.
  Beide Stoffe entfalten antioxidative Schutzwirkungen. Teetrinken, sowohl schwarzen als auch grünen, trägt zur Gesunderhaltung bei, sollte aber selbstverständlich kein Ersatz für den täglichen Verzehr von frischem Obst und Gemüse sein.

nicht verwenden. Grünkern ist ursprünglich eine südwestdeutsche Spezialität, die sich heute wieder zunehmender Beliebtheit erfreut. Grünkern wird zu Mehl, Grieß, Graupen und Grütze sowie Flocken verarbeitet. Die Grünkernerzeugnisse sind leicht verdauliche und beliebte Nährmittel, die hauptsächlich zur Bereitung von Suppen, Aufläufen und Klößen verwendet werden.
Das nährstoffreiche Getreide ist eine gute Quelle für Kalium, Magnesium, Eisen, Zink und die Vitamine B_1 und B_6. Grünkern ist außerdem ballaststoffreich und enthält ein hochwertiges pflanzliches Eiweiß.

Grünkohl

Diese saisonale Kohlsorte – auch Winterkohl genannt – ist das vielleicht gesündeste Gemüse überhaupt. So ist Grünkohl außerordentlich reich an Kalzium und Eisen, Carotinoiden und Vitamin C. Diese auf den geringen Kaloriengehalt bezogene hohe Nährstoffdichte wird allerdings geschmälert durch die übliche fettreiche Zubereitung und durch wiederholtes Aufwärmen. Davon profitiert zwar der Geschmack, die Nährstoffdichte nimmt dagegen ab. Übrigens, der zur besseren Verträglichkeit von Grünkohlgerichten erforderliche Schnaps wird weniger wegen des Kohlgemüses als zur Unterstützung der Fettverdauung bei entsprechender Zubereitung benötigt.
Charakteristisch für das nährstoffreiche Wintergemüse ist auch die Tatsache, dass der Wohlgeschmack von Grünkohl sich erst nach Frost einstellt, wobei der Zuckergehalt ansteigt. Falls Sie ohne allzu große Fettbelastung in den Genuss des schmackhaften Winterkohls kommen wollen, probieren Sie einmal fettarme Zubereitungen ohne Schmalz und durchwachsenen Speck nur mit gepökeltem Kasseler und Kartoffeln oder Grünkohlsalat (Grünkohl von den Stielen abstreifen und fein schneiden) mit einer pikanten Marinade aus. **Tipp** Tiefgefrorener Grünkohl erleichtert die Zubereitung und hat, fettbewusst zubereitet, ebenfalls eine ausgezeichnete Nährstoffdichte.

H

Hafer

Hauptsächlich als Futtergetreide angebaut, gewinnt der Hafer aufgrund seiner interessanten stofflichen Zusammensetzung zunehmend an Bedeutung für die menschliche Ernährung. Der hohe und biologisch hochwertige Proteinanteil, der im Vergleich zu anderen Getreiden höhere Fettgehalt und die leicht verdauliche Stärke des Hafers machen ihn zu einem idealen Energie- und Nährstoffspender für Kinder und Jugendliche im Wachstum, für Sportler ebenso wie für geistig-nervlich Geforderte. Hafer und Haferprodukte aus dem vollen Korn sind ebenfalls reich an B-Vitaminen, Vitamin E, Lecithin, Magnesium, Zink und Eisen. In der laktovegetarischen Ernährung gelten Haferflocken, mit Vitamin-C-haltigem Obst verzehrt, als reiche und gut bioverfügbare Eisenquelle.

Bekannt ist das Sprichwort »Ihn sticht der Hafer«. Für die so genannte psychotrope anregende Wirkung des Hafers sind möglicherweise der hohe Gehalt der Aminosäure Tyrosin und bestimmte Enzyme ausschlaggebend, die aus Tyrosin den hormonartigen Wirkstoff und Neurotransmitter Dopamin bilden. Diese Art »Weckamin« hat Einfluss auf Wachsamkeit, Reaktionsschnelle, Konzentrationsfähigkeit und Stimmungslage. Dadurch erklärt sich der ausgezeichnete Beitrag von Hafer als Brain-, Mood- und Fitnessfood. Hafer sorgt bei Schulkindern, Studierenden und Gehirnjoggern aller Art für bessere Konzentration, und bei körperlich Aktiven steigert Hafer das Durchhaltevermögen. Besonders beliebt sind Müslis auf Haferflockenbasis oder Backwaren mit Haferzusatz. Eine warme Zubereitung ist Porridge, der gekochte Haferbrei der Engländer und Schotten, der hier zu Lande allerdings wenige Anhänger findet. Weniger attraktiv ist die Verbindung zum Haferschleim, einem alten Hausmittel bei Magen-Darm-Störungen.

In diesem Zusammenhang ist ein weiterer gesundheitsfördernder Bestandteil des Hafers erwähnenswert: Hafer zeichnet sich durch einen hohen Anteil an so genannten löslichen Ballaststoffen aus. Diese sind besonders quellfähig und können zur Senkung zu hoher LDL-Cholesterinwerte beitragen, also das Risiko für Herz-Kreislauf-Erkrankungen mindern. Längst sind Vollkornhaferprodukte und Haferkleie zu einem wichtigen Bestandteil einer cholesterinbewussten Ernährung geworden.

Hagebutte

Neben dem Sanddorn ist diese Frucht der wild wachsenden oder kultivierten Rosenarten (Heckenrosen) der reichhaltigste einheimische Vitamin-C-Lieferant. Ebenso sind reichlich antioxidative sekundäre Pflanzenstoffe enthalten, unter anderem Carotinoide und Gerbstoffe sowie Fruchtsäuren und Pektine. Die Hagebutten werden zu wohlschmeckenden Säften, Marmelade, Mus und Tee verarbeitet. Hagebuttenzubereitungen gelten als tonisierend und werden zur allgemeinen Kräftigung empfohlen.

Haselnuss

Die Frucht des Haselstrauches ist eine einsamige Steinfrucht mit harter, ungenießbarer Außenschale und ölhaltigem, wohlschmeckendem Nusskern. Die Haselnuss wird roh verzehrt oder gerieben verarbeitet sowie zur Herstellung von Nussschokolade verwendet.

Der Fettgehalt beträgt über 60 Prozent, setzt sich aber überwiegend aus den gesundheitlich wertvollen einfach ungesättigten Fettsäuren (Ölsäure) zusammen. Der Eiweißanteil liegt bei etwa zwölf Prozent. Darüber hinaus sind Haselnüsse reich an Kalium, Kalzium, Magnesium, Eisen, Zink und Kupfer sowie Vitamin E und B-Vitaminen. Wegen des hohen Fettgehalts darf das kleine Kraftpaket allerdings nur mit Augenmaß genossen werden – sonst macht sich diese kleine »Fettbombe« schnell auf der Waage bemerkbar.

Hefeextrakt

Einem handelsüblichen Fleischextrakt geschmacklich überlegen, wird Hefeextrakt vielfach Brüherzeugnissen zugesetzt oder im Haushalt zum Würzen und als Brotaufstrich verwendet.

Wie Nährhefe zeichnet sich Hefeextrakt durch den hohen Gehalt an verschiedenen B-Vitaminen aus und wertet somit die damit zubereiteten Speisen auf. Hefeextrakt eignet sich für pflanzliche Brühen, Suppen und Saucen, ist also ein wichtiger Bestandteil der vegetarischen Küche.

Heidelbeere

Die Früchte eines reich verästelten Kleinstrauches werden wegen ihrer typischen Farbe auch Blaubeeren genannt. Heidelbeeren werden in erster Linie frisch verzehrt oder auch zu Saft, Marmelade, Kompott und Sirup sowie zu Tiefkühlware verarbeitet. Beliebt ist auch die Verwendung der dunkelblauen Früchte zum Belegen von Kuchen. Aufgrund ihrer phenolischen Inhaltsstoffe (Farbstoffe und Gerbstoffe) haben Heidelbeeren ausgesprochen gesundheitsfördernde Eigenschaften. Die Bioflavonoide der Heidelbeere wirken sich positiv auf die Sehleistung aus und sind hochwirksame Antioxidanzien.

Der Gerbstoffgehalt in Verbindung mit dem Pektin, das ebenfalls in Blaubeeren enthalten ist, macht Heidelbeeren zu einem bewährten Hausmittel bei Verdauungsstörungen mit Durchfall.

Hering

Der wohl populärste aller Seefische stammt aus den Nordmeeren und dem Atlantik. Fängt man ihn im Herbst, ist er eher mager, im Frühjahr fett. Als frischer Fisch, so genannter grüner Hering, wird er nur in geringen Mengen angelandet. Matjes ist ein junger Hering, der noch nicht gelaicht und ein besonders zartes und fettes Fleisch hat. Der Hering ist ein Fettfisch mit durchschnittlich 18 Prozent Fettgehalt. Dieser Fettanteil ist allerdings gesundheitlich positiv zu beurteilen, denn er enthält die für Herz und Kreislauf besonders wertvollen Omega-3-Fettsäuren. Deshalb sollte man Hering in seiner vielfältigen Zubereitung – gebraten, eingelegt, mariniert und in Fischkonserven – auch regelmäßig genießen.

Hering ist darüber hinaus eine besonders hochwertige Nahrungsquelle für leicht verdauliches Eiweiß, Vitamin D und Vitamin B_{12} sowie für die Spurenelemente Jod, Zink und Selen. Übrigens: Zur Heringsfamilie zählen auch Sardine, Sardelle und Sprotte mit ebenfalls günstigen Gehalten an Omega-3-Fettsäuren.

Hirse

Aufgrund ihrer Dürreresistenz und Anspruchslosigkeit an die Bodenverhältnisse kommt der Hirse eine steigende wirtschaftliche Bedeutung zu. In weiten Teilen Afrikas und Asiens ist Hirse in Form von Brei und Fladen ein wichtiges Grundnahrungsmittel. Das kleinfruchtige Getreide ist reich an Kalium, Magnesium, Eisen, Zink und Vitamin B_6. Darüber hinaus enthält Hirse das Spurenelement Silicium. Aus der Verbindung von Silicium mit Sauerstoff entsteht Siliciumdioxid, besser bekannt als Kieselsäure, die hauptsächlich in Pflanzen vorkommt. Die gerüstbildenden Eigenschaften der Siliciummoleküle sorgen nach Ansicht der Befürworter einer Kieselsäureanwendung für ein straffes Bindegewebe. Kieselsäure kommt auch als strukturbildender Faktor in Haut, Haaren und Fingernägeln vor. Auch wenn die Ansichten über Silicium weit auseinander gehen, kann die häufigere Verwendung von Hirse im Speiseplan auf jeden Fall empfohlen werden. Hirseflocken sind z. B. eine schmackhafte Grundlage für ein Müsli. Daneben gibt es Hirsemehl, -grieß, -grütze und -graupen.

Holunderbeere und -blüte

Der schwarze Holunder oder die Fliederbeere ist die Frucht eines strauch- oder baumartigen Gehölzes – auch Flieder oder Hollerbusch genannt. Die weißlich gelben, stark aromatisch duftenden Blüten finden Verwendung zur Aromatisierung von

Gebäck sowie zur Bereitung von Holundersekt und -wein. Holunderblütentee gilt traditionell als schweißtreibender Kräutertee. Die Beeren sind für den Frischverzehr nicht geeignet. Durch Entfernen der Samenkörner durch Passieren und Kochen werden giftige Bestandteile eliminiert. Holunderbeeren werden zu Saft, Suppen, Sirup, Mus und Marmelade verarbeitet. Für die intensive Farbe ist ein Anthocyan-Farbstoff (gehört zu den antioxidativen Polyphenolen) verantwortlich. Holunderbeersaft ist kaliumreich und weist einen mittleren Vitamin-C-Gehalt auf. Traditionell wird Holunderbeersaft zur Abwehrsteigerung gegen grippale Infekte und Erkältungskrankheiten sowie Erkrankungen der Atemwege empfohlen.

Honig

Bienenhonig ist der süße Stoff, den Honigbienen aus Blütentrachten (Blütenhonig) durch Hinzufügung körpereigener Stoffe bereiten. Ausgangssubstanz für Blütenhonig ist Nektar. Hauptbestandteil von Honig ist der so genannte Invertzucker, ein der Saccharose vergleichbares Disaccharid aus Fruktose und Glukose. Enzyme aus nicht wärmebehandeltem, durch Schleudern gewonnenem Honig sind ernährungsphysiologisch nicht relevant. Der Mensch ist nicht auf die Zufuhr von Enzymen über die Nahrung angewiesen. Farbe, Geruch und Geschmack von Honig sind abhängig vom Ausgangsprodukt, das heißt der Blütentracht. Den Aromastoffen im Honig kommt eine appetitanregende Wirkung zu. In Verbindung mit den leicht verfügbaren Kohlenhydraten ergibt sich dadurch sein seit langem bekannter Einsatz als Stärkungsmittel. Die dem Honig zugeschriebene Schutzwirkung wird auf so genannte Inhibine zurückgeführt, die die Bienen dem werdenden Honig hinzufügen, um ihn später gegen Bakterien zu schützen.

Honig – hauptsächlich süß

Entgegen mancher Vorstellungen ist Honig hauptsächlich ein Süßungsmittel und rascher Energiespender. Der Gehalt an Vitaminen und Mineralstoffen ist verschwindend gering und für die menschliche Ernährung unbedeutend. Die Nährstoffdichte von Honig unterscheidet sich praktisch nicht von der des Haushaltszuckers. Sparsam zum Süßen von Tee oder als Brotaufstrich verwendet, ist Honig ein empfehlenswertes Süßungsmittel.

Hülsenfrüchte

Hierbei handelt es sich um die getrockneten Samen der Leguminosen (Schmetterlingsblütler). Erbsen, Bohnen, Linsen und Sojabohnen sind die bekanntesten Vertreter. Von den pflanzlichen Lebensmitteln haben Hülsenfrüchte den höchsten Eiweißgehalt. Ernährungsphysiologisch bedeutsam sind auch ihre Ballaststoffe sowie Mineralstoffe, insbesondere Kalium, Magnesium und Eisen.

Wegen ihres hohen Eiweißgehalts und der günstigen Eiweißqualität wird insbesondere die Sojabohne als »Fleisch des Feldes« bezeichnet. Unter den Hülsenfrüchten sind Sojabohnen mit 18 Prozent Fettanteil außerdem Lieferanten des hochwertigen Sojaöls, das sich durch eine günstige Kombination aus einfach und mehrfach ungesättigten Fettsäuren auszeichnet. Erwähnenswert ist auch der Anteil an B-Vitaminen, allen voran das für den Kohlenhydratstoffwechsel zuständige »Energie«-Vitamin B_1 sowie das Gefäßschutzvitamin Folsäure, das auch in der Schwangerschaft eine wichtige Schutzfunktion übernimmt.

Von gesundheitlichem Interesse sind ferner die sekundären Pflanzenstoffe in Hülsenfrüchten wie Phytosterine und Phytoöstrogene, die sich günstig auf den Cholesterinhaushalt auswirken und der Entstehung von Herz-Kreislauf- sowie Krebserkrankungen vorbeugen. Hülsenfrüchte ergänzen in idealer Weise das Eiweiß von Getreiden. Besonders Sojabohnen können durch ihren günstigen Aminosäurengehalt das Getreideprotein aufwerten, sodass sich insgesamt eine hohe biologische Wertigkeit ergibt. Ernährungsexperten empfehlen daher, eine traditionelle Verzehrsgewohnheit wieder aufzugreifen und mindestens einmal wöchentlich Hülsenfrüchte, beispielsweise als Eintopfgericht, zu essen.

I

Ingwer

Verwendung finden die gebrühten, getrockneten, ganzen oder in Stücke und Scheiben geschnittenen knollenartigen Wurzelstöcke der in tropischen Ländern angebauten schilfartigen Pflanze. Schwarzer Ingwer kommt ungeschält, weißer geschält in den Handel. Der charakteristische Geruch und Geschmack des Küchengewürzes – Ingwer ist unter anderem Bestandteil des Currypulvers – wird durch den Gehalt des ätherischen Ingweröls bestimmt. Die Geschmacksschärfe wird durch Gingerol beeinflusst.

Ingwer wird für süßlich scharf schmeckendes Konfekt mit Zucker kandiert. Das Gewürz stärkt den Magen und fördert die Verdauung. Ingwer regt den Speichelfluss an und wirkt schleimlösend. Als Mittel gegen Übelkeit – insbesondere auch gegen Reiseübelkeit – hat sich Ingwer ebenfalls bewährt.

Isotone Getränke

Diese speziellen Sportgetränke entsprechen in ihrer Konzentration der gelösten Bestandteile wie Zucker und Mineralstoffe den Konzentrationsverhältnissen der Blutflüssigkeit. Höher konzentrierte Getränke wie zuckerreiche Limonaden und unverdünnte Fruchtsäfte sind hyperton und verzögern die Magenentleerung.
Isotone Getränke dienen in erster Linie dem möglichst raschen Wasserersatz während länger dauernden schweißtreibenden Belastungen. Die entsprechende Verdünnung eines isotonen Getränks führt also zu einer schnellen Wasseraufnahme. Fruchtsäfte sollte man zu diesem Zweck mit der zwei- bis dreifachen Menge (Mineral-)Wasser verdünnen.

J

Joghurt

Das feste oder trinkfähige Sauermilcherzeugnis wird aus Vollmilch oder im Fettgehalt eingestellter Milch durch Vergärung mit Lactobacillus bulgaricus und Streptococcus thermophilus hergestellt.
Joghurtzubereitungen enthalten zusätzlich Obst oder Obsterzeugnisse sowie geschmacksbestimmende Fruchtaromen. Anstelle von Lactobacillus bulgaricus können auch andere Laktobazillen eingesetzt werden. Dabei entstehen mildere Produkte mit einer geringeren Nachsäuerungsaktivität sowie einem höheren Gehalt an rechtsdrehender L(+)-Milchsäure, die im Körper besonders gut verstoffwechselt werden kann. Im Wesentlichen handelt es sich dabei um Lactobacillus acidophilus und Lactobacillus casei. Aus diesen Milchsäurebakterienarten stammen auch die so genannten probiotischen Stämme (siehe dort) mit besonderen gesundheitsfördernden Eigenschaften. Gemeinsam ist jedoch den verschiedenen Joghurt-Varianten ihre gute Bekömmlichkeit und leichte Verdaulichkeit (z. B. fein geronnenes Milcheiweiß) sowie ihr günstiger Gehalt an Kalzium und Vitamin B_2.

Johannisbeere

Es gibt weiße, rote und schwarze Beeren. Letztere werden auch Cassisbeeren genannt. Die Beeren sind in Trauben angeordnet. Die schwarzen Johannisbeeren haben den höchsten Gehalt an wertgebenden Inhaltsstoffen wie Kalium, Eisen, Vitamin C und sekundären Pflanzenstoffen. Weiße und rote Beeren werden roh gegessen und zu Säften und Marmeladen verarbeitet.
Schwarze Johannisbeeren werden überwiegend verarbeitet. Der berühmte Cassis-Likör beispielsweise wird aus schwarzen Johannisbeeren hergestellt. Wegen ihres hohen Gehalts an Vitamin C sind die schwarzen Beeren und ihre Zubereitungen auch traditionelle Hausmittel zur Stärkung der Abwehrkräfte. Aus den Kernen der schwarzen Johannisbeeren, die bei der Cassisproduktion anfallen, wird übrigens ein Öl mit einem hohen Gehalt an Gamma-Linolensäure, einer mehrfach ungesättigten, im Stoffwechsel regulatorisch wirksamen Fettsäure, gewonnen.

K

Kabeljau

Der typische Magerfisch – die jungen Fische und die kleinwüchsige Ostseepopulation werden als Dorsch bezeichnet – hat ein weißliches, leicht verdauliches Fleisch, das keinen ausgeprägten Eigengeschmack besitzt. Der Kabeljau oder Dorsch wird vornehmlich gekocht, gedünstet oder gebraten. Neben dem leicht verdaulichen und biologisch hochwertigen Eiweiß liegen seine Vorzüge im günstigen Kalium- und Jodgehalt. Dabei beträgt sein Fettgehalt weniger als ein Prozent. Er eignet sich also ausgesprochen gut für die leichte Küche.

Karotte: siehe Möhre

Karottensaft: siehe Möhrensaft

Kartoffel

Die stärkereichen Erdäpfel gehören zu den Nachtschattengewächsen und bereichern den Speiseplan gekocht, gedämpft, gebacken oder gebraten sowie als Püree, Klöße und Eintöpfe in vielfältiger Weise. Durch Garen wird die Kartoffelstärke verdaulich.

Die von Natur aus praktisch fettfreie Kartoffel kann in Abhängigkeit von der Zubereitung (Braten und Frittieren) oder Verarbeitung (Kartoffelchips) allerdings erheblich im Fettgehalt zunehmen. Das Kartoffelprotein zählt aufgrund seines hohen Lysingehalts zu den biologisch hochwertigsten Pflanzenproteinen. Allerdings bestehen Kartoffeln nur zu etwa zwei Prozent aus Protein. Der Nährwert der Kartoffel zeichnet sich ferner durch einen hohen Kalium- und günstigen Vitamin-C-Gehalt aus.
Die Kartoffel galt lange Zeit als eine der wichtigsten Vitamin-C-Quellen in der einheimischen Ernährung. Aufgrund veränderter Verzehrgewohnheiten kann sie diesen positiven Beitrag allerdings nicht mehr leisten. Es ist zu wünschen, dass wieder mehr fettarme Kartoffelzubereitungen und Kartoffelgerichte auf den Tisch kommen. Werden Kartoffeln mit wenig Wasser gegart oder als Pellkartoffeln zubereitet, bleiben die wertgebenden Inhaltsstoffe der stärkereichen Knolle am besten erhalten.
Kartoffeln enthalten auch phenolische Bestandteile sowie Carotinoide. Lediglich der sekundäre Pflanzenstoff Solanin in den so genannten Augen und ergrünten Schalenstellen gilt als gesundheitsschädlich (Kopfschmerzen, Übelkeit, Magen- und Darmreizungen) und sollte deshalb entfernt werden.

Käse

In gereifter und nicht gereifter Form (Frischkäse und Quark) ist Käse Milch in konzentrierter Form. Es gibt eine Vielzahl von Käsesorten. Man schätzt ihre Zahl auf 4000. Ihre ernährungsphysiologische Qualität liegt im hohen Protein- und Kalziumgehalt. Spitzenreiter im Kalziumgehalt sind z. B. Parmesan und Emmentaler. Die meisten Käsesorten sind außerdem recht gute Zinklieferanten. Kohlenhydrate (Milchzucker) kommen in gereiften Käsen praktisch nicht vor, was bei Milchzuckerunverträglichkeit günstig ist. Deutliche Unterschiede bestehen im Fettgehalt von fettarmem Magerquark bis zum fettreichen Mascarpone sowie von Harzerkäse mit weniger als 1 g Fett pro 100 g Käse bis zum Bavariablu mit immerhin 40 g Fett pro 100 g Käse.
Beim Käse lohnt sich noch Folgendes zu wissen: Käse verändert während der Reifung seine Zusammensetzung. Um eine gleich bleibende Bezugsgröße zu haben, gibt man den Fettgehalt in Prozent der Trockenmasse an (Fett i. Tr.). Der wirkliche (absolute) Fettgehalt liegt bei allen Sorten niedriger. Ein Schnittkäse mit 50 Prozent Fett i. Tr., der etwa zur Hälfte aus Wasser besteht, enthält nur etwa 25 Gramm Fett absolut.
Übrigens: Das Sprichwort »Käse schließt den Magen« hat damit zu tun, dass vor allem durch fetthaltigen Käse die Magenverweildauer erhöht wird. Der Magenpförtner

schließt in Abhängigkeit vom Fettgehalt der Nahrung den Magen, um den schwerer verdaulichen Mageninhalt dann nur in kleinen Portionen an den Dünndarm weiterzugeben.

Kefir

Das mit Milchsäurebildnern und Hefe hergestellte Sauermilcherzeugnis von sämiger Konsistenz stammt ursprünglich aus dem Kaukasus. Von der Werbung wurde es vollmundig als das Getränk der 100-Jährigen dargestellt. Der gesundheitliche Nutzen von Kefir, Dickmilch oder Joghurt ist schon über 2000 Jahre bekannt und wird bereits im Alten Testament (Genesis 7) erwähnt. Die hohe Lebenserwartung der Bulgaren wurde zu Beginn des 20. Jahrhunderts vom russischen Forscher und Nobelpreisträger Elie Metchnikoff auf den Verzehr fermentierter Milchprodukte zurückgeführt. Milchsäurebakterien und Milchsäure halten den Darm gesund. Gemeinsam ist allen Sauermilchprodukten ihr hochwertiges und leicht verdauliches Milchprotein sowie der günstige Gehalt an Kalzium und Vitamin B_2. Kefir enthält aufgrund der alkoholischen Gärung (Hefe) zusätzlich einen geringen Alkoholgehalt von etwa 0,5 Prozent.

Keimlinge

Selbst gezogene Sprossen sind Frischkost während des ganzen Jahres. Auch unter den Hülsenfruchterzeugnissen erlangen Sprossen immer größere Bedeutung. Sie lassen sich leicht aus Sojabohnen, Mungobohnen, Linsen, Erbsen, Kichererbsen, aber auch aus Getreidekörnern und anderen Samen (z. B. Rettich, Alfalfa) ziehen und sind als Gemüse oder Salatzutaten geschätzt. Sie eignen sich zur Nährstoffaufwertung (Vitamin C, Vitamin B_1, Folsäure) vieler Gerichte und sind sehr schmackhaft. Durch den Keimprozess erhöht sich der Gehalt an einigen Vitaminen, vor allem an Vitamin C, das in Getreidekörnern und den getrockneten Samen der Hülsenfrüchte praktisch nicht vorkommt.

Am geeignetsten für die »Vitaminzüchtung« sind spezielle Keimapparate, die in Reformhäusern und Naturkostläden angeboten werden. Wichtig ist es allerdings, sich genau nach der Gebrauchsanweisung zu richten und die Körner regelmäßig abzuspülen. Hält man sich nicht an diese Anweisung, tummeln sich auf den fertigen Sprossen mit Sicherheit Schimmelpilze und Bakterien. Für Kinder, ältere und empfindliche Menschen wird deshalb empfohlen, die Keimlinge – insbesondere von Hülsenfrüchten – vor dem Verzehr vorsichtshalber mit heißem Wasser zu überbrühen.

Kichererbse

Diese Hülsenfrucht aus Ostasien und dem Mittelmeerraum wird wie Erbsen zubereitet. Besonders in Indien spielt die Kichererbse eine große Rolle in der Ernährung. Sie kann auch zum Knabbern geröstet oder püriert mit Sesammus als Brotaufstrich (Hummus) verwendet werden.
Da sie reich an Protein, Vitaminen und Mineralstoffen ist, wird sie in der vegetarischen Ernährung und Vollwert-Küche besonders geschätzt. Ihr Eiweißgehalt liegt bei 20 Prozent und entspricht dem Proteinanteil von Fleisch. Kichererbsen sind reich an Kalium, Kalzium, Magnesium, Eisen und Zink sowie an Vitamin B_1 und Folsäure.

Kirsche

Süß- und Sauerkirschen zählen zu den Steinfrüchten und zu den beliebtesten einheimischen Obstsorten. Neben dem Frischverzehr können sie eingekocht und zu Konfitüre und Saft verarbeitet werden. Wesentliche Nährstoffunterschiede bestehen zwischen Süß- und Sauerkirschen nicht. Lediglich der Gehalt an farbgebenden antioxidativen sekundären Pflanzenstoffen ist in den Sauerkirschen höher. Unter den Mineralstoffen dominiert das Kalium. Der Vitamin-C-Gehalt ist mit 12 bzw. 15 Milligramm pro 100 Gramm essbarem Anteil bei den Kirschen eher gering.
Dagegen sind möglicherweise andere Inhaltsstoffe der Sauerkirschen interessanter. Kirschen enthalten wie bestimmte Beerenfrüchte und Gewürze Salicylsäure (»natürliches Aspirin«). Zusammen mit den gleichzeitig vorkommenden rötlichen Anthocyanen sollen sich schmerzlindernde und entzündungshemmende Wirkungen ergeben. Menschen in Gebieten mit hohem Kirschverzehr scheinen davon zu profitieren. Andererseits müssen diejenigen, die auf das natürliche Vorkommen von Salicylsäure in Lebensmitteln empfindlich reagieren, entsprechende Vorsicht walten lassen. Im Zweifelsfall muss ärztlicher Rat eingeholt werden.

Kiwi

Der Name dieser Frucht stammt vom Wappenvogel der Neuseeländer. Die oval-längliche, etwa fünf Zentimeter dicke Beerenfrucht aus Neuseeland hat ein weiches süßes Fruchtfleisch mit vielen weichen essbaren Samen. Die Frucht wird frisch aus der Schale und in Zubereitungen (z. B. Salaten) verzehrt. Neben ihrem Wohlgeschmack hat vor allem ihr hoher Vitamin-C-Gehalt zur Beliebtheit dieser ehemals exotischen Frucht beigetragen. 100 Gramm essbarer Anteil liefern immerhin gut 70

Milligramm Vitamin C, sodass zwei Kiwi-Früchte bereits die täglich empfohlene Zufuhrmenge dieses Schutzvitamins bereitstellen. Die Kiwi ist außerdem reich an Kalium und Carotinoiden. Heute wird die Kiwi außer in Neuseeland auch in Israel, Frankreich, Italien und anderen Ländern angebaut.

Kleie

Unter diesem Sammelbegriff wird der bei der Getreideverarbeitung nach Absieben des Mehls verbleibende Rückstand aus Randschichten und Keimlingen verstanden. Nach entsprechender Reinigung entsteht ein hochwertiges Produkt zur Ballaststoff-, Eiweiß-, Vitamin- und Mineralstoffaufwertung der Nahrung.

- Weizenkleie wird in Verbindung mit reichlich Trinkflüssigkeit zur Vorbeugung gegen Darmträgheit eingesetzt.
- Haferkleie hat aufgrund des hohen Anteils so genannter löslicher Ballaststoffe vor allem eine hohe Wertschätzung im Rahmen der cholesterinbewussten Ernährung erfahren.

Kleie zeichnet sich im Detail durch ihre hohe Proteinwertigkeit, einen hohen Kalium- und Magnesiumgehalt sowie reichlich Zink, Folsäure, Vitamin B_1 und Vitamin E aus. Grundsätzlich wird jedoch empfohlen, statt des »Teilprodukts« Kleie lieber »komplette« Vollkornprodukte, also Vollkornmehl, Vollkornbrot und Vollkorngetreideflocken, zu bevorzugen.

Knoblauch

Der im Orient sowie in Mittel- und Südosteuropa angebaute Kulturknoblauch zählt zu den bekanntesten Gewürzpflanzen und Gesundheitspflegemitteln. Knoblauch ist seit Jahrtausenden wichtiger Bestandteil der Volksmedizin. Neben Zwiebeln und Salz ist Knoblauch das weltweit meistgebrauchte Küchengewürz und zudem eine preiswerte Naturarznei: Die selenhaltige Gewürzpflanze stärkt die Abwehrkräfte, wirkt keimtötend (natürliches Antibiotikum) und krampflösend. Knoblauch hält das Blut flüssig und fördert die Durchblutung. Außerdem soll Knoblauch auch Blutfettwerte günstig beeinflussen. Als Wirkstoff wurden schwefelhaltige Inhaltsstoffe (Sulfide) erkannt.
Hauptwirksubstanz im Knoblauch ist das Allicin, das auch dessen typischen Geruch ausmacht. Der Begriff »Allicin« kommt von der lateinischen Bezeichnung für Knoblauch: Allium sativum.
Nicht zuletzt fördert Knoblauch auch die Verdauungstätigkeit und zählt insgesamt zu

den bekanntesten pflanzlichen Mitteln zur Gesundheitsförderung. Wer Knoblauch nicht mag oder nicht verträgt, sollte einmal Bärlauch als Ersatz probieren.

Kohl

Bei Kohl – auch Kraut genannt – handelt es sich um eine Sammelbezeichnung für Gemüse aus der Gattung der Kreuzblütler. Dazu zählen beispielsweise Weißkohl, Rotkohl, Wirsing, Rosenkohl, Blumenkohl, Brokkoli (siehe dort), Grünkohl (siehe dort), Kohlrabi, Spitzkohl und Chinakohl. Das charakteristische Aroma der Kohlarten und der typische Geruch beim Kochen werden durch Schwefelverbindungen verursacht. Die meisten Kohlarten sind ballaststoffreich. Damit verbunden sind teilweise auch blähende Eigenschaften, weswegen die Verwendung von Kümmel bei Kohlgerichten empfohlen wird.

Nicht nur gut für »arme Leute«

Für breite Kreise der Bevölkerung war Kohl noch vor wenigen Jahrzehnten eines der wichtigsten und zugleich erschwinglichen Lebensmittel, häufig sogar das einzige Wintergemüse. Daher stammt auch das schlechte Image als »Arme-Leute-Essen«. Dabei sind Kohlgemüse aus ernährungswissenschaftlicher Sicht ausgesprochen empfehlenswerte Lebensmittel.
Ein durchschnittlicher Vitamin-C-Gehalt von 50 Milligramm pro 100 Gramm Weiß- oder Rotkohl macht diese Kohlgemüse zu den preiswertesten und kontinuierlich zur Verfügung stehenden Vitaminquellen in den Wintermonaten. Aus Weißkohl wird auch das in Deutschland, Frankreich und Ungarn sehr populäre Sauerkraut (siehe dort) hergestellt, das ebenfalls – am besten roh aus dem Fass – ein verlässlicher Vitamin-C-Spender in der kalten Jahreszeit ist.

Was den typischen Geschmack und Geruch von Kohlgemüsen ausmacht, ist aus gesundheitlicher Sicht besonders interessant. Die speziellen schwefelhaltigen sekundären Pflanzenstoffe im Kohl werden Glukosinolate genannt. Diese Verbindungen wirken antibiotisch. Außerdem wird ihre Krebsschutzwirkung zurzeit erforscht. In rohem Kohl ist der Gehalt an Glukosinolaten am höchsten. Schließlich wird Weißkohlsaft in der Volksheilkunde als wirksames Mittel zum Schutz der Magenschleimhaut und damit gegen Magen- und Zwölffingerdarmgeschwüre geschätzt. Diese speziellen Schutzstoffe des Weißkohlsafts erhielten denn auch die Bezeichnung Anti-Ulkus-Faktor, dessen Wirksamkeit mittlerweile anerkannt ist. Genießen Sie also regelmäßig Kohlgemüse in ihrer vielfältigen Zubereitungsmöglichkeit.

Kresse

Zu den Kressearten zählen verschiedene scharf schmeckende krautige Pflanzen, die vorwiegend frisch zur Bereitung von Salaten und als Gewürzkräuter verwendet werden. Garten-, Kapuziner- und Brunnenkresse (siehe dort) sind die bekanntesten Kressegewächse. Zum scharfen Geschmack tragen Senföle aus der Gruppe der schwefelhaltigen Glukosinolate bei, die die Krankheitsabwehr des Körpers unterstützen können. Als Salat liefert Kresse ebenfalls reichlich Vitamin C.

Kümmel

Die Kümmelpflanze (Carum carvi), ein Doldengewächs, ist eine der ältesten Gewürzpflanzen überhaupt. Ihre reifen, getrockneten Früchte sind ein beliebtes einheimisches Gewürz. Der charakteristische Geruch und Geschmack sind auf den Gehalt an ätherischem Öl mit den typischen Bestandteilen Carvon, Limon und anderen Terpenderivaten zurückzuführen. Kümmel und seine Inhaltsstoffe wirken appetitanregend, verdauungsfördernd, krampflösend und lindern Verdauungsstörungen und Blähungen. Kümmel wird zum Würzen von Kohlgerichten, Eintopf, aber auch als Brotgewürz geschätzt. Trotz des ähnlich klingenden Namens ist der Schwarzkümmel (siehe dort) nicht mit dem Kümmel verwandt.

Kürbis und Kürbiskerne

Neben der Verwendung des Fruchtfleisches vom so genannten Sommer- und Winterkürbis als Gemüse oder Kompott mit einem sehr hohen Carotinoidgehalt werden auch die fettreichen Samenkerne roh oder geröstet verzehrt. Sie sind reich an Öl, Vitamin E, so genannten Phytosterinen und dem antioxidativen Spurenelement Selen sowie Zink. Kürbiskerne werden traditionell zur Vorbeugung gegen Prostatabeschwerden empfohlen.

Kürbiskernöl ist besonders in der Steiermark (Österreich) ein beliebtes Speiseöl, ein grünliches Öl mit angenehmem nussartigen Geschmack und einem hohen Gehalt an einfach und mehrfach ungesättigten Fettsäuren.

L

Leber

Insbesondere Kalbsleber gilt als Delikatesse. Doch zunehmend mindert die Angst vor Schadstoffen und Rückständen den Appetit auf diese hochwertige Nahrungsquelle für sämtliche Vitamine der B-Gruppe einschließlich der Blut bildenden Faktoren Vitamin B_{12}, Folsäure und Eisen.
Als es noch keine entsprechenden Vitamintabletten gab, war Leber das Mittel gegen Anämie. Da heute nur Leber von jungen Schlachttieren zum Verzehr gelangt, kann man aufgrund der geringen Schadstoffbelastung sicherlich zwei- bis dreimal im Monat Leber genießen. Eine gute Alternative und ebenfalls sehr schmackhaft ist auch Geflügelleber. Wer Leber nicht mag, sollte sich jedoch nicht dazu zwingen, dieses Lebensmittel zu essen. Wegen des hohen Vitamin-A-Gehalts sollten Schwangere in den ersten sechs Monaten höchstens 100 Gramm Schweine- oder Rinderleber pro Woche verzehren.

Lecithin

Eigelb, Butter, Margarine, Weizenkeime, Haferflocken, Nüsse, Schokolade und Sojabohnen sind Nahrungsquellen für diese fettähnliche Substanz, die lange Zeit als Nervennahrung galt. Dabei ist Lecithin kein essenzieller Nahrungsbestandteil wie beispielsweise Vitamine. Der Körper kann das zum Aufbau von Zellmembranen und Nervenbotenstoffen benötigte Lecithin selbst synthetisieren.
In Nahrungsmitteln fungiert Lecithin als Emulgator, der Fett und Wasser (z. B. bei der Margarineherstellung) verbindet. In der Küche spielt das Eigelb eine wichtige Rolle als Emulgator, etwa bei der Herstellung hausgemachter Mayonnaise. In der Lebensmittelindustrie ist Sojalecithin der wichtigste emulgierende Zusatzstoff und in sehr vielen Produkten zu finden.
Lecithin kann auch diätetische Zwecke erfüllen und sich positiv auf den Blutfettspiegel und die Gehirnleistung auswirken. Solche Spezial-Lecithine heißen Phosphatidylcholin und Phosphatidylserin. Die aus gesundheitlicher Sicht vorteilhaftesten natürlichen Nahrungslecithinquellen sind fetthaltige Sojaprodukte, Vollkornhaferflocken und Weizenkeime. Lecithinpräparate sind bei einer vielseitigen Ernährung nicht notwendig, können aber in bestimmten Fällen (z. B. bei älteren Menschen und Patienten mit Fettstoffwechselstörungen) hilfreich sein.

Leinsamen

Leinsamen ist aufgrund der Schleim- und quellfähigen Ballaststoffe als mild wirkendes Mittel zur Anregung der Darmtätigkeit bekannt. Darüber hinaus ist die Leinsaat – auch Flachssaat genannt – eine bedeutende Öl- (Leinöl) und Faserpflanze. Hauptexporteur für Leinsaat ist Kanada (85 Prozent der Welternte). Neben der Ölgewinnung wird Leinsamen als ganzes oder angebrochenes Korn als Ballaststofflieferant mit hohem Quellvermögen verwendet.

Außerdem ist Leinsamen Müslibestandteil und kann auch verbacken werden (Leinsamenbrot). Mit heißem Wasser überbrüht, ergibt Leinsamen einen Leinsamenschleim, der sich bei Entzündungen des Magen- und Darmtraktes bewährt hat.

Leinsamen hat auch eine günstige ernährungsphysiologische Zusammensetzung. Für die Verwertung der Inhaltsstoffe ist allerdings ein Schroten oder Anbrechen der Körner erforderlich. Leinsamen schmeckt angenehm nussartig, sodass er die Nahrung mit Magnesium, B-Vitaminen, Kalzium und Kalium sowie wertvollen mehrfach ungesättigten Fettsäuren aufwerten kann.

Das Leinöl zeichnet sich durch einen hohen Gehalt der essenziellen Omega-3-Fettsäure Alpha-Linolensäure aus. Die diskutierte mögliche Blausäurefreisetzung aus Leinsaat spielt im stark sauren Milieu des Magens und unter normalen Verzehrsmengen praktisch keine Rolle, sodass gegen den Genuss dieser öl-, ballaststoff- und mineralstoffreichen Samen der Leinpflanze keine Bedenken bestehen. Zur Ballaststoffanreicherung der Nahrung empfehlen sich etwa zwei Esslöffel pro Tag, am besten mit reichlich Trinkflüssigkeit. Diese Menge kann auch mit Wasser überbrüht zur Herstellung von Leinsamenschleim verwendet werden.

Linsen

Die zu den Hülsenfrüchten gehörenden Linsen sind von plattrunder Form und haben eine graubraune bis schwärzliche, aber auch gelbe oder rötliche Farbe. Außer den geschälten gelben und rötlichen Linsen müssen diese Hülsenfrüchte vor dem Kochen eingeweicht werden. Linsen werden zu Suppen und Eintöpfen oder als Püree sowie als Beilagen zu verschiedenen Gerichten verwendet.

Geschälte Hülsenfrüchte haben zwar einen geringeren Ballaststoffgehalt als ungeschälte, sind dafür aber besser verdaulich. Auch Blähungen werden dadurch erheblich reduziert. Linsen sind kohlenhydrat- und eiweißreich. Sie enthalten viel Kalium, Eisen und Zink.

Löwenzahn

Die zarten jungen Blattrosetten des wild wachsenden Löwenzahns werden gerne für Salat verwendet oder zu Gemüse verarbeitet. Das Wildgemüse wird auch kultiviert. Löwenzahnblätter haben einen sehr hohen Carotinoid-, Kalium-, Kalzium- und Eisengehalt. Löwenzahn ist eine gesunde und willkommene Abwechslung unter den Salatgemüsen mit Bitterstoffen, die sich wohltuend auf die Leber- und Verdauungsfunktion auswirken.

M

Mais

Die Getreideart Mais wird als Körnerfrucht und auch als Gemüsepflanze angebaut. Zuckermaiskolben werden frisch und als Konserven angeboten. Auf dem amerikanischen Kontinent steht der Mais als Körnerfrucht an erster Stelle und wird deshalb auch »corn« genannt. Wie bei allen Getreiden sind Vollkornprodukte wegen des höheren Gehalts an Magnesium und B-Vitaminen zu bevorzugen.

Mais wird in vielfältiger Form verarbeitet und dient der Herstellung von Stärke und Traubenzucker, Maisbrei (Polenta) sowie der beliebten knusprigen Cornflakes. Aus den Samenkeimen des Maiskorns wird das wertvolle Maiskeimöl mit hohem Gehalt an Linol- und Ölsäure gewonnen. Maiskeimöl zeichnet sich darüber hinaus durch das zum Vitamin-E-Komplex gehörende Gamma-Tocopherol aus, das ein hohes antioxidatives Potenzial aufweist. Insgesamt ergeben sich aus der Fettsäure-Zusammensetzung und den natürlichen Fettbegleitstoffen des Maiskeimöls günstige Einflüsse auf den Cholesterinspiegel mit entsprechenden Schutzeffekten auf die Blutgefäße.

Makrele

Der Wert dieses schmackhaften Meeresfisches wird im Haushalt oft unterschätzt. Im Zeitalter der fettbewussten Ernährung werden Fettfische oft abgelehnt, obwohl gerade der Fettanteil der Makrele sich durch einen relativ hohen Gehalt der gesundheitsfördernden mehrfach ungesättigten Omega-3-Fettsäuren auszeichnet. Unter dem Stichwort »Makrelendiät« wurde sogar schon einmal eine für die Gesunderhaltung von Herz und Kreislauf besonders fischreiche Diät kreiert (»Eskimodiät«). Makrelen stellen außerdem das antioxidative Schutz-Spurenelement Selen bereit.

Neben der Zubereitung als frische Makrelen kommen sie hauptsächlich als Räucherfischerzeugnisse und als Fischkonserven auf den Tisch. Geräuchert oder konserviert sind Makrelen gleichermaßen gute Omega-3-Quellen.

Mandel

Die essbaren Steinfrüchte des in Kultur genommenen Mandelbaums sind die süßen Mandeln. Süße Mandeln sind empfehlenswerte, mit Augenmaß zu dosierende Zutaten in einem abwechslungsreichen Speiseplan. Sie zeichnen sich aus durch einen hochwertigen Fettanteil mit vielen einfach und mehrfach ungesättigten Fettsäuren sowie durch einen hohen Gehalt an Kalium, Kalzium und Magnesium sowie Eisen, Zink und Kupfer.

Bei den Vitaminen dominiert das fettlösliche Vitamin E. Mandeln werden auch zu Mus (Brotaufstrich) und zu so genannter Mandelmilch, einem pflanzlichen Ersatzmilchpräparat, verarbeitet.

Gebrannte Mandeln, mit karamellisiertem Zucker überzogen, sind eine beliebte nährstoffreiche Knabberei. Süße Mandeln dienen nicht zuletzt auch als Rohstoff für die Marzipanherstellung.

Vorsicht – bitter und giftig!

Die wild wachsenden bitteren Mandeln dürfen nicht roh und auch nicht in großen Mengen gegessen werden. Weil sie leicht mit süßen Mandeln verwechselt werden können, müssen Bittermandeln auf jeden Fall für Kinder unerreichbar aufbewahrt werden. Bittere Mandeln enthalten eine hochgiftige blausäurehaltige Verbindung, das Amygdalin. Beim Backen verflüchtigt sich die Blausäure zwar teilweise; die zur Aromatisierung verwendeten bitteren Mandeln sind jedoch sicherer durch synthetisches Bittermandelöl ohne Blausäure ersetzbar.

Mango

Die tropische Steinfrucht hat gelbes oder orangefarbenes, sehr saftiges und aromatisches Fruchtfleisch. Obwohl die kälteempfindliche Tropenfrucht sich nicht lange hält, ist sie auch in Europa über den Luftweg erhältlich. Die Mango wird überwiegend frisch verzehrt.

Sie zählt zu den Provitamin-A-reichsten Früchten und weist einen mittleren Vitamin-C-Gehalt auf. Der leicht terpentinartige Beigeschmack wird durch Alpha- und Beta-Pinen (sekundäre Pflanzenstoffe) hervorgerufen.

Mangold

Die fleischigen jungen Blätter einer gezüchteten Rübensorte werden wie Spinat (siehe dort) verwendet und weisen einen hohen Gehalt an Kalium, Kalzium, Eisen und Carotinoiden auf. Sie sind also auch im Nährwert mit Spinat vergleichbar.
Übrigens: Die Gemeinsamkeit hört hier noch nicht auf. Beide Blattgemüse gehören zu den oxalsäurereichen Nahrungsmitteln. Dies muss unter Umständen bei der Neigung zu Nierensteinen – so genannten Kalziumoxalatsteinen – berücksichtigt werden.

Meerrettich

Der charakteristisch scharfe Geruch und Geschmack des Meerrettichs, auch Pfefferwurzel oder Kren genannt, geht auf Senföle zurück, die Abbauprodukte der auch im Kohl vorkommenden Glukosinolate sind. Bekannt ist Meerrettich als Sauce zu Lachsgerichten oder zu Tafelspitz sowie als Beigabe in Wurzelgemüsen.
Durch deren antibakterielle Wirkung kann der regelmäßige Genuss von Meerrettich und auch Kresse (siehe dort) möglicherweise zur Vorbeugung von bestimmten Infekten – allerdings hauptsächlich der Harnwege – beitragen.
Frischer Meerrettich enthält übrigens mehr Vitamin C als Zitronen und stimuliert zusätzlich als den Geschmack anregendes, würzendes Gemüse die Sekretion der Magensäfte.

Melone

Die wasserreichen Gurkengewächse (zu den beliebtesten Sorten gehören Honig-, Zucker-, Netz- und Wassermelonen) sind ein erfrischendes Fruchtgemüse, das besonders im Sommer gerne als kalorienarmer Durstlöscher verzehrt wird. Honig- oder Zuckermelonen weisen einen höheren Kohlenhydrat-, Kalium-, Carotinoid- und Vitamin-C-Gehalt als Wassermelonen auf.
Als schmackhafteste Variante der Zuckermelonen gilt die allerdings sehr empfindliche Cantalupmelone, die sich obendrein durch die höchste Nährstoffdichte aller Melonen auszeichnet.

Milch

Unter Milch als Handelsware wird ausschließlich Kuhmilch verstanden, während Milch anderer Tierarten zu kennzeichnen ist (beispielsweise Ziegenmilch, Stutenmilch). Die Nährflüssigkeit Milch ist bekanntlich mehr als ein Getränk. Im Vordergrund der ernährungswissenschaftlichen Beurteilung steht als wichtigster Milchnährstoff der Knochen- und Zahnbaustein Kalzium, der unabhängig von der Art der Haltbarmachung und der Fettstufe unverändert hoch bleibt. Magermilch oder ultrahocherhitzte H-Milch sind also genauso gute Kalziumquellen wie pasteurisierte, so genannte Frischmilch oder nicht erhitzte Rohmilch (Vorzugsmilch).

Milch und Milchprodukte werden aufgrund des hochwertigen Proteinanteils auch von (Lakto)-Vegetariern geschätzt, da sie pflanzliches Eiweiß in idealer Weise ergänzen und aufwerten. Das Milchfett gilt aufgrund seiner Fettsäuren-Zusammensetzung als leicht verdaulich, und als Kalziumquelle ist die Milch allen anderen Lebensmitteln deutlich überlegen.

Für Kinder und Jugendliche im Wachstum ist regelmäßiger Milchkonsum der beste Schutz vor Osteoporose, der gefürchteten Knochenentkalkung im Alter, da durch eine kalziumreiche Ernährung von Anfang an eine gute Kalziumdichte und Festigkeit der Knochen angelegt wird. Milch liefert auch einen wesentlichen Beitrag zur Versorgung mit B-Vitaminen und im Fall der Vollmilch auch Vitamin A und D; deshalb sollten Kinder und Jugendliche keine Magermilch trinken, da sie arm an diesen beiden, für das Wachstum wichtigen fettlöslichen Vitaminen ist.

Das Kohlenhydrat der Milch heißt Milchzucker (Laktose). Wer Milchzucker nicht verträgt, kann anstelle von Trinkmilch als ebenso gute Kalziumquellen Joghurt oder Käse ausprobieren. Diese Lebensmittel werden bei Milchzuckerunverträglichkeit oft besser vertragen.

Mineralwasser

Als kalorienfreier Durstlöscher ist Mineralwasser unbestritten die Nummer eins. Heftig und kontrovers diskutiert wurde und wird dagegen der unterschiedlich hohe natürliche Natriumgehalt der Mineralbrunnen und die Frage, ob nicht die Art der Natriumverbindung für die Entstehung von Bluthochdruck entscheidend ist. Im Mineralwasser liegt Natrium allerdings nicht wie in vielen Lebensmitteln ausschließlich als Kochsalz, sondern vor allem als Natriumbicarbonat vor. Für die Erhöhung des Blutdrucks ist wahrscheinlich Natrium in Form von Natriumchlorid (Kochsalz) verantwortlich. Natriumhaltiges Mineralwasser kann man deshalb nicht ohne weiteres mit kochsalzreichen Lebensmitteln gleichstellen oder in diese Gruppe einstufen. Allerdings gilt auch die Auffassung, dass bei einer natriumdefinierten Diät weiterhin alle Natriumquellen mit einbezogen werden sollten. Die Forschungen hierzu sind noch nicht abgeschlossen.

Ebenfalls zu berücksichtigen sind die unterschiedlichen Kalzium- und Magnesiumgehalte im Mineralwasser, die sich positiv auf das Blutdruckgeschehen auswirken können. Es ist empfehlenswert, magnesium- und kalziumreiche Mineralbrunnen zu bevorzugen. Sportlich Aktive und Fitnessbewusste sollten magnesiumreiches Mineralwasser trinken. Als Orientierungswert gelten 100 Milligramm und mehr Magnesium pro Liter. Durch Mischen mit kaliumreichem Fruchtsaft (z. B. Apfelsaft) erhält man ein erfrischendes Getränk mit einem vielseitigen Mineralstoffspektrum aus Kalium, Kalzium, Magnesium und Natrium.

Tipp Wenn das Wasser weniger als 300 Milligramm Chlorid pro Liter enthält, ist auch sein Kochsalzgehalt (Natriumchlorid) verhältnismäßig gering!

Wasser ist nicht gleich Wasser

Wodurch unterscheiden sich Tafelwasser und Mineralwasser? Tafelwasser ist eine künstlich hergestellte Mischung aus Leitungswasser und Mineralwasser. Auch Mineralsalze, Kohlensäure und Meerwasser können zugesetzt werden. Tafelwasser darf vom Hersteller in Containern oder Tanks abgefüllt werden, wird aber auch in Dosen und Flaschen verkauft. Wenn in Gaststätten Tafelwasser angeboten wird, ist das meistens Wasser aus dem Zapfhahn. Mineralwasser dagegen stammt aus einer natürlichen Quelle und enthält eine Reihe von Mineralstoffen, die auch auf der Flasche angegeben sind. Es muss direkt an der Quelle abgefüllt werden.

Mohn

Mohn zählt zu den Ölsaaten. Seine Samen enthalten bis zu 45 Prozent Öl und ergeben ein hochwertiges Speiseöl (Mohnöl mit hohem Gehalt an einfach und mehrfach ungesättigten Fettsäuren). Zum Backen wird der großkörnige blaugraufarbige Samen des Speisemohns verwendet.

Mohnsamen gelten als wertvolle Nahrungsergänzung gerade für Getreide und Milchprodukte. Nicht umsonst streut man Mohn gerne auf Brot und Brötchen. Gemahlener Mohn wird mit Milch zu Gebäck verarbeitet (Mohnstollen, Mohnstrudel etc.). Dabei spielt auch das Mohnaroma eine wesentliche Rolle.
Der Nährwert von Mohn – gemahlen kann der Körper die Inhaltsstoffe am besten verwerten – ist sehr hoch. Das bezieht sich auf den Eiweißanteil und den außerordentlich hohen Gehalt an Kalzium, Kalium, Magnesium, Eisen, Zink und Kupfer sowie Vitamin B_1. Allerdings muss auch eine entsprechende Menge etwa vom Mohnkuchen verzehrt werden, damit nennenswerte Mengen der genannten Substanzen in den Stoffwechsel gelangen.

Möhre

Speisemöhren, auch Mohrrüben, gelbe Rüben oder Karotten genannt, sind ein bekanntes und beliebtes Wurzelgemüse. Das orangefarbene Fleisch signalisiert den hohen Carotingehalt (Provitamin A) der Möhre. Die für den menschlichen Genuss wertvollste Zone ist die dicke carotinreiche Rindenschicht. Das meist heller gefärbte Herz, der Zentralzylinder oder Hohlkörper, soll möglichst klein sein. Es schmeckt auch weniger süß. Möhren sollten sparsam geschält oder nur gut abgebürstet und gewaschen werden.
Bei Möhren ist der Nitratgehalt abhängig von der Stickstoffdüngung. Zu früh geerntete und kleinere Möhren haben einen höheren Nitratgehalt als größere Wurzeln. Was das Carotin betrifft, so gehört es zum weit verbreiteten Ernährungswissen, dass erst der gleichzeitige Verzehr von etwas Fett (Stich Butter zum gedünsteten Möhrengemüse oder etwas Öl zur Möhrenrohkost) die Verwendung des fettlöslichen Provitamin A ermöglicht. Falls man eine Möhre zwischendurch knabbert, reicht aber normalerweise der Fettgehalt der vorangegangenen Mahlzeit aus. Carotin aus gedünsteten oder pürierten Möhren sowie aus Möhrensaft ist am besten verfügbar. Möhren enthalten relativ viel Eisen und das Pflanzenmineral Kalium. Der Pektingehalt der Möhren bedingt die günstigen Eigenschaften dieses Wurzelgemüses bei Verdauungsstörungen.

Möhrensaft

Auch milchsauer vergoren ist der Presssaft der Möhre eine der reichhaltigsten Beta-Carotin(Provitamin-A)-Quellen. 100 Milliliter decken bereits die täglich empfohlene

Menge dieses antioxidativen Schutzstoffs, der zugleich als Kosmetik von innen gilt. Außerdem enthält Möhrensaft reichlich Kalium.

Tipp Mischen Sie Möhrensaft mit Orangensaft im Verhältnis 2:1, und geben Sie etwas Weizenkeimöl dazu. So entsteht ein idealer Antioxidanzien-Cocktail der Vitamine E, C und Beta-Carotin. Außerdem fördert der geringe Fettanteil die Verwertung des fettlöslichen Provitamins aus der Möhre.

Molke

Bei der Herstellung von Käse aus Milch fällt nach Abscheiden des Käsestoffes (des Eiweißes Casein) und des Fettes eine wässrige, gelbgrünliche Flüssigkeit an. Nach der Art der Eiweißabscheidung mittels Lab (Enzym aus dem Kälbermagen) oder durch Säuerung unterscheidet man Süßmolke (Labmolke) und Sauermolke. Süßmolke ist ernährungsphysiologisch wertvoller als Sauermolke und wird als Trinkmolke verwendet.

Molke ist seit der Antike als natürliches Kur- und Schönheitsmittel beliebt. Molketrinkkuren kannte schon die Medizin des klassischen Altertums. Hippokrates und Erotolaos – berühmte Ärzte dieser Zeit – ließen bei Stoffwechsel- und Lebererkrankungen frische Molke kurmäßig trinken. Die Kenntnis der gesundheitsfördernden Eigenschaften der Molke hat sich über Jahrhunderte erhalten und erlebte in der ersten Hälfte des 18. Jahrhunderts ihre höchste Blüte in der Schweiz, in Österreich und in Deutschland.

Auch Molke macht's

Ganz aktuell sind Molkeprodukte in der figur- und fitnessbewussten Ernährung. Die ernährungsphysiologisch wertvollen Bestandteile der Molke sind:

- die biologisch hochwertigen Molkenproteine Albumin und Globulin
- die wasserlöslichen B-Vitamine der Milch
- Mineralstoffe wie Kalzium und Magnesium sowie ein günstiges Verhältnis zwischen Natrium (wenig) und Kalium (viel)
- lebenswichtige Spurenelemente
- Milchzucker, Milchsäure und Orotsäure, die die Bakterienflora im Darm positiv beeinflussen

Muscheln

Die bekanntesten essbaren Weichtiere sind Austern, Miesmuscheln und Jakobsmuscheln. Muscheln sind fettarme Lieferanten eines hochwertigen Proteins, wobei der Eiweißgehalt bei rund zehn Prozent – also etwa der Hälfte des Proteingehalts von Fleisch und Fisch – liegt. Muscheln sind zudem reich an Eisen, Zink und Jod; Austern sind die wohl zinkreichsten Lebensmittel überhaupt.
Da diese Delikatessen empfindliche und hochverderbliche Lebensmittel sind, spielen hygienische Anforderungen ebenso wie ihre Herkunft (Verschmutzungsgrad der Muschelbänke) eine besondere Rolle. So genannte Muschelgifte, die von bestimmten Geißeltierchen und Meeresalgen gebildet werden, können zu schweren Muschelvergiftungen führen. Muscheln als Lebensmittel erfordern eine besondere Sorgfalt beim Fang und bei der Verarbeitung, deshalb sollte beim Einkauf ganz besonders auf Frische geachtet werden.

Müsli

Vom Frischkornbrei bis zum Fertigmüsli mit unterschiedlich hohem zugesetzten Zuckeranteil einschließlich Riegeln gibt es heute unter der Bezeichnung Müsli – vorrangig als Mischung von Getreiden und (Trocken-)Früchten – viele Varianten. Der Schweizer Arzt und Ernährungsforscher Maximilian Bircher-Benner empfahl mit seinem Müsli in erster Linie ein Obstgericht aus beispielsweise geriebenen Äpfeln (Mus!) mit Vollkornhaferflocken und einem Milchprodukt. Beim heutigen Müsli dominiert der Getreideanteil von roh geschroteten und eingeweichten Körnern über frisch gequetschte Flocken bis zur durch Wärmeanwendung länger haltbar gemachten Vollkornflocke. Entscheidend ist das Merkmal »Vollkorn«, da dadurch der Gehalt an Ballaststoffen, B-Vitaminen und Mineralstoffen wie Magnesium und Eisen bestimmt wird.
Je nach Geschmack und Verträglichkeit wird man sich für Frischkornbrei oder durch Erhitzen stabilisierte Vollkornflocken entscheiden. Das »gesündeste« Süßungsmittel ist sicherlich frisches Obst der Jahreszeit, gefolgt von verschiedenen Trockenfrüchten. Bei Fertigmüslis und Riegeln ist auf die Höhe des zugesetzten Zuckeranteils zu achten. Durch die Zugabe von Nüssen und Schokoladenstückchen erhöht sich der Fettgehalt eines Müslis. Müslis sind ein ideales kohlenhydratbetontes und schnell zubereitbares Frühstück sowie eine leistungsstabilisierende kleine (Zwischen-)Mahlzeit für Berufstätige und sportlich Aktive.

N

Nudeln

Teigwaren sind wegen ihres hohen Kohlenhydratgehalts zum Lebensmittel Nummer eins einer kohlenhydratbetonten Sport- und Fitnessernährung geworden. In Kombination mit fettarmen Gemüsesaucen ergeben sich schmackhafte Gerichte, die dem legendären Sportlersteak mittlerweile den Rang abgelaufen haben. Bekannt sind die Nudelpartys am Vorabend eines Marathonlaufs.
Die zunehmend beliebteren Nudeln aus Hartweizen (beispielsweise italienische Spaghetti, die in den letzten Jahren die traditionellen Eiernudeln mehr und mehr aus den Regalen verdrängt haben) haben einen vorteilhaft niedrigen glykämischen Index, der aus den Teigwaren einen Langzeitenergiespender macht. Eierteigwaren weisen durch die Kombination von Getreide und Eiprotein eine hohe biologische Eiweißwertigkeit auf. Vollkornnudeln enthalten mehr Vitamin B_1 und Magnesium als ihre »weißen Verwandten«.

Nüsse

Nüsse sind eine beliebte Knabberei. Wegen ihres hohen Fettgehalts genießen viele Menschen sie aber nur mit schlechtem Gewissen. Das muss nicht sein! Mit Augenmaß verzehrt, sind Nüsse ausgesprochen wertvolle Lebensmittel mit einem hohen Eiweißgehalt und vielen wertgebenden Mineralstoffen (Kalium, Magnesium) sowie Spurenelementen wie Eisen und Zink. Hinzu kommen die Vitamine E und B_1. Der Fettanteil zeichnet sich durch gesundheitsfördernde einfach und mehrfach ungesättigte Fettsäuren aus. Nicht zu Unrecht gelten deshalb Nüsse als Hirn- und Nervennahrung.
Wenn Nüsse bewusst in den Speiseplan integriert werden, beispielsweise als Zutat zu Müsli oder als kleiner Snack – am besten mit Trockenfrüchten gemischt –, ist gegen ihren Genuss nichts einzuwenden.
Eine fettarme Alternative zu Nüssen sind übrigens Esskastanien (Maroni) mit nur zwei Prozent Fett, einem Kohlenhydratgehalt von über 40 Prozent und einem hohen Kaliumgehalt. Sogar ein geringer Vitamin-C-Anteil ist vorhanden, der bei Nüssen sonst praktisch nicht ins Gewicht fällt.
Achtung: Bei Nüssen ist aufgrund eines möglichen Schimmelpilzbefalls (Aflatoxine) eine besondere Sorgfaltspflicht geboten.

O

Obst

Frisches Obst der Jahreszeit ist für die meisten der Inbegriff einer gesunden und schmackhaften Ernährung. Gleichzeitig steht Obst für vitaminreiches Essen.
Beim Genuss von frischem Obst wird der Körper mit vielen lebensnotwendigen Nähr- und Schutzstoffen versorgt – von Vitamin C, Flavonoiden und Carotinoiden über Kalium und Wasser bis zu den quellfähigen Ballaststoffen. Obstgenuss erfrischt, und im Sommer sind Früchte gute Durstlöscher.
Wir unterscheiden:

- Beerenfrüchte (z. B. Erdbeere, Johannisbeere)
- exotische tropische oder subtropische Früchte (z. B. Kiwi, Papaya, Guave)
- Südfrüchte (z. B. Orange, Banane, Ananas)
- Steinobst (z. B. Kirsche, Pflaume, Aprikose, Pfirsich)
- Kernobst (Apfel, Birne)
- sowie Schalenobst (Mandeln, Nüsse, Pistazien und Maronen)

Der Hauptenergiespender im Obst sind die fruchteigenen Zucker, während Mandeln, Nüsse und Pistazien fettreich und entsprechend energiereicher sind. Neben dem Rohgenuss steht Obst auch tiefgefroren, als Konserven, getrocknet oder in flüssiger Form (Säfte) zur Verfügung.

Olive

Die hellgrünen oder schwarzen Früchte des im Mittelmeerraum beheimateten Ölbaums werden zum Direktverzehr hauptsächlich in marinierter Form angeboten. Dafür unterwirft man sie einer ein bis drei Monate dauernden Milchsäuregärung, damit sich der typische Bitterstoff roher Oliven verliert. Es gibt marinierte Oliven – auch mit unterschiedlichen Füllungen – sowohl aus dem Fass als auch als Sterilkonserve. Grüne oder schwarze marinierte Oliven liefern pro 100 Gramm essbarem Anteil etwa 14 Gramm Fett, das überwiegend aus der Cholesterin senkenden einfach ungesättigten Ölsäure besteht. Neben einem mittleren Eisengehalt sind antioxidative Wirkstoffe wie Vitamin E, Carotinoide und Polyphenole enthalten. Oliven sind anstelle der fettreicheren Nüsse oder vieler Süßigkeiten ein beliebter und gesunder Snack. Eine kleine Portion sättigt bereits und ist im Allgemeinen gut verträglich.

Olivenöl

Aus dem Fruchtfleisch des Oliven- oder Ölbaums wird das Olivenöl gewonnen, das dickflüssiger als andere Speiseöle ist. Besonders hochwertig sind das ohne Pressung aus der Frucht austretende so genannte Jungfernöl (natives Olivenöl extra) und das durch erste Kaltpressung gewonnene so genannte native Olivenöl. Bei diesen Ölen mit oliventypischer Farbe und fruchteigenem Geschmack kann auf eine Raffination verzichtet werden, sodass alle antioxidativen Fettbegleitstoffe erhalten bleiben. Das traditionelle Speiseöl im Mittelmeerraum wurde bereits vor 100 Jahren im Hinblick auf seine positiven Wirkungen im Verdauungstrakt untersucht. Dabei zeigte sich ein günstiger Effekt auf die Säureproduktion im Magen. Bei guter Verträglichkeit des Olivenöls normalisierte sich eine hohe Säuresekretion bei Patienten mit Magen- und Zwölffingerdarmgeschwüren. Außerdem wird Olivenöl eine verdauungsfördernde und bei Neigung zu Gallensteinen vorbeugende Wirkung zugeschrieben.
Zwei besondere küchentechnische Eigenschaften unterscheiden das Olivenöl von anderen Speiseölen. Es ist am längsten haltbar, und bedingt durch seinen hohen Gehalt an einfach ungesättigten Fettsäuren verändert es sich beim Erhitzen am wenigsten. Die besten Qualitäten (siehe oben) eignen sich vorzugsweise für Salate, Rohkost, Dressings und Marinaden sowie zum schonenden Dünsten von Gemüse.

Olivenöl und Cholesterin

Im Mittelpunkt des derzeitigen Interesses steht der Beitrag des Olivenöls zu einer cholesterinbewussten Ernährung. Bereits in den 1950er-Jahren entdeckte man, dass pflanzliche Öle den Cholesterinspiegel senken. Es zeigte sich aber auch, dass größere Mengen an mehrfach ungesättigten Fettsäuren nicht nur zu einer Senkung des LDL-Cholesterins führen, sondern ebenso die Konzentration des HDL-Cholesterins vermindern. Dies ist in Anbetracht der Arteriosklerose-Schutzwirkung der HDL-Fraktion ein eher unerwünschter Begleiteffekt der hoch ungesättigten Fettsäuren.
Eine gezielte Aufnahme von einfach ungesättigten Fettsäuren verändert jedoch im Vergleich dazu den schützenden HDL-Anteil nicht. Außerdem sind einfach ungesättigte Fettsäuren im Vergleich zu den mehrfach ungesättigten Fettsäuren weniger empfindlich gegenüber negativen Sauerstoffeinflüssen.

Orange

Das aromatische, süße bis säuerliche, saftige Fruchtfleisch der auch Apfelsine genannten Zitrusfrucht ist reich an Vitamin C (Ascorbinsäure) und Zitrusbioflavonoiden. Das Hauptflavonoid ist Hesperidin. Es gilt als stark wirksames Antioxidanz. Orangen und Orangensaft sind deshalb mehr als nur reichhaltige Vitamin-C-Spender. Flavonoide schützen übrigens auch das Vitamin C vor einer unerwünschten Oxidation. Man hat diesen stabilisierenden Einfluss der Flavonoide auf die Ascorbinsäure deshalb auch als »Vitamin-C-sparenden Effekt« bezeichnet.

P

Papaya

Das feste gelbe bis rote Fruchtfleisch der melonenartigen Frucht schmeckt mild-süß. Es ist reich an Carotinoiden und Vitamin C. Die unreifen Früchte enthalten das Eiweiß spaltende Enzym Papain, das als Fleischzartmacher und als Mittel zur Unterstützung der Eiweißverdauung Verwendung findet.

Paprika

Je nach Größe und Geschmack werden die Früchte der Gattung Capsicum einmal als Gemüsepaprika und zum anderen als Gewürzpaprika (kleinere und schärfer schmeckende Früchte) eingeteilt. Paprika wird roh und gedünstet sowie in Form von Pfannengerichten mit anderen Gemüsen mit oder ohne Fleisch gegessen. Grüner und roter Gemüsepaprika unterscheiden sich im Vitamin- und Mineralstoffgehalt nicht. Sie sind die reichhaltigsten Vitamin-C-Spender unter den Gemüsen. Die roten Früchte sind allerdings ähnlich wie die gelben und orangen Sorten reicher an farbgebenden Carotinoiden. Vitamin C, Carotinoide und Flavonoide machen insbesondere die rote Paprikafrucht zu einem Genuss mit hohem antioxidativem Potenzial.

Paranuss

Die Samen des in südamerikanischen Wäldern wachsenden Baums enthalten ein an einfach ungesättigten Fettsäuren reiches Öl. Sie kommen ungeschält und geschält sowie poliert in den Handel. Paranüsse sind ausgesprochen reich an Kalium, Kalzium, Magnesium, Eisen, Zink, Selen und Fluorid, Vitamin E und Vitamin B_1.

Pastinake

Die würzig-süßlich schmeckende Moorwurzel kann wie die Möhre verwendet werden, hat allerdings nicht deren hohen Beta-Carotin-Gehalt.
Die Pastinake enthält wiederum weniger Nitrat als Möhren und ist weniger anfällig für Schädlinge und Krankheiten.

Pekannuss

Die Frucht des Pekannussbaumes gilt als eine der edelsten und schmackhaftesten Nusssorten. Pekannüsse können auch als Zutaten für Back- und Süßwaren sowie für Müslis verwendet werden. Ihr Öl ähnelt dem Olivenöl.
Pekannüsse enthalten etwa zehn Prozent Eiweiß und sind reich an Kalium, Magnesium, Eisen, Zink, Kupfer, Fluorid, Vitamin E und Vitamin B_1.

Petersilie

Von diesem Doldengewächs mit charakteristischen Geruchs- und Geschmackseigenschaften können sowohl die Blätter (glatte oder krause Blattpetersilie) als auch die Wurzel als Würzkraut und Würzmittel verwendet werden. Petersilie ist eine der beliebtesten und bekanntesten Gewürzpflanzen in der deutschen Küche.
Neben dem Gehalt an ätherischem Öl sind Petersilienblätter reich an Carotinoiden, Vitamin C, Folsäure sowie Kalium, Kalzium und Eisen. Allerdings muss man zum Zweck der Nährstoffversorgung das Würzkraut großzügig verwenden. Petersilie wirkt harntreibend und vermindert Blähungen. Bei Nierenerkrankungen ist allerdings Vorsicht geboten.

Pfirsich

Die Frucht des Pfirsichbaums gehört zu den Steinobstarten und hat eine wollige Schale. Sorten mit glatter Schale heißen Nektarinen. Die nur begrenzt haltbaren Früchte werden frisch verzehrt oder kommen als Sterilkonserven, Marmelade und Nektar in den Handel.
Aus den Kernen von Pfirsichen und Aprikosen wird nach dem Auswaschen des blausäurehaltigen Giftstoffs Amygdalin das dem Marzipan aus Mandeln ähnliche Persipan für die Süßwarenindustrie hergestellt. Pfirsiche haben einen mittleren Carotinoid- und Kaliumgehalt und zeichnen sich hauptsächlich als edle Tafelfrüchte mit erfrischender Wirkung aus.

Pflaume

Runde Pflaumen, Zwetschgen und Mirabellen – all diese Obstsorten gehören zu dieser formenreichen Steinobstart.
Neben dem Frischverzehr spielen Pflaumenmus und Dörrpflaumen eine große Rolle. Getrocknete Pflaumen benutzt man häufig als mildes Mittel gegen Stuhlverstopfung und Darmträgheit. Durch den Wasserentzug sind Trockenpflaumen zucker- und ballaststoffreich. Ihr Gehalt an Carotinoiden und Kalium ist bedeutend. Trockenpflaumen haben ein besonders hohes antioxidatives Potenzial, das sich aus den natürlichen sekundären Pflanzenstoffen (Carotinoide und phenolische Bestandteile) ergibt. Frische Früchte enthalten nur unwesentlich mehr Vitamin C und aufgrund des hohen Wassergehalts alle anderen Inhaltsstoffe in entsprechender Verdünnung.

Pilze

Der eigentliche Wert der Speisepilze liegt in ihrem hohen Gehalt an Geschmacks- und Aromastoffen. Pilze bestehen zu etwa 90 Prozent aus Wasser. Sie enthalten den nicht verdaulichen Ballaststoff Chitin, der dafür verantwortlich ist, dass Pilzgerichte für viele schwer bekömmlich sind. Der Vitamin- und Mineralstoffgehalt ist eher gering mit Ausnahme von Vitamin D bei Champignons, Morcheln, Steinpilzen und Pfifferlingen. Letztere sind zudem reich an Carotinoiden. Als Hauptmineralstoff ist Kalium zu nennen. Pfifferlinge sind überdies reich an Eisen.
Die Diskussion über Rückstände und Schadstoffe betrifft auch Pilze, die Schwermetalle wie Quecksilber und Cadmium, aber auch radioaktive Elemente anreichern. Dies gilt jedoch vor allem für Wildpilze und nicht für kultivierte Pilze wie die in Deutschland am häufigsten verzehrten Zuchtchampignons.
Pilze sind leicht verderblich und erfordern neben der Sachkenntnis beim Sammeln eine sorgfältige Zubereitung (gut durchgaren, Reste sofort kühl stellen). Speisepilze werden bisher besonders wegen ihres vorzüglichen Geschmacks geschätzt, doch gewinnen neuerdings zunehmend asiatische Speisepilze wie Shiitake und Reishi aufgrund ihrer gesundheitsfördernden Eigenschaften an Bedeutung. Spezielle Inhaltsstoffe wie das Polysaccharid Lentinan sollen die Abwehrkräfte steigern und sich in vielfältiger Weise in der Vorbeugemedizin bewährt haben.
Reishi-Pilze stehen in der traditionellen chinesischen Medizin ganz oben in der Liste der natürlichen Gesundheitspflegemittel. Die Pilze können frisch oder getrocknet zubereitet werden.

Pinienkerne

Die Piniennuss ist der Samenkern des im Mittelmeerraum wachsenden, bis 30 Meter hohen Baums Pinus pinea. Der von der harten Schale befreite weiße Samenkern schmeckt mild und mandelähnlich. Pinienkerne werden roh gegessen, zu Backwaren und zur Herstellung von Pesto verwendet, jener berühmten kalten italienischen Sauce aus reichlich frischem Basilikum, Pinienkernen, Knoblauch und Parmesankäse – alles fein zerkleinert und mit Olivenöl verrührt. Der hohe Fettgehalt der Pinienkerne beruht fast ausschließlich auf einfach und mehrfach ungesättigten Fettsäuren. Sie sind reich an Kalium, Magnesium, Eisen, Zink und Kupfer sowie den Vitaminen E und B_1. Frisch oder in Form der Pestosauce genossen, sind Pinienkerne ein rundum gesunder Bestandteil der Mittelmeerküche.

Pistazien

Die Pistazienmandel ist die einsamige Steinfrucht des im östlichen Mittelmeergebiet heimischen immergrünen Pistazienstrauches oder -baums. Die Pistazien haben einen süßlichen, mandelartigen, aber kräftig würzigen Geschmack. Im Vergleich zu anderen Nüssen (deutlich über 60 Prozent Fett) haben Pistazien, beispielsweise geröstet aus der Schale geknabbert, mit etwa 50 Prozent Fett einen niedrigeren Fettgehalt.

Dieser Fettanteil besteht allerdings überwiegend aus gesundheitlich besonders wertvollen einfach ungesättigten Fettsäuren. Die Ölsäure in Verbindung mit Vitamin E und sekundären Pflanzenstoffen (z. B. Phytosterine) macht die Pistazie auch nachgewiesenermaßen zu einem wertvollen Bestandteil der cholesterinbewussten Ernährung. Pistazienkerne schneiden auch hinsichtlich Kalium, Kalzium, Magnesium, Eisen, Zink und Fluorid sehr gut ab. Eines der bedeutendsten Herkunftsländer für qualitativ hochwertige Pistazien ist heute Kalifornien.

Popcorn

Durch das Puffen mittels Hitze und Druck dehnen Getreidekörner, beispielsweise Mais, Hirse oder Reis, ihr Volumen um das Mehrfache der ursprünglichen Korngröße aus.

Solche Getreidenährmittel sind gesalzen oder gezuckert ein beliebter Snack mit hohem Kohlenhydrat- und geringem Fettgehalt. Popcorn (Puffmais) ist obendrein ballaststoffreich und weist einen mittleren B-Vitamin-Gehalt auf.

Putenfleisch

Im Rahmen der BSE-Problematik und auch eines zum Teil aus verschiedenen Gründen abgelehnten Schweinefleischverzehrs gewinnt Geflügel- und insbesondere Putenfleisch als eiweißreiche, fettarme Fleischart zunehmend an Bedeutung. Kritisch diskutiert werden beim Geflügel allerdings Haltungsmethoden und die Gefahr der Salmonellenkontamination. Besonders bei tiefgefrorener Ware ist Sorgfalt bei der Zubereitung vonnöten (gut durchgaren, Übertragung von Salmonellen auf andere Lebensmittel vermeiden).

Geflügel aus artgerechter Haltung und ökologischer Aufzucht ist zu bevorzugen. Putenbrust – auch als Aufschnitt – ist für figur- und fitnessbewusste Esser zum Symbol-Lebensmittel Nummer eins für eine fettarme Ernährung geworden.

Puten- und Hähnchenbrust enthalten jeweils nur ein Prozent Fett sowie über 20 Prozent biologisch hochwertiges Protein. Das Fleisch lässt sich vielseitig zubereiten und hat einen mittleren Vitamin- und Mineralstoffgehalt.

Q

Quark

Der Verbraucher versteht unter Quark vor allem nicht reifenden Frischkäse, bei dem das Protein Casein unter Zusatz von Labenzym und Milchsäurekulturen ausgefällt wird. Speisequark der Magerstufe hat weniger als zehn Prozent Fett in der Trockenmasse, was einem absoluten Fettgehalt von weniger als ein Gramm Fett pro 100 Gramm dieses Frischkäses entspricht.

Dem Quark hinsichtlich des Nährwerts vergleichbar sind die beiden Frischkäsesorten Hüttenkäse und Schichtkäse. Sie haben aufgrund der etwas höheren Trockenmasse im Vergleich zu Quark jeweils einen Fettgehalt von lediglich zwei Gramm pro 100 Gramm Käse. Der Proteingehalt dieser in der fitness- und figurbewussten Ernährung besonders geschätzten drei Frischkäsesorten liegt bei 13 Prozent.

Frischkäse enthält biologisch hochwertiges Milcheiweiß und ist im Kalziumgehalt der Milch vergleichbar, jedoch nicht höher konzentriert. Quark, Schicht- und Hüttenkäse sind überdies gute Quellen für Vitamin B_2. Die vielfältigen süßen und würzig pikanten Zubereitungsmöglichkeiten machen diese leicht verdaulichen Frischkäse zu beliebten Milchfrischprodukten.

Quinoa

Die krautige Pflanze, die auch Reismelde oder Perureis (»Pseudogetreide«) genannt wird, hat weiße, hirsekornähnliche, stärkereiche Samen, die in den Anden ein wichtiges Grundnahrungsmittel darstellen.
Die Quinoasamen – auch Inkakorn oder Kiwicha genannt – gelten wegen ihrer günstigen Eiweiß- und Mineralstoff-Zusammensetzung sowie ihres hohen Vitamingehalts als Wunderkorn. Der Gehalt der lebensnotwendigen Aminosäure Lysin, die für Getreide oft die biologische Proteinwertigkeit begrenzt, liegt bei Quinoa etwa dreimal so hoch wie bei Weizen. Auch der Gehalt an Eisen, Zink und Kalzium ist im Vergleich zu Getreide außergewöhnlich hoch. Solange den Ureinwohnern Perus und Boliviens genug Quinoa zur Verfügung stand, blieben sie auch von Hungersnöten verschont. Quinoa wird als Ganzkorn mit etwas kürzerer Garzeit wie Reis zubereitet oder zu Schrot, Mehl und Flocken verarbeitet.

R

Radicchio

Dieser rotblättrige und robuste Blattsalat wird auch Kopfzichorie oder italienischer Kopfsalat genannt. Der bitter schmeckende Salat ist reich an Carotinoiden und Kalium. Der Vitamin-C-Gehalt liegt im mittleren Bereich, ist aber immerhin doppelt so hoch wie der von grünem Kopfsalat. Der Bittergeschmack wirkt stimulierend auf die Verdauungsvorgänge.

Radieschen

Die knollig verdickten, scharf schmeckenden Wurzeln sind gute Vitamin-C- und Kaliumquellen und eine herzhafte Rohkost. Beim Rohverzehr kommt man auch in den Genuss der gesundheitsfördernden sekundären Pflanzenstoffe aus der Gruppe der schwefelhaltigen Glukosinolate. Radieschen wirken appetitanregend.

Rapsöl

Früher galt das auch schon als »Olivenöl des Nordens« bezeichnete Rapsöl aufgrund seines hohen Erucasäuregehalts für die menschliche Ernährung eher als ungeeignet. Diese typische Fettsäure der Ölsaat Raps galt aufgrund von Tierversuchen als gesundheitlich bedenklich. Außerdem hatte Rapsöl oft einen beißenden Geschmack. Heute werden neue Sorten gezüchtet, die arm an Erucasäure oder gar frei davon sind. In Kanada wurde für dieses neue Rüböl die Bezeichnung Canola-Öl eingeführt. Das heute für die menschliche Ernährung sehr empfehlenswerte Raps- oder Canola-Öl hat vergleichbar mit Olivenöl einen hohen Gehalt an der Cholesterin senkenden einfach ungesättigten Fettsäure Ölsäure sowie zusätzlich einen günstigen Anteil an Alpha-Linolensäure, einer essenziellen Omega-3-Fettsäure. Dadurch ergibt sich sogar ein kleiner Vorteil gegenüber dem Olivenöl. Es enthält zusätzlich wichtige antioxidative Inhaltsstoffe und Fettbegleitstoffe wie Vitamin E, Carotinoide und pflanzliche Sterine. Rapsöl ist ein hochwertiges Speiseöl und sollte in der kalten und warmen Küche bevorzugt verwendet werden.

Rauke

Das einjährige Kraut, dessen junge Blätter als Salat gegessen werden, heißt auch Rucola oder Senfkohl. Letztere Bezeichnung deutet auf den kräftigen Geschmack dieses Salatgemüses hin. Die Rauke stammt aus dem Mittelmeerraum und Vorderasien und wird mittlerweile auch in Deutschland fast ganzjährig angeboten. Rucola ist in Deutschland eine verhältnismäßig neue Salatsorte, die aufgrund ihres typischen Geschmacks zunehmend an Beliebtheit gewinnt. Der kräftige Salat ist reich an Vitaminen und sekundären Pflanzenstoffen.

Reis

Die kulturelle Entwicklung der Völker Asiens ist eng mit dem Reisanbau verbunden. In einigen südostasiatischen Sprachen sind die Bezeichnungen für Reis und Nahrung identisch. Reis dient fast der Hälfte der Weltbevölkerung als Hauptnahrungsmittel vorwiegend in Form von Brei.

Auch in der Diätetik wird das Getreide Reis hoch geschätzt. Als es noch keine mit den heutigen Mitteln vergleichbaren Medikamente zur Behandlung des Bluthochdrucks gab, wurde eine spezielle Reisdiät entwickelt, die, ohne Salz zubereitet, zu einer kräftigen Entwässerung und damit zugleich Kochsalzausscheidung beitrug. Zur Entlastung des Stoffwechsels empfehlen sich auch heute Reistage (Reis salzarm zubereiten).

Der Hauptmineralstoff im Reis ist das Kalium, der physiologische Gegenspieler zum Kochsalzbestandteil Natrium. Die Reiskörner sind nach dem Dreschen noch von harten, ungenießbaren Spelzen umgeben, die durch Schälen entfernt werden. Auch beim Reis sinkt der Nährwert mit dem Grad der Verarbeitung. Brauner Reis (Naturreis) birgt in seinem Silberhäutchen und im Keim noch die wertgebenden B-Vitamine sowie Mengen- und Spurenelemente. Außerdem ist sein Geschmack kräftiger und sein Ballaststoffgehalt höher. Beim Parboiling-Verfahren werden die wasserlöslichen Vitamine und Mineralstoffe in das Reiskorn gedrückt, sodass noch etwa 80 Prozent davon erhalten bleiben, obwohl das nährstoffreiche Silberhäutchen anschließend entfernt wird. Der Vitamin-, Mineralstoff- und Ballaststoffverlust ist am größten beim polierten weißen Reis.

Aus Reis werden auch Reiscrispies und Knusperreiswaffeln als leicht verdauliche und fettarme Kohlenhydratsnacks für zwischendurch hergestellt. Es gibt sie in verschiedenen Geschmacksrichtungen (z. B. neutral, Karamell, Schokolade, Apfel-Zimt) sowie mit Zusatz anderer Körner wie Sesam.

Tipps für die Reisküche

- Grundsätzlich gilt: Wer Reis mit reichlich (überschüssigem) Wasser kocht, schüttet mit dem Kochwasser wertvolle Eiweiß- und Mineralstoffe weg.
- Bevorzugen sie also Natur- oder Parboiled-Reis und die Quellmethode (ein Teil Reis mit der zwei- bis zweieinhalbfachen Menge Wasser).
- Rundkornreis (z. B. Arborio) eignet sich gut für Risotto, Milchreis und Süßspeisen, während Langkornreis (z. B. Patnareis) nach dem Kochen locker und körnig bleibt.

Roggen

Dieses bedeutende Brotgetreide wird zum herzhaften Sauerteigbrot verarbeitet. Mit Ausnahme von Roggenvollkornbrot wird aus Roggen vorwiegend Roggenmischbrot mit Weizenanteilen hergestellt. Die zur Roggenbrotherstellung erforderliche Säure wird durch eine Sauerteigführung (Natursauer bei Natursauerbrot) oder in Form von Fertigpräparaten (Fertigsauerbrot) erzeugt.

Roggenvollkorn ist reicher an Eisen als Weizen. Roggenvollkorn weist darüber hinaus günstige Gehalte an Kalium, Magnesium und verschiedenen B-Vitaminen auf. Roggen und Roggenmahlprodukte, beispielsweise Roggenschrot und Roggenmehl

Type 1150, sind überdies ballaststoffreich. Roggen ist nicht zuletzt eine Quelle der Lignane, die zur Gruppe der so genannten Phytoöstrogene zählen. Sie sollen zur Vorbeugung hormonbezogener Krebsarten (z. B. Brust- und Prostatakrebs) beitragen, die seltener bei einer Ernährung vorkommen, die reich an Vollkornerzeugnissen und Sojabohnenprodukten (siehe dort) ist.

Rosmarin

Neben den würzenden Eigenschaften kommen einigen Gewürzen auch antioxidative, den Fettverderb behindernde Eigenschaften zu. Ein bekanntes Beispiel dafür ist Rosmarin als natürliches Antioxidanz. Rosmarin ist eine im Mittelmeerraum beheimatete Gewürz- und Heilpflanze.

Das aromatische ätherische Öl wurde bereits im Altertum zu medizinischen Zwecken (wie etwa Einreibungen) benutzt. Rosmarinblätter besitzen darüber hinaus ausgezeichnete fettstabilisierende Eigenschaften, die man sich schon traditionell als Gewürzzusatz bei Fleischerzeugnissen zunutze machte. Der Zusatz von Rosmarin zu Lebensmitteln schützt die enthaltenen Fette vor Oxidation (Ranzigwerden). Verschiedene wissenschaftliche Untersuchungen der letzten Jahre konnten belegen, dass Rosmarin das am stärksten antioxidativ wirksame Gewürz ist. Die antioxidativ wirksamen phenolischen Inhaltsstoffe des Rosmarins, Carnosol und Carnosolsäure, lassen sich aus den Blättern des Rosmarins auch in Form eines Rosmarinextraktes gewinnen, der ähnlich wie Vitamin E als starker Radikalfänger wirkt. Die antioxidativen Verbindungen in Rosmarin sind im Gegensatz zu den ätherischen Ölen hitzebeständig und nicht flüchtig, sodass sie auch Verarbeitungs- und Zubereitungsprozesse gut überstehen.

Rote Bete

Die runde bis längliche Wurzel der roten Rübe mit dünner Schale und rotem Fleisch wird im Stück gekocht oder im Ofen gebacken, dann gepellt und zu Salat oder Gemüse verarbeitet. Süßsauer eingelegt gibt es sie auch als Handelsware. Das russische Gericht Borschtsch ist ein Eintopfgericht aus Fleisch, Weißkohl und Rote Bete. Auch ins Seemannsgericht Labskaus gehört Rote Bete. Rote Bete wird außerdem zu Saft verarbeitet. Milchsauer vergoren, schmeckt Rote-Bete-Most angenehm mild aromatisch und hat nicht mehr den erdigen Geschmack des Rote-Bete-Saftes.

Rote Bete trägt zur Folsäureversorgung bei und ist kaliumreich. Von besonderem

Wert ist ihre intensive Farbe, die von sekundären Pflanzenstoffen aus der Gruppe der gesundheitsfördernden Flavonoide (Anthocyane) stammt. Ihnen werden antioxidative und abwehrstärkende Eigenschaften zugeschrieben.

S

Sanddorn

Die orangeroten, stark sauer schmeckenden Früchte des Sanddornstrauchs sind neben Hagebutten (siehe dort) als die reichhaltigsten einheimischen Vitamin-C-Spender bekannt. Da sie wegen der Säure roh kaum genießbar sind, werden sie zu Säften, Sirup und streichfähigem Mus verarbeitet. 100 Gramm frische Früchte enthalten bis zu 450 Milligramm Vitamin C. Sanddornsaft enthält noch gut 260 Milligramm Vitamin C pro 100 Milliliter sowie wertvolle sekundäre Pflanzenstoffe, unter anderem Flavonoide und Carotinoide. Gegenüber anderen Früchten fällt der relativ hohe Fettanteil der Sanddornbeere auf – immerhin knapp sechs Prozent.
In den Beeren und Samen des Sanddorns kommt ein Vitamin-E-reiches Öl vor. Besonders das Samenöl enthält viel Öl-, Linol- und Alpha-Linolensäure (Omega-3-Fettsäure). Wegen dieser vorteilhaften Eigenschaften wird Sanddornöl in der Kosmetik und Medizin eingesetzt.

Sardine

Dieser heringsartige Fisch wird überwiegend zu Konserven verarbeitet. Im Fettanteil sind die hoch ungesättigten langkettigen Omega-3-Fettsäuren EPA und DHA enthalten.
Außerdem sind Sardinen reich an Vitamin D, Selen, Zink und Eisen und haben einen mittleren Kalziumgehalt. Junge Sardinen, in Olivenöl konserviert, sind ein hochwertiges und schmackhaftes Fischerzeugnis.

Sauerkraut

Sauerkraut wird aus Weißkohl unter Verwendung von Speisesalz durch natürliche Milchsäuregärung hergestellt und ist begrenzt haltbar, außer es wird in Konserven hitzesterilisiert.
Frischkost-Sauerkraut aus dem Fass ist in der kalten Jahreszeit ein beliebtes Gemüse

zum Rohverzehr und für die Zubereitung von typischen Sauerkrautgerichten. Neben Ballaststoffen, Milchsäurebakterien und Milchsäure sowie sekundären Pflanzenstoffen liefert Sauerkraut zusätzlich 20 Milligramm Vitamin C pro 100 Gramm. Dadurch werden die Darmfunktion und Darmflora sowie die körpereigenen Abwehrkräfte wirksam unterstützt.
Verzehrtipp als Rohkost: Sauerkraut mit frischer Ananas.

Schellfisch

Der dorschartige Meeresfisch ist ein typischer Magerfisch mit nur 0,1 Prozent Fett und einem sehr hochwertigen, leicht verdaulichen Protein (18 Prozent). Das feine weiße Fleisch hat einen angenehmen Eigengeschmack.
Schellfisch ist sehr gut zur Bereicherung einer fettarmen und leichten Kost geeignet. Er gehört zu den jodreichsten Fischen überhaupt.

Schnittlauch

Die röhrenförmigen, lauchartig riechenden und zwiebelartig schmeckenden Blätter sind in frischem klein geschnittenen Zustand ein beliebtes Gewürz. Sie werden auch roh als Brotbelag gegessen. Der Schnittlauch erlangt als Bund- und Topfware zunehmend an Bedeutung.
Da man vom Schnittlauch im Vergleich zu anderen Gewürzkräutern eine größere Menge essen kann (neben dem Brotbelag z. B. im Quark), kann er auch einen guten Beitrag zur Vitamin-C-, Carotinoid-, Kalium-, Kalzium- und Eisenversorgung leisten. Außerdem enthält er die für Lauchgewächse typischen gesundheitsfördernden schwefelhaltigen sekundären Pflanzenstoffe.

Schokolade

Das Kakaoerzeugnis ist ein wohlschmeckendes und energiereiches Lebensmittel. Der Energiewert entstammt zu etwa gleichen Teilen dem Kakao- und Milchfett sowie dem Zucker. Man könnte diese Süßigkeit daher eigentlich auch Fettigkeit nennen! Doch solche Betrachtungen schüren eher das schlechte Gewissen. Dabei macht Schokoladengenuss bekanntlich glücklich.
Schokolade ist nicht nur unwiderstehlich, sondern – erstaunlicherweise – auch noch gesund. Forschungsergebnisse bestätigen, dass Schokolade in unerwartet hoher Konzentration Polyphenole bzw. Flavonoide enthält, die zu den so genannten sekundären

Pflanzenstoffen zählen und denen eine gesundheitsfördernde Wirkung nachgesagt wird. Die in der Schokolade nachgewiesenen Flavonoide sind starke Antioxidanzien – also Schutzstoffe gegen zellschädigende freie Radikale. Schokoladengenießer können davon ausgehen: Je höher der Gehalt an Kakaobestandteilen einer Schokolade ist, desto mehr Polyphenole sind enthalten. Der Geschmackseindruck ist am intensivsten und der Polyphenolgehalt am höchsten in Bitterschokoladen, auch Herrenschokolade genannt.

Der süße Gute-Laune-Macher

Einer der größten Schätze (zumindest für Genießer), die jemals entdeckt wurden, sind die Samen des tropischen Kakaobaums Theobroma cacao. Sie sind die eigentliche Quelle der Schokolade. Theobroma bedeutet übersetzt Speise der Götter. Schokoladenähnliche Produkte wurden ab dem 17. Jahrhundert zunächst nur in Apotheken zubereitet. Ende des 18. Jahrhunderts begann die fabrikmäßige Fertigung.

Besonderes Interesse besteht an spezifischen Inhaltsstoffen der Schokolade vom entspannenden Magnesium bis zum anregenden Koffein und Theobromin. Überdies ist bekannt, dass Zucker – auch in Verbindung mit Fett – über verschiedene Mechanismen die Serotoninbildung im Gehirn steigert. Serotonin ist ein Botenstoff im Gehirn, der populär auch als »Gute-Laune-Stoff« bezeichnet wird.

Das größte Stimulans für den (vermehrten) Schokoladengenuss ist jedoch nach neuesten Untersuchungen das einmalige Geschmackserlebnis selbst. Nur das sensorische Gesamterlebnis kann das Verlangen, Schokolade essen zu müssen, befriedigen.

Schokolade ist eben – auch wenn Gummibärchen oder Bonbons deutlich fettärmer sind – mit keiner anderen Süßigkeit zu vergleichen und etwas ganz Besonderes im Hinblick auf Nährwert, Genussqualität und anregende Eigenschaften. Denken Sie nur an die unnachahmliche Kombination – zuerst knackig und dann zart schmelzend. Zum Geschmackserlebnis tragen fast 500 verschiedene Aromen bei.

Kosten Sie Ihren Schokoladengenuss mit allen Sinnen aus!

Schwarzkümmel

Der zurzeit besonders beachtete Schwarzkümmel und sein Öl stammen von einer Gewürzpflanze der Gattung Nigella. Das schon im Altertum bekannte Gewürz schmeckt nussartig und scharf (dient auch als Pfefferersatz). Das aus den schwarzen Samenkörnern bestehende Würzmittel zeichnet sich durch einen beachtlichen Gehalt an ätherischem Öl sowie 40 Prozent Schwarzkümmelöl mit einem hohen Anteil an Linol- und Gamma-Linolensäure aus. Das wertvolle Schwarzkümmelöl wird durch Kaltpressung aus dem Samen gewonnen und wegen seiner günstigen Fettsäure-Zusammensetzung zur Stärkung des Immunsystems und bei allergischen Erkrankungen empfohlen.

Sellerie

Das aromatische Doldengewächs wird unterschiedlich genutzt. Die Blätter (Blattsellerie) und Früchte werden als Würzmittel, die Speicherorgane (Knollensellerie) und die gebleichten Stiele (Bleichsellerie) als Gemüse verwendet.
Selleriesalz ist eine Würzmischung aus Speisesalz und gemahlenem Selleriesamen. Blätter und Samen sind reich an ätherischem Öl. Dem Sellerie wird in der Volksmedizin eine nierenanregende Wirkung zugeschrieben. Sellerieblätter sind reich an Carotinoiden und Kalium.
Nüchtern betrachtet sind magische Zuschreibungen an die besonderen Wirkungen von Sellerie nicht haltbar. Er ist schlicht und einfach eine besonders aromatische Würzpflanze.

Senf

Für das Aroma von Speisesenf sind die gesundheitsfördernden Glukosinolate zuständig. Die scharf schmeckenden Senfkörner (Senfsaat) werden zu Senfmehl vermahlen. Aus teilweise entöltem Senfmehl wird unter Verwendung von Essig, Speisesalz und Trinkwasser Speisesenf – auch Mostrich genannt – hergestellt. Den aromatischen Senfölen der Senfsaat kommen bedeutende antibiotische Eigenschaften zu. Der Nährwert von Speisesenf spielt aufgrund der verwendeten Menge – eine Portion entspricht etwa zehn Gramm – allerdings keine besondere Rolle.

Sesam

Die kleinen Samen der wärmebedürftigen krautigen Ölsaatpflanze haben einen außerordentlich hohen Nährwert: Sesamöl verfügt über einen hohen Gehalt an

einfach und mehrfach ungesättigten Fettsäuren sowie Vitaminen und einen hohen, dem Gehalt im Fleisch vergleichbaren Eiweißanteil von 20 Prozent.
Sesam kann die Eiweißwertigkeit von Getreide und Hülsenfrüchten verbessern. Die Sesamsaat ist außerdem überaus reich an Kalzium, Kalium, Magnesium, Eisen, Zink und Kupfer sowie eine gute Quelle für Vitamin E, Folsäure, Vitamin B_1 und Vitamin B_6.
Neben der Nutzung als Ölsaat für die Speiseölgewinnung wird Sesam wie Mohnsamen auf die Oberfläche von Backwaren gestreut und für Müslis und Süßwaren (z. B. Riegel) verwendet. Gemahlener Sesam ist eine ausgezeichnete Mineralstoffquelle insbesondere für Kalzium.
Die im Orient beliebte Sesampaste Tahin wird zur Zubereitung für das Kichererbsenpüree Hummus verwendet. Gomasio ist ein im Fachhandel erhältliches Gewürz aus schwarzem Sesam, grobem Salz und Glutamat. Ferner gibt es Sesam als feine Würzpaste aus pürierter Sesamsaat und Sesamöl. Durch Rösten erhält Sesam einen nussartigen Geschmack.

Soja

Die große, zu den Hülsenfrüchten (siehe dort) zählende Bohne gehört zu den nährstoffreichsten und am vielseitigsten verwendbaren pflanzlichen Lebensmitteln; in den asiatischen Ländern ist Soja fester Bestandteil des Speisezettels. Ein Grundprodukt ist das eiweißreiche Sojamehl.
Der Nährwert von Soja und Sojaprodukten hängt davon ab, ob die ganze Sojabohne oder Bestandteile davon verwendet werden. Sojabohnen setzen sich zusammen aus dem hohen und biologisch hochwertigen Sojaproteinanteil, der der Qualität von Fleischeiweiß durchaus ebenbürtig ist, sowie dem wertvollen Sojaöl mit geringem Gehalt an gesättigten Fettsäuren und der günstigen Mischung aus einfach und mehrfach ungesättigten Fettsäuren einschließlich Omega-3-Fettsäuren. Weitere maßgebliche Inhaltsstoffe sind Kalium, Magnesium, Kalzium, Eisen, Zink, Kupfer, Selen, Vitamin E, Vitamin B_1, Niacin und Folsäure.
Sekundäre Pflanzenstoffe wie Phytosterine und Phytoöstrogene haben ein hohes Interesse in der Präventivmedizin gefunden. Neben Leinsamen und Getreide sind Hülsenfrüchte die besten Quellen für die gesundheitsfördernden Phytohormone. Sojabohnen sind überdies reich an Ballaststoffen. Der oftmals diskutierte Gesundheitsvorteil der traditionellen asiatischen Ernährung hat entscheidend mit dem hohen Verzehr von Soja und Sojaprodukten zu tun.

Alles aus Soja

- Aus Soja werden Sojasauce, Tofu (Soja-»Quark«), Ersatzmilchpräparate und Fleischimitationen hergestellt.
- Sojaöl ist ein wichtiges Speiseöl und Rohstoff für die Margarineherstellung. Für die vegetarische Küche stehen ferner Yofu (Soja-»Joghurt«) und Sojacreme (Austauschprodukt für Crème fraîche) zur Verfügung.
- Das Würzmittel Miso ist eine dickbreiige Sojabohnenzubereitung in Pastenform und wird durch Fermentation mit Hefen und Bakterien hergestellt.
- Sojalecithin ist ein weit verbreiteter Emulgator (verbindet zwei an sich nicht mischbare Flüssigkeiten wie Wasser und Öl zu einer Emulsion) in der Lebensmittelindustrie und hat darüber hinaus wertvolle diätetische Eigenschaften.
- Für den Ersatz von Kuhmilch und Fleisch stehen Produkte aus nicht gentechnologisch veränderten Sojabohnen zur Verfügung.

Sojadrink

Die Bezeichnung Sojamilch ist lebensmittelrechtlich für dieses Milchersatzprodukt nicht zulässig. Sojadrinks dienen ebenso wie viele andere Sojaprodukte Menschen mit Milchzuckerunverträglichkeit, Kuhmilcheiweißallergie oder einer generellen Abneigung gegen Milch und Milchprodukte als ebenso vielseitig verwendbare Austauschprodukte.

Sojadrinks werden aus gemahlenen Sojabohnen mit Wasser hergestellt. Es gibt sie als haltbare, verzehrsfertige Trinkprodukte in verschiedenen Geschmacksrichtungen sowie als dem Milchpulver vergleichbares Trockenprodukt. Sojadrinks, die in der Kinderernährung als Kuhmilchersatz dienen, sollten mit Kalzium angereichert sein. Durch die moderne Herstellungstechnologie kann der bittere und bohnentypische Geschmack weitgehend beseitigt werden.

Sonnenblumenkerne

Der große Blütenkopf der bis zu drei Meter hoch wachsenden Sonnenblume kann 1000 bis 1500 braune Samenkörner enthalten, deren Fettanteil bis zu 50 Prozent beträgt. Die schmackhafte und nährstoffreiche Ölsaat dient zur Ölproduktion und zur vielfältigen Verwendung als Snack sowie in Backwaren und Müslimischungen.

Sonnenblumenkerne enthalten mehr als 20 Prozent Protein sowie reichlich Kalium, Magnesium, Kalzium, Eisen, Zink und Kupfer. Unter den Vitaminen sind E, B_1, B_6 und Folsäure herauszustellen. Als Zutaten im Brot, Müsli oder in der Mischung mit Trockenfrüchten werten Sonnenblumenkerne die Ernährung mit den genannten Nährstoffen auf. Leider sind Sonnenblumenkerne ebenso wie andere Ölsaaten mit dem giftigen Spurenelement Cadmium belastet. Deshalb gibt es bestimmte Richtwerte, die bei den einzelnen Ölsaaten nicht überschritten werden dürfen.

Spargel

Spargel ist ein klassisches Beispiel für die ursprüngliche Einheit von Nahrungsmittel und Heilpflanze. Heute schätzen figur- und gesundheitsbewusste Esser das Edelgemüse vor allem wegen des leichten Genusses (nur 17 kcal pro 100 g!). Solange die Stängelsprossen in der Erde wachsen, sind sie chlorophyllfrei (weißer Spargel). Wenn der Spargel aus dem Beet herausschießt, wird er durch die Anthocyanbildung zuerst blau und später infolge Chlorophyllbildung grün. Der grüne Spargel ist kräftiger im Geschmack als die weiße Variante. Die bekannte nierenanregende, entwässernde Wirkung hat mit dem Kalium- und Aspargingehalt des Spargels (Asparagus officinalis) zu tun. Das Asparagin bewirkt auch den typischen Geruch des Urins nach Spargelgenuss, was manche Menschen mit seiner angeblich »entgiftenden« Wirkung gleichsetzen. Außerdem enthält der Spargel schwefelhaltige Verbindungen. In jedem Fall ist das begehrte Gemüse in der Spargelsaison ein leichter und gesunder Genuss.

Spinat

Ein Gerücht, das sich besonders hartnäckig hält, ist der angeblich hohe Eisengehalt dieses an sich besonders vitamin- und mineralstoffreichen Blattgemüses. Leidtragende im Fall des Spinats sind die Kinder, denen das ungeliebte Gemüse wegen des vermeintlichen Eisenreichtums über Generationen hinweg aufgezwungen wurde. Dabei ist die Ablehnung sicherlich erst dadurch hervorgerufen worden. Der Irrtum entstand durch einen simplen Fehler. Der hohe Gehalt von 35 Milligramm Eisen bezog sich auf 100 Gramm getrockneten Spinat. Man übertrug diese Zahl später versehentlich auf 100 Gramm frischen Blattspinat, der aufgrund des hohen Wassergehalts von Spinat (gut 90 Prozent) natürlich nur etwa 3,5 Milligramm Eisen pro 100 Gramm enthält. Diese Menge ist andererseits keinesfalls wenig, wenn man berücksichtigt, dass eine Verzehrportion Spinat immerhin 200 Gramm ausmacht.

Besonders gut bioverfügbar ist das Eisen übrigens aus tiefgefrorenem Spinat ebenso wie aus roh verzehrtem frischen jungen Blattspinat als Salat. Darüber hinaus ist das grüne Blattgemüse reich an Kalium und Kalzium sowie Carotinoiden, Folsäure und Vitamin C. Was den Spinatanbau betrifft, so ist zu beachten, dass hohe Stickstoffgaben zu unerwünscht hoher Nitratanreicherung in den Blättern führen. Zubereiteter Spinat sollte nur kurz und dann in jedem Fall im Kühlschrank aufbewahrt werden, weil ansonsten Bakterien das Nitrat im Spinat in das giftige Nitrit umwandeln können.

Spirulina-Algen

Die wegen ihrer Spiralenform so genannte Alge ist die bekannteste Süßwasser-Alge. Von Interesse ist ihr hoher und günstiger Gehalt an Aminosäuren, essenziellen Fettsäuren, Mineralstoffen und Spurenelementen, Carotinoiden sowie Vitaminen. Neben Weizen- und Gerstengrassaft (siehe dort) werden die ebenfalls chlorophyllhaltigen Algen in Amerika zu den populären Green Foods gezählt. Aufgrund ihrer hohen Nähr- und Schutzstoffkonzentration werden die Süßwasser-Algen zur Nahrungsaufwertung und Stärkung der körpereigenen Krankheitsabwehr empfohlen. Meeresalgen werden in Ost- und Südostasien und im geringen Maße auch an der europäischen Atlantikküste als Lebensmittel roh oder gekocht als Salat oder Gemüse verzehrt. Sie haben hohe, mitunter sogar extrem hohe Jodgehalte.

Bei einigen Algen, den so genannten AFA-Algen (volkstümlich auch als blaue oder blaugrüne Uralgen bezeichnet), werden jedoch auch toxische Eigenschaften diskutiert. So bilden einige Stämme Nervengifte oder können mit leberschädigenden Giften verunreinigt sein. Hersteller von Algen-Nahrungsergänzungen haben deshalb eine besondere Sorgfaltspflicht.

Suppe

Als flüssige Mahlzeit können Suppen aufgrund ihres großen Volumens und durch das Löffeln bedingte entsprechend langsamere Esstempo ausgezeichnet sättigen. Ihr Kaloriengehalt ist im Durchschnitt gering, mit Ausnahme allzu sahniger Varianten. Pürierte Gemüsesuppen sind ideal. Gemüsesuppen mit und ohne weitere Einlagen wie Reis, Nudeln, Fleisch und/oder Fisch sind in erster Linie mineralstoffreich, weil die Kochflüssigkeit mitverzehrt wird.

Traditionell wurden dünnflüssige Suppen als leichte, appetitanregende Vorspeise gereicht, während gehaltvolle Einlagen Suppen oder Eintöpfe zum Hauptgericht werden lassen. Die zunehmende Zahl von Suppenküchen – modern sind Suppenimbiss oder -bistro – bestätigt die Beliebtheit von Suppen als leichte und fitnessgerechte Fastfood-Alternative.

Sushi

Dieser leichte japanische Snack aus Reis, rohem Fisch und Gemüse wird auch hier zu Lande immer beliebter. Er ist eine Art belegtes Brot auf japanisch. Klebereis (eventuell mit etwas Essig und einer Prise Zucker gewürzt) wird mit verschiedenen Zutaten belegt und eingerollt. Die Rollen können mit Seetang oder auch dünnem Omelett-Teig umhüllt werden. Dazu wird ähnlich wie beim Sashimi (in dünne Scheiben geschnittenes rohes Fischfilet) Sojasauce, eingelegter Ingwer und Wasabi (sehr scharfer japanischer grüner Meerrettich) gereicht.
Diese beiden typischen Gerichte stehen stellvertretend für die japanische Küchenphilosophie. Die Speisen sind fettarm, dafür reich an Vitaminen und Mineralstoffen und ein ästhetisches Vergnügen zugleich. Es versteht sich von selbst, dass die Verwendung von rohem Fisch ein besonderes Qualitätsbewusstsein hinsichtlich der Frische der Zutaten und der hygienischen Sorgfalt bei der Nahrungszubereitung erfordert.

T

Tempeh

Das fermentierte Sojaprodukt aus ausgekeimten Sojabohnen ist ein gut 1000 Jahre altes indonesisches Volksnahrungsmittel. Sojatempeh gilt als besonders hochwertig. Tempeh kann auch aus Getreiden mit und ohne Soja oder unter Zusatz anderer Hülsenfrüchte hergestellt werden. Die mit Hilfe von Mikroorganismen stattfindende Fermentation ergibt aus dem Ausgangsbrei ein mit Pilzmyzel durchsetztes kuchenartiges Endprodukt.
Frisches Tempeh riecht nussartig und ist etwa eine Woche gekühlt haltbar. Aufgeschnitten wird Tempeh als Beilage zu Suppen oder gebraten verzehrt. Der ernährungsphysiologische Wert dieses in der vegetarischen Küche als Fleischersatz geschätzten Lebensmittels liegt im hohen Proteingehalt (20 Prozent). Ferner ist das

Fermentationsprodukt reich an ungesättigten Fettsäuren und Mineralstoffen. Eine Besonderheit ist die hohe Konzentration von Vitamin B_{12} in Tempeh. Es wird von den Mikroorganismen produziert, die zur Herstellung benutzt werden.

Tomate

Die attraktive rote Beerenfrucht eines Nachtschattengewächses wird auch Liebesapfel oder in Österreich Paradeiser genannt. Tomaten gibt es in zahlreichen Sorten – von der winzigen Kirschtomate bis zur faustgroßen Fleischtomate. Unter der Sonne gereifte Früchte entwickeln einen würzig-süßen Geschmack und sind reich an Kalium, Carotinoiden, Folsäure sowie Vitamin C. Der Vitamin-C-Gehalt ist in der Fruchtschale übrigens dreimal so hoch wie im Fruchtfleisch.
Das eigentliche Gesundheitsplus dieses vielseitig verwendbaren Gemüses ist jedoch der Tomatenfarbstoff Lykopin, ein Carotinoid mit hervorragenden Radikalfängereigenschaften. Lykopin hat eine acht- bis zehnfach stärkere antioxidative Zellschutzwirkung als das bekanntere Beta-Carotin aus Möhren. Untersuchungen haben ergeben, dass Lykopin aus Tomatenzubereitungen wie Saft, Mark, Sauce, Suppe, Ketchup, Tomatenkonserven, Tomatenbrot und getrocknete Tomaten sogar besser vom Körper verwertet werden kann als aus rohen Tomaten. Genießen Sie also Tomaten in allen Variationen, denn der rote Tomatenfarbstoff schützt nachweislich vor Lungen-, Darm- und Prostatakrebs.
Achtung: Vorsicht ist allerdings beim Verzehr von grünen Tomaten geboten. In grünen Tomaten kommt ebenso wie in den grünen Stellen von Kartoffeln und in den Kartoffelkeimen das giftige Solanin vor. Werden grüne Tomaten in größeren Mengen genossen, kann es zu Kopfschmerzen, Übelkeit sowie Magen- und Darmreizungen kommen.

Topinambur

Von der Erdartischocke oder Jerusalemartischocke werden die Topinamburknollen mit weißem, gelbem, rotem oder violettem Fleisch roh als Salat oder gekocht gegessen. Sie schmecken eigenartig süßlich. In der regionalen Küche erfahren sie ähnlich wie die Steckrübe wieder zunehmende Wertschätzung. Statt Stärke findet sich in Topinambur als Reservekohlenhydrat Inulin. Aufgrund dieses schwer abbaubaren Ballaststoffes wurden Topinamburknollen früher Diabetikern anstelle von Kartoffeln empfohlen.

Heute ist das Interesse an Inulin vorrangig damit begründet, dass diese Substanz ein prebiotischer Ballaststoff ist, der die Vermehrung gesundheitsfördernder Bifidobakterien im Darm fördert. Neben Inulin hat die Topinamburknolle noch weitere wertvolle Nährstoffe in recht hoher Konzentration zu bieten, und zwar das Mengenelement Kalium sowie das Spurenelement Selen. Aus Topinamburknollen wird übrigens auch ein Edelbrand hergestellt.

Trockenfrüchte

Backobst oder Dörrobst sind eine durch Trocknung haltbar gemachte, entsprechend wasserarme Obstdauerware. Geschwefelte Trockenfrüchte müssen entsprechend gekennzeichnet werden. Wer diese unter anderem zur Farberhaltung geschwefelte Ware ablehnt, kann auf ungeschwefeltes Dörrobst zurückgreifen. Dörrpflaumen, getrocknete Weinbeeren, Datteln und Feigen sowie Äpfel (Ringäpfel) und Aprikosen sind die bekanntesten Trockenfrüchte. Aber auch Ananas, Mango und Bananen werden getrocknet. Gemeinsam ist ihnen ein hoher konzentrierter Gehalt an Energie spendenden Zuckern. Laut einer wissenschaftlichen Untersuchung mit einer in den USA entwickelten neuartigen Methode namens ORAC, mit der der Gehalt an Antioxidanzien in Lebensmitteln analysiert werden kann, sollen Trockenpflaumen und Rosinen ganz oben auf der Liste der »Waffen gegen das Altern« stehen. ORAC ist die Abkürzung für Oxygen Radical Absorbance Capacity (Maß für die Fähigkeit, als Radikalfänger zu wirken) und gibt den Grad der antioxidativen Wirkung an. Das Ergebnis überrascht kaum: Trockenfrüchte haben nicht zuletzt infolge des Wasserentzugs und wegen der dadurch bedingten Konzentration ihrer natürlichen Inhaltsstoffe (einschließlich der antioxidativen Flavonoide) ein hohes Schutzpotenzial. Ein weiterer wertgebender Inhaltsstoff der Trockenfrüchte ist schließlich das Kalium, während der Vitamin-C-Gehalt durch den Dörrprozess im Vergleich zum frischen Obst geringer ist.

Tunfisch

Das Fleisch des eiweißreichen Tunfischs ist dem Geflügelfleisch ähnlich und fest. Es wird vorwiegend zu Fischkonserven nach hohen Standards verarbeitet. Die Belastung der Fische mit Quecksilber schwankt je nach Fanggebiet, Fettgehalt und Lebensalter. Leider ist Fisch wohl die bedeutendste Quelle für das giftige Quecksilber in der Ernährung des Menschen geworden. Zwei Fischmahlzeiten in der Woche sind dennoch ein empfehlenswerter Anhaltspunkt. Schließlich liefert Tunfisch auch die ge-

sundheitsfördernden Omega-3-Fettsäuren und ist reich an Eisen, Zink, Selen und Jod sowie den fettlöslichen Vitaminen A und D.
Probieren Sie einmal ein gegrilltes frisches Tunfisch-»Steak« aus! In Wasser konservierter Tunfisch enthält ebenfalls die genannten wertgebenden Nährstoffe und eignet sich besonders gut für Salate.

V

Vollkorn

Das volle Korn enthält noch alle Nährstoffe des Getreides: den stärke- und eiweißreichen Mehlkörper, die ballaststoff- und mineralstoffreichen Randschichten sowie den Keimling. Der Keim macht zwar nur zwei bis drei Prozent vom Gewicht des Korns aus, enthält aber das wertvolle Keimöl, Carotinoide und die Vitamine B_1 und E sowie Kalium, Magnesium und Eisen. Durch die besondere Zusammensetzung wirken Vollkornprodukte vorbeugend gegen eine Reihe von Zivilisationskrankheiten: Sie zwingen zu kräftigem Kauen und stärken so Zähne und Zahnfleisch. Die enthaltenen Ballaststoffe binden überschüssige Magensäure und aktivieren den Darm. Durch den schnellen Transport werden schädliche Stoffe aus dem Darm ausgeschieden, bevor sie vom Körper aufgenommen werden können. Den niedrigsten glykämischen Index unter den Vollkornprodukten haben Frischkornbrei und grobkörnige Vollkornerzeugnisse, beispielsweise kernige Haferflocken oder Roggenvollkornbrot mit ganzen Körnern. Außerdem sättigen Vollkornprodukte anhaltender als Weißmehlerzeugnisse und regulieren so letztlich auch das Körpergewicht. Wer viel Getreide isst, bekommt automatisch genügend pflanzliches Eiweiß. Überdies ergänzt sich das Getreideeiweiß in idealer Weise mit Milch, Eiern, Nüssen und Hülsenfrüchten. Ein Müsli aus Weizen- oder Haferflocken mit Milch, ein Vollkornbrot mit Käse oder das Frühstücksei zum Grahambrötchen sind ebenso wie Bohnen mit Mais oder Linseneintopf mit einer Scheibe Brot gute Beispiele für vollwertige Eiweißkombinationen.
Vollkornprodukte sind empfindlich. Ganze Körner können Jahrtausende überstehen. Mehl und Schrot dagegen sind nur kurze Zeit haltbar, besonders wenn der fetthaltige Keim noch vorhanden ist. Beim gebrochenen Korn sind es die ungesättigten Fettsäuren, die schnell ranzig werden. Darum Getreide erst kurz vor der Verwendung mahlen. Frische ist hier ein wichtiges Qualitätskriterium. Für Vollkornflocken werden

ganze Getreidekörner zwischen Walzen flach gequetscht. Durch das Vorquellen in feuchter Wärme und das anschließende Trocknen entsteht der typische Geschmack. So vorbehandelte Flocken sind etwa ein Jahr haltbar und gut bekömmlich. Ein geringfügiger Vitamin-B_1-Verlust muss dafür in Kauf genommen werden.

Was sagt der Ausmahlungsgrad?

Entscheidend für die ernährungsphysiologische Qualität von Mehl und daraus hergestellten Backwaren ist der Ausmahlungsgrad. Um diesen Begriff herrscht einige Verwirrung. Mancher meint, »niedrig ausgemahlen« heiße wenig verarbeitet, was einem höheren Gehalt an Vitaminen und Mineralstoffen gleichkäme. Das Gegenteil ist richtig. Der Ausmahlungsgrad gibt an, wie viel vom vollen Korn im Mehl enthalten ist.

- Vollkornmehl hat einen Ausmahlungsgrad von 100 Prozent.
- Weißes Mehl ist niedrig ausgemahlen und enthält nur 60 bis 70 Prozent vom ganzen Korn.

Die Typenzahl auf der Mehlpackung gibt an, wie viel Milligramm Asche, also unverbrennbare Mineralstoffe in 100 Gramm Mehl enthalten sind. Beim gängigen Weizenmehl der Type 405 kommen also 405 Milligramm Mineralstoffe auf 100 Gramm, bei der Type 1050 mehr als das Doppelte.

Folglich gilt: Hohe Typenzahl = hoher Ausmahlungsgrad = dunkle Mehlfarbe = hoher Gehalt an Vitaminen, Mineral- und Ballaststoffen.

Bei Vollkornschrot und -mehl muss auf der Verpackung keine Typenzahl aufgedruckt sein, denn alle Bestandteile des Korns sind darin enthalten.

Übrigens: Wer nicht nur Vollkornmehl verwenden will, hat beim Weizen mit der Type 1050 schon einen guten Griff getan. Diese Mehlsorte enthält rund 50 Prozent mehr Vitamin B_1 als die gängigen Typen 405 und 550.

W

Walnüsse

Die Steinfrucht des Walnussbaumes wird aufgrund des Aussehens der inneren Hälften des Walnusskerns oft mit dem menschlichen Gehirn verglichen. Beide stellen

sich geheimnisvoll, windungsreich und zerfurcht dar. Tatsächlich bedeutet der afghanische Name für Walnüsse »vier Gehirne«. Vielleicht wird daraus auch die Bedeutung von Nüssen – speziell Walnüssen – als Gehirn- und Nervennahrung abgeleitet. Walnüsse haben sich auch als empfehlenswerter Bestandteil einer Herzschutzkost erwiesen. So haben Studien gezeigt, dass der regelmäßige Genuss von Walnusskernen sich günstig auf die Blutfettwerte auswirkt. Dies könnte wiederum mit dem günstigen Fettsäuremuster des Walnussöls erklärt werden. So sind Öl-, Linol- und Alpha-Linolensäure (Omega-3-Fettsäure) in günstigen Anteilen vorhanden, ebenso wie Phytosterine und Vitamin E.
Walnusskerne sind zudem reich an Magnesium, Eisen, Zink, Fluorid und Kalzium. Fünf bis sieben Kerne (20 bis 30 Gramm) pro Tag sind ein empfehlenswerter Snack – am besten in Kombination mit Trockenfrüchten.

Wasser

Neben Sauerstoff ist Wasser unser zweitwichtigstes Mittel zum Leben; ein erwachsener Mensch besteht zu 60 bis 70 Prozent aus Wasser. Trinkwasser wird den Haushalten fast ausschließlich von der öffentlichen Wasserversorgung zur Verfügung gestellt. Als Grundwasser oder als Oberflächenwasser aus Seen, Talsperren oder Flüssen gewonnen, wird es für den menschlichen Genuss aufbereitet und auf hygienische Unbedenklichkeit überwacht.
Was im Trinkwasser an Inhaltsstoffen enthalten sein darf, wird nach der Trinkwasserverordnung geregelt. Die Trinkwasserqualität wird nach der sensorischen, chemischen und bakteriologischen Beschaffenheit bewertet.
An unerwünschten Stoffen sind zu nennen: Blei aus heute nicht mehr verlegten Bleirohren in Altbauten, insbesondere nach der so genannten nächtlichen Standphase, und Nitrat, besonders bei kleineren, meist nicht sehr tief liegenden Brunnen im ländlichen Raum. Dabei hängt die Nitratbelastung davon ab, wie stark Stickstoffdünger eingesetzt werden.
Zunächst waren es die Teetrinker, später allgemein besorgte Verbraucher, die aus Angst vor schlechtem Trinkwasser Wasserfilter oder sogar eigene Wasseraufbereitungsanlagen kauften. Es ist jedoch grundsätzlich erst einmal anhand einer Wasseranalyse zu prüfen, ob eine solche Maßnahme überhaupt sinnvoll ist. Egal für welches System man sich jedoch entscheidet, ist hygienische Sorgfalt von Nöten, denn nicht selten kann es zu einem erhöhten Keimgehalt kommen.

Hartes oder weiches Wasser?

Unter Härte des Leitungswassers versteht man den aus ernährungswissenschaftlicher Sicht eigentlich vorteilhaften Kalzium- und Magnesiumgehalt des Trinkwassers.

- Weiches Wasser schmeckt fade.
- Sehr hartes Wasser führt zu Kalkablagerungen und mindert die Waschkraft von Reinigungsmitteln auf Seifenbasis.
- Ein mittelhartes Wasser ist für die Kaffeezubereitung gut, während sich das Teearoma am besten bei weichem Wasser entfaltet. Mittelhartes Leitungswasser kann aufgrund seines Kalzium- und Magnesiumgehalts durchaus wie ein »stilles Mineralwasser« getrunken oder mit Kohlensäure versetzt genossen werden.

Wein

Der Talmud bezeichnet den Wein als die älteste Medizin überhaupt. Kein anderes alkoholisches Getränk hat eine so tief greifende Wirkung auf die Kulturgeschichte des Menschen wie der Wein. Nach Hufeland ist Wein die »Würze des Lebens«. Der Trinkende bestimmt jedoch selbst, ob Wein gleichermaßen Genussmittel, Nahrungsmittel und Medizin oder aber Gift ist.

Bereits in den ersten Jahren nach dem Zweiten Weltkrieg forschte der französische Wissenschaftler Jack Masquelier von der Universität Bordeaux nach den kreislauffördernden Eigenschaften eines Pflanzenextrakts mit dem Namen Procyanidin, ein Polyphenol mit durchblutungsfördernder Wirkung. Procyanidin lässt sich aus den Kernen der Weintrauben gewinnen und wird seit 1948 therapeutisch zum Schutz der Gefäße eingesetzt. Weil ein guter Rotwein Procyanidin enthält, sollen Menschen, die regelmäßig – wenn auch in Maßen – Rotwein trinken, auch länger leben. Jedenfalls gelang kürzlich im Laborversuch der Nachweis, dass im Reagenzglas mit Wasser verdünnte Rotweinextrakte signifikant stärker die LDL-Partikel vor Oxidation schützen als eine vergleichbare Menge des ebenfalls antioxidativen Vitamin E.

Bisherige Untersuchungen im Reagenzglas (so genannte In-vitro-Untersuchungen) lassen den Schluss zu, dass im Rotwein enthaltene, nichtalkoholische Substanzen in der Lage sind, die Oxidation von menschlichem LDL zu hemmen oder sogar zu verhindern. Sicherlich bedürfen diese In-vitro-Untersuchungen weiterer Bestätigung, die eine mögliche Beziehung zwischen moderatem Weinkonsum und einem verringerten Arterioskleroserisiko belegen.

Nach wie vor gilt, dass hoher Alkoholkonsum ein Risiko für die Gesundheit (Übergewicht, Bluthochdruck, Krebsformen des oberen Verdauungstrakts, Leberzirrhose) darstellt. Die positiven Auswirkungen von mäßigem Rotweingenuss in Bezug auf die Hemmung der Oxidation von LDL-Cholesterinmolekülen und die Verbesserung der Fließeigenschaften des Blutes dürften beim gesunden Erwachsenen gegenüber den möglichen negativen Folgen überwiegen. Die diskutierten Schutzwirkungen von Rotwein sind biologisch plausibel.

Allein ausschlaggebend dürfte der Rotweingenuss für ein langes Leben sicherlich nicht sein, aber Genießenkönnen, Lebensfreude und Zufriedenheit sind schon immer gute Voraussetzungen dafür gewesen. Und wenn sich der Genuss noch mit einem Gesundheitsplus verbinden lässt, ist das natürlich umso besser.

Das französische Paradoxon

Besonders Rotwein wird im Zusammenhang mit dem so genannten französischen Paradoxon als »herzgesund« herausgestellt. In den meisten Ländern ist ein übermäßiger Verzehr von Fetten und fettreichen Nahrungsmitteln, die vorwiegend gesättigte Fettsäuren und Cholesterin enthalten, eng mit einer hohen Rate an koronaren Herzerkrankungen verbunden, nicht aber in einigen Regionen Frankreichs. Dieses Phänomen erhielt den Namen French Paradox – paradox insofern, da die Franzosen genauso viel oder zum Teil sogar mehr Fett essen als die Amerikaner, Engländer und Deutschen. Liegt also im Wein das wahre lange Leben? Tatsächlich wird ein Zusammenhang zwischen Herzgesundheit und dem regelmäßigen Genuss von Rotwein, dem Leib- und Magengetränk der Franzosen, vermutet.

Im Süden Frankreichs ist die Infarktrate am niedrigsten. Das ist wohl auch eine Folge des gesamten mediterranen Speisezettels: viel Gemüse, Knoblauch, Olivenöl, Fisch und zwei bis drei Gläser Rotwein täglich. Tatsächlich entfaltet der Rotwein aber eine eigenständige Schutzwirkung. Dabei scheint der Alkoholgehalt des Weins nicht der allein ausschlaggebende Faktor zu sein.

Insgesamt ist der Gehalt an gesundheitsfördernden sekundären Pflanzenstoffen im Rotwein wohl höher als im Weißwein. Aber auch im Bier lassen sich antioxidative Polyphenole nachweisen. Wen wundert es, dass gerade in den Ländern, die exzellente Rotweine produzieren, also Frankreich, Italien und Kalifornien, entsprechende Rotwein-Studien durchgeführt wurden.
Auf der Suche nach dem besonderen Stoff im Rotwein stießen die Forscher auf die phenolischen Verbindungen, genauer gesagt auf die Flavonoide, die zur Gruppe der Polyphenole gehören. Diese sekundären Pflanzenstoffe im Rotwein können das gefährliche LDL-Cholesterin vor Oxidation schützen – einen durch Sauerstoffreaktion ausgelösten unerwünschten Vorgang, der bei der Entstehung der Arteriosklerose eine maßgebliche Rolle spielt. Die Rotweinphenole können insofern solchen »Sauerstoffschäden« vorbeugen, indem sie als Antioxidanzien wirken. Ursprung der flavonoiden Polyphenole sind Kerne, Schalen und Stiele der Trauben, aus denen diese Verbindungen bei der Fermentation in den Wein gelangen. Weißwein enthält nur nichtflavonoide Polyphenole, da weißer Traubenmost vor der Fermentation von Schalen und Kernen getrennt wird.

Weintraube

Weintrauben sind an Reben wachsende Beerenfrüchte mit traubenförmigen Fruchtständen. Die Beeren sind grün bis gelb oder rosa bis dunkelrot. Sie können erbsen- bis walnussgroß sein und Kerne enthalten oder aber kernlos sein. Bekannt sind so genannte Traubenkuren mit frischen Weintrauben als Entlastungs- und Schlankheitstage. Der hohe Kalium- und der äußerst geringe Natriumgehalt fördert die natürliche Entwässerung. Trauben und Traubensaft sind reich an Energie spendendem Zucker. Für Kinder und Erwachsene, die auf Alkohol verzichten wollen, ist roter Traubensaft eine gute Alternative. Denn beide Getränke enthalten die antioxidativen Flavonoide. Getrocknete blaue Weinbeeren zählen zu den Trockenfrüchten mit dem höchsten Radikalfängerpotenzial.

Weizen

Die goldgelben Körner des Weizens gehören zu den bevorzugten Brotgetreiden. Weizenmehl hat aufgrund seines hohen Klebergehalts eine sehr gute Backfähigkeit.

Weizenvollkornprodukte sind reich an den Vitaminen B_1 und B_6 sowie an Kalium und Magnesium. Der Eisengehalt liegt im mittleren Bereich. Am nährstoffreichsten (auch in Bezug auf Protein und Vitamin E) sind der Keimling und die so genannte Aleuronschicht, die sich zwischen ballaststoffreicher äußerer Frucht- und Samenschale und dem stärkehaltigen Mehlkörper des Getreidekorns befindet. Neben Weizenbrot und Teigwaren aus Weizen dient Weizen auch zur Herstellung von Getreideschroten und Breigerichten (Weizengrieß). Weizenflocken sind ein Bestandteil vieler Müslis.
Als Weizengras bezeichnet man die essbaren, durch Auskeimen von Weizensamen gewonnenen grünen Austriebe, die als Gemüse oder Salat gegessen oder auch zu Saft (siehe Gerstensaft) verarbeitet werden können.

Weizenkeime

Weizenkeimflocken sind vom Weizenkorn abgetrennte, mehlgereinigte und stabilisierte, das heißt vor Ranzigkeit geschützte Keime. Sie weisen einen entsprechend hohen Eiweiß- und Fettanteil mit günstigem Spektrum an essenziellen Aminosäuren und mehrfach ungesättigten Fettsäuren auf. Weizenkeime sind eine geschätzte Nahrungsergänzung zur Anreicherung der Speisen mit Vitamin E, B-Vitaminen, Magnesium, Kalium, Eisen, Zink und Selen. Ferner enthalten sie Phytosterine und Phytoöstrogene (sekundäre Pflanzenstoffe) sowie Ballaststoffe.
Ihr angenehm nussartiger Geschmack ermöglicht eine Verwendung in vielen Gerichten wie Obstsalat, Joghurt- und Quarkspeisen sowie Müslis. Sie sollten nicht mitgekocht werden. Aus Weizenkeimen wird das wertvolle Weizenkeimöl gewonnen, das sich durch den höchsten natürlichen Vitamin-E-Gehalt unter allen Pflanzenölen auszeichnet.

Wildfleisch

Aufgrund seines charakteristischen Geschmacks und seines geringen Fettgehalts ist das Fleisch von Haar- und Federwild sehr begehrt. Leider kann Wildfleisch – auf die Innereien sollte besser ganz verzichtet werden – auch mit Rückständen, unter anderem Cadmium und radioaktivem Caesium, belastet sein. Ein gelegentlicher Verzehr als Delikatesse ist bei den geschätzten Teilstücken Keule, Kotelett, Filet sowie Brust und Keule beim Federwild allerdings kein Problem.
Der Nährwert von Wildfleisch wird durch den hohen und biologisch hochwertigen Proteinanteil sowie den günstigen Gehalt an Eisen und B-Vitaminen bestimmt.

Wildgemüse

Verschiedene wild wachsende Pflanzen wie Löwenzahn (siehe dort) und Sauerampfer, Bärlauch (siehe dort), Gänseblümchen, Brennnessel, weiße Taubnessel, Pimpinelle (Pfefferwurzel) und Schafgarbe können roh als Salat, gegart als Gemüse oder als Beigabe zu Suppen und Saucen gegessen werden. Als wild wachsende Pflanzen werden sie nicht gedüngt und auch nicht mit Pflanzenschutzmitteln behandelt. Allerdings können sie je nach Standort mit Schadstoffen belastet sein. Auch ist auf hygienisch einwandfreie Qualität zu achten. Wildgemüse sind wasserreich und kalorienarm. An Nährstoffen sind vor allem Vitamin C, Carotinoide, Eisen, Kalium und Magnesium enthalten.

Wildgemüse haben oft ein intensiveres Aroma als Kulturgemüse. Einige Wildgemüse entfalten besondere gesundheitliche Wirkungen; so unterstützen und stärken z. B. Schafgarbe und Gänseblümchen die Funktion des Magen-Darm-Trakts. Die Blätter der Pimpinelle haben mit 540 Milligramm Vitamin C pro 100 Gramm Blattmasse den höchsten Vitamin-C-Gehalt unter den Wildkräutern.

Wildlachs

Der Edellachs ist ein Wanderfisch, der in Süßwasser zur Welt kommt, den größten Teil seines Lebens im Meer verbringt und dann zur Fortpflanzung wieder ins Süßwasser der Flüsse zurückkehrt. Die meisten Wildlachsarten sind jedoch vom Aussterben bedroht. Der größte Teil des Lachses stammt heute aus Aquakulturen.

Eine artgerechte Haltung der Farmlachse und die Qualität des Futters bestimmen die Lachsqualität. Der Wildlachs aus sauberen Gewässern ist ein Edelfisch von besonderer Güte. »Billiglachs« steht dagegen für eine Entwicklung, die Kritiker dazu veranlasste, diesen Lachs bereits als »Mastschwein des Meeres« zu bezeichnen. Fleisch von Zuchtlachsen kann mit Rückständen von Tierarzneimitteln belastet sein. Dabei ist Lachsfleisch in erster Linie nicht nur eine geschätzte Delikatesse, sondern ein wertvoller Lieferant von hochwertigem Eiweiß, gesundheitsfördernden Omega-3-Fettsäuren sowie von Vitamin D, Jod und verschiedenen B-Vitaminen.

Wildreis

Beim wilden Reis handelt es sich um die Samen eines in Nordamerika an Flüssen und Seen wild wachsenden Wassergrases namens Zizanie. Wegen der zunehmenden

Beliebtheit des nussig schmeckenden Korns in der Feinschmeckerküche werden mittlerweile Kultursorten in Großanbaugebieten geerntet.
Durch die zur besseren Haltbarkeit der Körner durchgeführten Trocknung (Darrprozess) verfärbt sich die Schale der länglichen Samenkörner dunkelbraun bis schwärzlich, wobei der geschätzte nussartige Röstgeschmack entsteht. Wilder Reis wird immer ungeschält zubereitet und hat deshalb eine Garzeit von etwa 45 Minuten. Die Körner müssen aufgeplatzt sein, sollen aber noch Biss haben. Der aromatische Wildreis hat einen im Vergleich zum normalen Reis höheren Protein- und Kaliumgehalt. Darüber hinaus ist er reich an Eisen und Zink sowie den Vitaminen B_1 und B_6. Der Energiewert von Wildreis wird durch den hohen Stärkegehalt (ca. 70 Prozent) bestimmt. Wilder Reis kann wie Reis – zum Teil auch als Mischung damit – vielseitig als Beilage oder Hauptgericht verwendet werden.

Wirsing

Die gekrausten, zu einem lockeren Kopf zusammengeschlossenen Blätter werden auch als Wirsing bezeichnet. Wirsing ist ein würzig schmeckendes Kohlgemüse mit mildem Kohlaroma. Er wird gekocht oder gedünstet und lässt sich vielseitig verwenden.
Das vom Energiewert leichte Gemüse weist eine günstige Nährstoffdichte an Vitamin C, Folsäure, Kalium und Eisen auf. Außerdem sind die für Kohl typischen Glukosinolate enthalten, die zur Gruppe der sekundären Pflanzenstoffe zählen.

Z

Zitrone

Der Saft der Früchte des Zitronenbaums, einer Art der Gattung Citrus, schmeckt sauer und riecht aromatisch. Die Zitrone kommt überwiegend als Frischfrucht in den Handel, wird aber auch zu Saft, Zitronensäure, Pektin und Zitronenöl verarbeitet. Das ätherische Zitrusöl aus den Schalen der Zitrone kann zur Aromatisierung von Tee und Gebäck verwendet werden.
Zitronen und Zitronensaft sind als vorzügliche Vitamin-C-Spender bekannt. Fruchtfleisch wie Saft enthalten jeweils 53 Milligramm Vitamin C pro 100 Gramm. Zu den Inhaltsstoffen der Zitrone zählen auch die Zitrusbioflavonoide, das heißt sekundäre

Pflanzenstoffe, die die Wirksamkeit von Vitamin C unterstützen. Flavonoide beeinflussen die Funktion der Blutgefäße günstig und wirken antioxidativ. Früher wurde ein Gemisch verschiedener Zitrusflavonoide sogar als Vitamin P bezeichnet. Insgesamt kommt der Genuss von Zitronensaft sicherlich auch den Abwehrkräften zugute.

Zuckerrohr und -rübe

Aus den beiden Hauptrohstoffen für die Gewinnung von Saccharose, dem Haushaltszucker, werden auch Melasse, unraffinierter getrockneter Zuckerrohrsaft (»Ursüße«) sowie Zuckerrübensirup (Rübenkraut) als Brotaufstrich hergestellt. Aus dem ebenfalls saccharosehaltigen Zuckerahorn wird Ahornsirup gewonnen. Während Haushaltszucker außer Energie spendenden Kohlenhydraten keine weiteren Nährstoffe enthält, werden getrockneter Zuckerrohrsaft und Rübensirup gerne als alternative Süßungsmittel ebenso wie Honig verwendet. Im Vergleich zum Haushaltszucker und Honig weisen sie deutlich höhere Mineralstoffgehalte, unter anderem an Kalium, Magnesium und Eisen, auf. Insbesondere Rübenkraut ist reich an Kalium, Kalzium, Magnesium, Eisen und Fluorid.
So genannter Rohzucker, auch als brauner Zucker bezeichnet, hat im Vergleich zum raffinierten weißen Zucker ebenfalls einen höheren Mineralstoffgehalt. Doch bei den empfohlenen geringen Verzehrsmengen für Zucker aller Art haben diese Unterschiede für die Nährstoffversorgung praktisch keine Bedeutung.

Zwiebel

Der reiche Lohn für die Tränen, die beim Schneiden von Zwiebeln fließen, ist ihr breites Spektrum an gesundheitsfördernden Inhaltsstoffen – von schwefelhaltigen bioaktiven Substanzen über Flavonoide bis zum Kalium und Selen. Rote Zwiebeln enthalten mehr Flavonoide als weiße. Den schwefelhaltigen Inhaltsstoffen verdankt die Zwiebel auch ihren guten Ruf als Lebensmittel mit antithrombotischer (Blutgerinnsel verhindernd) und Cholesterin senkender Wirkung. Menschen, die regelmäßig viel Zwiebelgemüse essen, haben zudem ein geringeres Magenkrebsrisiko als solche mit geringem Verzehr.
So gesund Zwiebeln zweifelsohne auch sind, nicht alle vertragen dieses scharfe Gemüse und reagieren vor allem bei Rohverzehr mit Blähungen. Übrigens: Zwiebelsaft oder Zwiebeln, die man fein gehackt und mit Honig vermischt einnimmt, haben sich bestens als Hausmittel zur Linderung von Husten und Erkältungen bewährt.

Literatur

aid: Auswertungs- und Informationsdienst für Ernährung, Landwirtschaft und Forsten e.V. (Hrsg.): aid-Special Essen & Psyche. Bonn Nr. 3713/2000.
aid (Hrsg.): Vollwertig essen & trinken nach den 10 Regeln der DGE. Bonn Nr. 1016/2001.
Behr-Völtzer, C. et al.: Diät bei Nahrungsmittelallergien und -intoleranzen. Urban und Vogel, München 1999.
Biesalski, H. K. et al. (Hrsg.): Ernährungsmedizin. Stuttgart 1999.
Breitenstein, B.; Hamm, M.: Bodybuilding. Rowohlt Reinbek 2001.
Der Brockhaus Ernährung. F. A. Brockhaus, Mannheim 2001.
Burgersteins Handbuch Nährstoffe. Haug, Heidelberg 2000.
Casparek-Türkkan, E.: Das große Lexikon der guten Küche. Zabert Sandmann, München 1992.
Deutsche Gesellschaft für Ernährung e.V. (Hrsg.): D-A-CH. Referenzwerte für die Nährstoffzufuhr. Frankfurt 2000.
Deutsche Gesellschaft für Ernährung e.V. (Hrsg.): Ernährungsbericht 2000. Frankfurt 2000.
Elmadfa, I.; Leitzmann, C.: Ernährung des Menschen. Eugen Ulmer, Stuttgart 1998.
Erbersdobler, H. F.; Meyer, A. H.: Praxishandbuch Functional Food. Behr's Verlag, Hamburg 2001.
Geiß, K.-R.; Hamm, M.: Handbuch Sportler-Ernährung. Behr's Verlag, Hamburg 2000.
Hamm, M.: Das große Buch der Diäten. Fit for Fun/Südwest, München 1995.
Hamm, M.: Schlank und gesund ohne Diät. Mosaik, München 1997.
Hamm, M.; Gohlke, H.; Merklin, A.: Vitalkost für Ihr Herz. Trias, Stuttgart 1998.
Hamm, M.: Brainfood. Mosaik, München 1999.
Hamm, M.: Fett ja – aber wenig und richtig. Mosaik, München 1999.
Hamm, M.: Biostoffe für den Darm. Mosaik, München 2000.
Hamm, M.: Schutz vor freien Radikalen. Mosaik, München 2000.
Hamm, M.: Durch dick und dünn im Diätendschungel. In: Naturarzt 141 (2001) 5, 17-21.
Hamm, M.: Fit und schlank mit dem GLYX. Midena, München 2001.
Hamm, M.: Kann denn Essen Sünde sein? Mosaik, München 2001.
Hamm, M.: Powerfood für Spitzenleistung. Südwest, München 2001.

Hauber-Schwenk, G.; Schwenk, M.: dnv-Atlas Ernährung. München 2000.
Hauner, H.: Ernährung und Medikament: Typ 2 – Diabetes mellitus. In: Ernährung und/oder Medikament – Möglichkeiten und Grenzen der Ernährungsmedizin. Supplement zu »Der Ernährungsmediziner«. Akademie-Verlag, Freiburg 2001.
Helberg, D.; Hamm, M.: Die Fit for Fun Basic-Diät. Südwest, München 2001.
Heseker, B. u. H.: Nährstoffe in Lebensmitteln. Umschau Fachbuch, Frankfurt 1993.
Kasper, H.: Ernährungsmedizin und Diätetik. Urban und Schwarzenberg, München 2000.
Keul, J.; Hamm, M.: Die richtige Fitness-Ernährung. Umschau/Braus, Heidelberg 1998.
Kluthe, R.: Ernährungsberatung in der Praxis des niedergelassenen Arztes. Deutscher Ärzte Verlag, Köln 1996.
Lange-Ernst, M.-E.: Heilpflanzensäfte. LAG-Verlag, München 1997.
Leitzmann, C.; Hahn, A.: Vegetarische Ernährung. Eugen Ulmer, Stuttgart 1996.
Pape, D.; Schwarz, R.; Gillessen, H.: gesund vital schlank. Deutscher Ärzte-Verlag, Köln 2001.
Pudel, V.; Westenhöfer, J.: Ernährungspsychologie. Hogrefe, Göttingen 1999.
Quarks Script (Broschürenreihe): Wunderdiäten, Blitzdiäten, FdH ... WDR, Köln 2001.
Rémésy, C.: Ernährung und Gesundheit. BLT Verlagsgruppe Lübbe, Bergisch Gladbach 2000.
Richtig Essen Institut Bonn (Hrsg.): Richtig Essen Ratgeber »Lebensmittel-Allergien«. Bonn 2001.
Schek, A.: Ernährungslehre kompakt. Umschau Zeitschriftenverlag, Frankfurt 1998.
Singer, P.: Was sind, wie wirken Omega-3-Fettsäuren? Umschau Zeitschriften Verlag, Frankfurt 2000.
Täufel, A. et al.: Lebensmittel-Lexikon. Behr's Verlag, Hamburg 1993.
Vollmer, G. et al.: Lebensmittelführer. Thieme, Stuttgart 1990.
Watzl, B.; Leitzmann, C.: Bioaktive Substanzen in Lebensmitteln. Hippokrates, Stuttgart 1995.
Weber, M.; Küllenberg, B.: Die typgerechte Ernährung. Südwest, München 1996.
Wirth, A.: Adipositas. Springer, Berlin 1997.

Register

G

H

I

J

K

L

M

N